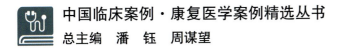

中国临床案例·康复医学案例精选丛书

总主编 潘 钰 周谋望

骨科康复案例精选

张长杰 周谋望 马 超 **主 编**

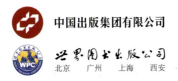

中国出版集团有限公司

世界图书出版公司
北京 广州 上海 西安

图书在版编目（CIP）数据

骨科康复案例精选 / 张长杰，周谋望，马超主编 .
北京 : 世界图书出版有限公司北京分公司 , 2025. 3.
ISBN 978-7-5232-1990-4

Ⅰ . R681.09

中国国家版本馆 CIP 数据核字第 2025DE2118 号

书　　名	骨科康复案例精选 GUKE KANGFU ANLI JINGXUAN
主　　编	张长杰　周谋望　马　超
总 策 划	吴　迪
责任编辑	张绪瑞
特约编辑	马美聪
出版发行	世界图书出版有限公司北京分公司
地　　址	北京市东城区朝内大街 137 号
邮　　编	100010
电　　话	010-64033507（总编室）　0431-80787855　13894825720（售后）
网　　址	http://www.wpcbj.com.cn
邮　　箱	wpcbjst@vip.163.com
销　　售	新华书店及各大平台
印　　刷	长春市印尚印务有限公司
开　　本	787 mm×1092 mm　1/16
印　　张	23.25
字　　数	409 千字
版　　次	2025 年 3 月第 1 版
印　　次	2025 年 3 月第 1 次印刷
国际书号	ISBN 978-7-5232-1990-4
定　　价	286.00 元

《骨科康复案例精选》
编委会

总主编

潘　钰　北京清华长庚医院

周谋望　北京大学第三医院

主　编

张长杰　中南大学湘雅二医院

周谋望　北京大学第三医院

马　超　中山大学孙逸仙纪念医院

副主编

叶超群　中国人民解放军空军特色医学中心

刘立宏　中南大学湘雅二医院

姜　丽　南方医科大学第三附属医院

许建文　广西医科大学第一附属医院

编　委

（按姓氏笔画排序）

马燕红　上海市第六人民医院

王义亮　重庆大学附属三峡医院百安分院

卢　巍　江西省人民医院

田　峻　武汉大学中南医院

冯美果　咸宁市中心医院

朱　宁　宁夏医科大学总医院

朱　毅　郑州大学第五附属医院

汤炳煌　厦门弘爱康复医院

许　卓　吉林大学中日联谊医院

孙银娣　西安市红会医院

杨　绯　北京清华长庚医院

杨延砚　北京大学第三医院

吴　文　南方医科大学珠江医院

吴永超　华中科技大学同济医学院附属协和医院

何红晨　四川大学华西医院

宋振华　海口市人民医院

张　杨　山东中医药大学附属医院

张　鑫　四川省骨科医院

张衍辉　江西中医药大学附属医院

周　云　安徽医科大学第二附属医院

郑遵成　泰安市中心医院

秦　江　中国人民解放军总医院第四医学中心

徐　辉　郑州大学第五附属医院

陶　陶　贵州省人民医院

寄　婧　甘肃省中医院

蔡　斌　上海交通大学医学院附属第九人民医院

廖　瑛　南华大学附属第一医院

樊振勇　西湖大学医学院附属杭州市第一人民医院

编写秘书

刘立宏　中南大学湘雅二医院

第一主编简介

张长杰，医学博士，主任医师，教授，硕士生导师。中南大学湘雅二医院康复医学科学术带头人，国家临床重点专科负责人。现任中南大学湘雅二医院康复医学科主任。

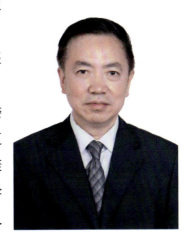

兼任中华医学会物理医学与康复学分会常务委员、骨科康复学组组长，中国康复医学会肌骨康复专业委员会副主任委员，中国康复医学会手功能康复专业委员会副主任委员，湖南省医学会物理医学与康复学专业委员会候任主任委员，湖南省残疾人康复协会会长，湖南省康复医学会副会长。

1984年从湖南医科大学毕业后一直从事康复医学临床、教学、科研工作。擅长骨关节与神经系统病损的康复。科研方向为软组织损伤的修复与生物力学研究。由于是骨科康复方面的专家，2008年汶川地震发生后，受国家卫生部指派，作为队长，率国家康复医疗队湖南分队赴绵阳进行地震伤员的康复工作。2009年11月受命再赴四川德阳、绵阳检查督导地震伤员康复工作。2010年4月青海玉树地震发生后第5天，受卫生部指派，作为国家康复专家组组长赴西安指导地震伤员早期康复。

曾担任国家科技支撑课题"糖尿病及其并发症的康复技术与产品研发"子课题负责人。先后在《中华物理医学与康复杂志》等杂志上发表论文60多篇。主编卫生部规划教材《肌肉骨骼康复学》第1、第2版，《康复医学》教材第2版；作为副主编参与编写《骨科康复学》。担任《中华物理医学与康复杂志》《中国康复医学杂志》《中国康复理论与实践杂志》等杂质的编委。培养研究生60余名。

第二主编简介

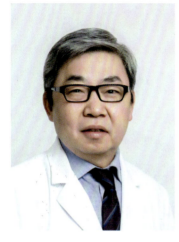

　　周谋望，主任医师，北京大学二级教授，博士生导师。现任北京大学第三医院康复科主任，北京大学康复医学系主任，国家康复医学专业医疗质量控制中心主任。

　　兼任中国医师协会康复医师分会会长，中华医学会物理医学与康复学分会候任主任委员，中国医疗保健国际交流促进会常务委员，国际物理医学与康复医学学会（ISPRM）临床科学与研究委员会（CS&RC）委员。

　　擅长骨科康复、运动损伤康复、脊髓损伤康复、骨质疏松症的治疗。

　　担任《中国康复医学杂志》副主编，《中华物理医学与康复杂志》副总编辑。在国内外发表论文（通讯及第一作者）157篇，主编及编写专著教材共计46部。主持国家自然基金项目6项，主持及参加国家科技部重点专项课题各1项，主持北京市科委重大项目及课题各1项。培养研究生43人。于2012年被中国科学技术协会授予"全国优秀科技工作者"荣誉称号。

第三主编简介

马超，博士，主任医师，教授，博士生导师。现任中山大学孙逸仙纪念医院康复科主任。

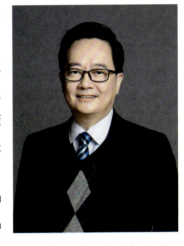

兼任中国康复医学会疼痛康复专业委员会副主任委员，中华医学会物理医学与康复学分会委员及骨科康复学组副组长，广东省医学会物理医学与康复学分会候任主任委员，广东省康复医学会副会长及超声介入疼痛康复分会会长等。

专业方向为肌肉与骨关节疼痛治疗与康复、神经调控在重症康复中的应用。擅长超声引导下各种急慢性疼痛的注射技术、脉冲射频技术、针刀松解技术和微创射频热凝技术等。在业内率先开展超声引导下富血小板血浆治疗技术。首次提出超声引导肉毒毒素环咽肌注射技术治疗环咽肌失弛缓。

　　骨科康复是康复医学的重要组成内容。骨科康复学是研究及治疗骨科领域的外伤、疾病导致的功能障碍的康复医学分支。在临床上，骨科疾病是常见病、多发病，许多骨科疾病患者虽然得到了临床治疗，但仍有不少患者会遗留不同程度的功能障碍。精湛的手术是功能恢复的基础，欲达到预期手术目的，必须配合康复治疗。在我国，骨科技术的发展日新月异，紧跟着世界水平，特别是手术技术的发展与国外水平很接近，但是患者最后的治疗效果与国外相比，却有着较大差距，是什么原因呢？其中一个主要原因就是骨科康复治疗没有很好地开展起来，尤其是骨科手术后的康复尚开展得不够广泛与深入。面对这种现状，我们从事骨科康复的同道们却愿意知难而上，从临床和患者的需求出发，既坚持相关的基础研究，同时关注搜集临床典型病例，采用各种常规或目前较先进的康复评定技术和治疗手段，给予患者恰当的康复治疗。

　　本书收集了 35 例具有代表性的典型骨科康复病例，尽可能地涵盖了骨科康复的各种疾病，在临床治疗中，注重患者的早期康复及多学科诊疗的规范化、个体化。每个病例分别从病例摘要、诊疗经过、病例特点及讨论、相关问题及分析、病例点评五个方面对病例进行了深入解析，其亮点在于康复评定、康复目标、病例相关问题的分析，并在病例的整个治疗过程中都附有图片，使读者能够更清晰地了解每个病例的康复过程。

　　参与本书编写的专家在骨科康复领域长期从事临床实践工作，有丰富的一线诊疗经验。本书对病例做了详尽的解析，梳理诊疗思路，理清康复治疗脉络，启发临床思维，呈现给大家凝练的知识、经验和诊治智慧。希望本书能够给骨科康复专业的医生提供临床工作经验，对他们今后的临床实践有所裨益。这种研究精神尤为可贵，相信有更多骨科康复的难点能被攻克，使更多的患者从中受益。

本书参编人员都是长期工作在临床一线的专家、学者，具有丰富的临床经验。衷心感谢他们的辛勤付出！

由于时间仓促，且书中作者均承担着繁重的临床工作，文中存在的纰漏和瑕疵，希望广大同仁能够海涵并斧正。

编　者

2024 年 4 月

目　录

病例 1　肱骨中段骨折的康复

一、病历摘要

患者男性，52 岁。

主　诉：摔伤致右上臂无力伴活动受限 1 个月余。

现病史：患者于 1 个月余前因外伤出现右上臂疼痛，活动受限，手指无力，于当地医院行肱骨数字成像技术（digital radiography，DR）示：右肱骨中段骨折，诊断为"右肱骨中段骨折并桡神经损伤"，排除手术禁忌后，在臂丛神经阻滞麻醉下行"右肱骨干骨折闭合复位髓内针内固定术＋神经吻合术"。术后佩戴前臂吊带 1 个月，术后恢复可。现患者仍遗留右上肢无力，疼痛、关节活动受限、垂腕畸形，为求进一步康复治疗入住我科病房。患者自发病以来，神志清，精神可，饮食正常，睡眠正常，大小便正常，体重无明显下降。

既往史：既往身体健康状况可，否认高血压、心脏病、糖尿病等慢性疾病病史。否认肝炎、否认结核等传染病史。预防接种史不详。否认手术史、否认重大外伤史。否认输血史。否认药物过敏史，否认其他接触物过敏史。

体格检查：体温 36.1℃，脉搏 82 次／分，呼吸 20 次／分，血压 128/75 mmHg。神志清楚，营养中等，轮椅推入病房，双肺呼吸音清，未闻及干湿啰音，心脏及腹部检查未见明显异常。

专科查体：手术刀口处愈合良好，上臂、前臂肌肉未见明显萎缩，垂腕畸形，手呈抓握状。肘上 10 cm 周径：左侧 32 cm，右侧 25 cm。被动关节活动度（range of motion，ROM）检查：右侧肩关节前屈 0°～90°，后伸 0°～10°，外展 0°～80°，内收 0°～15°，内旋 0°～45°，外旋 0°～30°。右侧肘关节屈伸 0°～30°。左侧各关节被动活动度正常。徒手肌力评定：左侧上肢肌力正常。右侧肩关节前屈肌群肌力 3 级，后伸肌群肌力 3 级，外展肌群肌力 2 级，内收肌群肌力 2 级；肘关节屈曲肌群肌力 2 级，肘关节伸展肌群肌力 2 级；腕关节背伸肌群肌力 2 级；掌屈肌群肌力 4 级；指伸肌肌力 2 级；指屈肌肌力 4 级。感觉功能评定：右手背桡侧深、浅感觉减退。肩部和肘关节疼痛；视觉模拟评分法（visual analogue scale，VAS）评分：静息 3 分，活动 7 分，夜间 2 分。日常生活能力评定：改良 Barthel 指数评分 60 分，日常生活能力中度缺陷。

辅助检查：

肌电图检查提示：右侧桡神经损伤。

DR 示（病例 1 图 1）：右侧肱骨中段骨折。

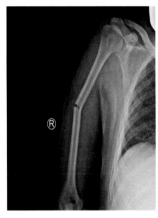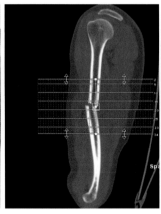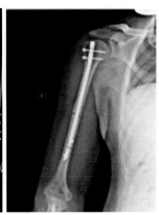

病例 1 图 1　肱骨 DR

临床诊断：①右侧肱骨中段骨折；②桡神经损伤。

功能诊断：①运动功能障碍；②感觉功能障碍；③关节僵硬；④关节疼痛；⑤日常生活能力受限；⑥社会参与能力下降。

二、诊疗经过

在全面的入院检查基础上，经过详细康复评估，发现该患者本次就诊，康复方面的主要问题包括右侧桡神经损伤、右侧上臂疼痛、肢体活动障碍。整体康复目标分为短期和长期，短期重在通过治疗提高关节活动度，改善运动和感觉功能，缓解疼痛；长期则着重于恢复患者的日常生活自理能力及社会参与水平。在常规康复治疗基础上，采用针对性的康复方案：①针对运动功能障碍，给予手指、腕关节、前臂、上臂肌群的针对性肌力训练，经过治疗后肌力均有明显改善；②针对感觉功能障碍，给予鼠神经生长因子肌内注射、甲钴胺穴位注射曲池和臂臑穴、电针针刺手部穴位，经过康复评估前后显示，支配区皮肤深浅感觉恢复良好；③针对关节僵硬，局部行中频脉冲电刺激、脉冲磁、红外线等物理因子治疗，起到了局部软化瘢痕、松解粘连的作用，使用持续被动活动（continuous passive motion，CPM）增加肩关节活动度；④针对患者关节疼痛，给予物理因子治疗消炎止痛，超声引导下关节腔注射治疗得到有效缓解。治疗后 VAS 评分从入院时的活动 7 分降至 1 分，关节活动范围和功能得到显著改善。改良 Barthel 指数评分由入院时的 60 分提升至 85 分，表明患者在日常生活能力上有显著进步。

三、病例特点及讨论

该病例 1 个月余前因外伤致肱骨中段骨折并桡神经损伤，术后出现疼痛、活动障碍、感觉功能障碍，桡神经损伤的主要表现为腕下垂，不能背伸，伸指无力，手背桡侧皮肤感觉障碍。尽管手术较为顺利，但患者功能障碍恢复情况一般，未达预期效果，分析原因，可能有以下几点：①康复介入不及时：患者术后 1～3 天即可开展康复治疗，进行患侧上肢的等长收缩训练，并可主动握拳伸指、屈伸腕关节，并进行患侧腕关节和手指的全范围被动活动；术后 3～7 天即可开始肩关节及肘关节的关节活动训练。该患者术后没有进行康复治疗，贻误了治疗时间，造成了肌肉力量下降和手术部位粘连；②康复方案不当：患者曾于当地行相关康复治疗，但患者自诉康复治疗手段较为简单，每天的康复治疗时间不足；③疼痛管理不当：肱骨中段骨折后因肩关节、肘关节活动减少，易造成肩关节疼痛与肘关节疼痛，如未经及时干预便可引起相关疼痛反应，疼痛会显著降低患者的康复参与度和生活质量，严重影响患者的日常生活和康复进程，因此疼痛的及时有效治疗对患者来说非常重要，治疗疼痛的方法主要包括物理因子治疗、神经阻滞或关节腔注射治疗；④未经针对性治疗神经损伤：桡神经损伤后一般主要表现为腕下垂、手指伸展受限等，常见的治疗方法主要包括本体感觉神经肌肉促进技术、低频电刺激、肌电生物反馈、电针、鼠神经生长因子肌内注射、甲钴胺肌内注射等治疗方法促进神经损伤的修复。感觉障碍的康复也是康复治疗过程中比较容易忽略的一个地方，该患者术后桡神经损伤，皮肤感觉麻木，未引起足够重视，没有根据感觉障碍制订相应治疗策略，如采用毛刷刷擦患侧肢体部位皮肤等方式促进本体感觉功能的恢复；⑤日常生活能力和社会参与不足：对于很多存在功能障碍的患者来说，重返工作岗位和重返社会是最终目标，尤其是对于中年男性，及时有效的康复治疗具有重要意义。有助于患者重建自信，加强社会联系，从而提高患者的康复效率和生活质量。

针对该患者的肩关节疼痛问题，因患者年龄为冻结肩的好发年龄，首先要分析是否与手术有关，分为术前因素与术后因素。经体格检查、超声检查后，结合患者的病史，考虑肩关节疼痛与外伤和手术后活动减少有关，诊断为肩关节僵硬。我们选择的治疗方案为超声引导下肩关节注射（病例1图2）。具体操作：消毒铺巾，肌骨超声下定位，发现肱二头肌长头肌腱腱鞘积液，采用平面内进针，鞘内注射药物。然后从肩关节后方入路，进行关节腔内注射。共注射复方倍他米松注射液1 mL，2%盐酸利多卡因注射液5 mL，生理盐水5 mL，玻璃酸钠注射液2.5 mL。注射过程顺利，患者无不适主诉。注射治疗后患者肩痛症状明显减轻，VAS评分下降至1分，肩关节活动度明显改善，前屈0°～160°，外展0°～130°，内旋0°～60°，外旋0°～80°。这种注射的治疗方法显著改善了患者的症状，VAS评分的显著下降以及肩关节活动度的改善，说明了治疗的有效性。这不仅减轻了患者的疼痛，而且提高了其生活质量。此案例对肱骨中段骨折患者进行个性化评估和治疗方案制订的重要性，为进一步的康复治疗和管理提供了宝贵的经验和依据。

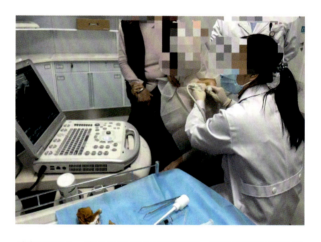

病例1图2　肱二头肌长头肌腱腱鞘、肩关节腔注射治疗

　　患者的肘关节疼痛，临床上常表现为关节僵直、肿胀和疼痛。我们选择的治疗方案为超声引导下肘关节腔内注射。具体操作如下：消毒铺巾，超声下定位，肘关节腔内注射复方倍他米松注射液1 mL＋2%盐酸利多卡因注射液1 mL＋生理盐水1 mL，注射顺利，患者无不适主诉。注射治疗后患者肘关节痛症状明显减轻，关节活动度略改善。

　　针对患者的桡神经损伤，我们采用了鼠神经生长因子进行肌内注射，促进神经功能的修复。同时使用了甲钴胺注射液进行穴位注射，穴位选取曲池、臂臑等穴，邻近骨折发生部位，且穴位注射相对安全，避开重要的神经血管等组织。同时使用了本体感觉性神经肌肉促进技术（proprioceptive neuromuscular facilitation, PNF）技术中的挤压、牵引、牵张等方法来刺激身体的本体感受器，促进患者肢体的本体感觉。在康复过程中注重加强伸指、伸腕肌的功能训练，辅助腕、手功能位支具佩戴和经皮神经电刺激疗法或神经肌肉电刺激疗法，这些方法有助于促进神经和肌肉功能的康复。

四、相关问题及分析

根据以上病例资料，我们总结了关于肱骨中段骨折康复的具体代表性几方面问题进行讨论，希望有助于提高对类似病例的诊治水平和服务质量。

1. 肱骨中段骨折的患者，如何进行有效的康复治疗以提高康复效果？

肱骨干骨折是指肱骨外科颈向下 $1 \sim 2\,cm$ 处至肱骨髁向上 $2\,cm$ 间的骨折，其主要临床症状为局部肿胀、疼痛、神经损伤等。由于许多肌肉的附着点均在肱骨上，所以一旦骨折发生，常会因为肌肉的牵拉，导致骨折端移位，外角短缩及旋转畸形，在肱骨中下 1/3 后外侧桡神经沟内牵引桡神经，紧贴骨面下行，此处发生骨折，常导致此神经损伤。桡神经损伤是肱骨干骨折常见的并发症，因肱骨的中下段与桡神经较为紧凑，且与桡神经并行，当肱骨发生骨折时，因桡神经被肌肉腱膜固定，从而使桡神经造成了一定的损伤，临床上多采用手术治疗，传统的保守治疗效果欠佳，不利于患者术后的恢复。

针对肱骨中段骨折患者，进行及时有效的康复治疗，早期康复介入，以提升他们的功能恢复水平，应当遵循以下步骤。

（1）骨折经钢板或髓内针等内固定手术后，1 周内主要是休息、制动，有利于组织的修复，可以进行手指的主动屈伸指练习；腕关节的主动背伸、屈曲练习；上臂前臂肌群的等长收缩练习；局部可做红外线或紫外线光疗，消炎、消肿、促进切口愈合。

（2）2 ～ 3 周，站立位行主动耸肩练习，做胸上肌、背阔肌群收缩练习；三角肌保护性的无阻力收缩练习、不增加阻力，以患者感觉疲劳为限。

（3）4 ～ 6 周，在上述练习的基础上，增加肩、肘、腕的抗阻力练习，加强前臂的内外旋功能训练。

（4）6～8周，可做肩关节、肘关节、腕关节、手的各种关节活动训练，借助肋木、高吊、滑轮、墙拉力器、橡皮带、体操棒等器械进行功能练习。

（5）术后8周以后，继续增强肩关节、肘关节、腕关节、手的各种主动关节活动度（active range of motion，AROM）训练，以及上臂各组织肌肉的抗阻练习，逐步恢复日常生活能力与活动能力。

2. 肱骨中段骨折后桡神经损伤的治疗方法有哪些？

肱骨中段骨折后桡神经损伤是指桡神经受撞击、挤压等外界因素等引起的损害。临床表现为腕下垂、不能伸指、前臂旋前畸形等。有研究表明，上肢神经损伤患者大部分为40岁左右的男性，他们正是社会群体的主要劳动力输出者，治疗效果不佳，致残率高，8%的神经损伤患者无法从事之前的工作，给家庭带来沉重的经济负担，同时造成较大的社会经济损失。

肱骨中段骨折后桡神经损伤的治疗方法需根据患者状况确定，通常包括以下方法。①药物治疗：鼠神经生长因子、甲钴胺、依达拉奉、维生素 B_1、维生素 B_6、维生素 B_{12} 等营养神经药物治疗；②物理治疗：经皮神经电刺激疗法、神经肌肉电刺激疗法及超短波、微波、红外线等物理因子治疗，有助于促进神经肌肉功能恢复；干扰电治疗或超声波、超短波治疗等可促进骨愈合功能恢复；③康复训练：早期目的为防治各种并发症（炎症、水肿等），晚期目的为促进受损神经再生，改善运动功能和感觉功能，防止发生肢体挛缩畸形，最终改善患者的日常生活和工作能力，提高生活质量。康复治疗应早期介入，介入越早效果越好。早期应保持受累关节功能位，并进行受累关节的各方向被动运动。恢复期的重点是促进神经再生、保持肌肉质量、增强肌力和促进感觉功能恢复。可在肌力训练同时，进行有关的作业治疗。感觉训练可以先进行触觉训练，然后是振动觉训练。后期训练涉及对多种物体大小、形状、质地和材料的鉴别。出院后还可采取个性化居家康复方案，主要目标是通过促进局部损伤神经修复和愈合，加强运动及感觉功能的恢复，达到防止肌肉萎缩，减轻疼痛，改善肢体活动，提高患者生活质量，促进居家独立和恢复工作的目的。

3. 肱骨中段骨折后肩痛的治疗方法有哪些？

肩痛为肱骨中段骨折后常见并发症，通常发生在肱骨中段骨折后1～2个月。根据不同的研究，肩痛发生率有所不同，常成为干扰康复训练活动与休息的重要因素，一方面影响患者运动功能及日常生活能力的恢复，另一方面也影响患者的心理状态，持续的疼痛使患者易产生焦虑。

肩关节是典型的球窝关节。关节内肱二头肌长头肌腱在频繁活动中较易造成磨损，是肩关节疼痛产生的一个原因。肩关节疼痛的产生与该部位的解剖结构特点及组织的易损因素密切相关。对肩关节疼痛病理病机的研究，都应该在以了解其局部的解剖结构的基础上进行。诊断肩痛主要基于病史、体格检查和影像学检查，识别疼痛的原因尤为重要，需根据病因选择针对性治疗。

对于肱骨中段骨折后肩痛的治疗方法需根据患者状况确定，通常包括以下方法：①药物治疗：使用非甾体抗炎药缓解轻度至中度疼痛，重度疼痛可能需要阿片类药物或糖皮质激素；②物理因子治疗：通过中频脉冲电刺激治疗、热疗、电疗、超声波或激光治疗等手段，改善血液循环，减轻肌肉粘连；③手法治疗：进行肩部的被动和主动运动训练、关节松动训练。增强肩部肌肉力量，提高活动范围和协调性，防止挛缩和粘连；④局部封闭治疗：在肩关节腔内注射麻醉药物＋类固醇药物，如糖皮质激素，以减轻炎症和疼痛。

五、病例点评

这是一例典型的桡骨中段骨折并桡神经损伤的病例，是骨科康复临床比较常见的。笔者的病历报告比较规范和详尽，通过病史采集、体格检查特别是专科检查结合辅助诊断做出了疾病及功能诊断。经过全面充分的康复评定，提出了近期康复目标和远期康复目标，经过一系列综合充分的康复治疗，提高了患者的功能，纠正了前期康复不足的问题，使患者的功能得到了较好的恢复。这是值得我们学习的病例。

有待改进之处：①对于神经损伤肌电图检查是非常重要的，本例肌电图的结果应该提供可以区别是完全性损伤还是不完全性损伤的证据；②诊断桡神经损伤没有问题，还应该区别是完全性损伤还是不完全性损伤。从患者的X线及作者提供的资料来看该患者应诊断为桡神经不完全性损伤；③对手术治疗的描述，神经不完全性损伤多为桡神经探查修复术而非"神经吻合术"。康复医疗工作人员要对手术方法有较为详细的了解，这样才有利于精确进行围手术期康复治疗。

我觉得骨折合并神经不完全性损伤患者早期康复治疗的重点是：在保证骨折

稳定性、不影响骨折愈合的前提下尽快恢复关节的活动范围，特别要注重促进神经恢复的一系列相关治疗。

（病例提供者：张 杨 娄天伟 山东中医药大学附属医院）

（点评专家：周谋望 北京大学第三医院）

参考文献

[1]Updegrove GF, Mourad W, Abboud JA.Humeral shaft fractures[J].J Shoulder Elbow Surg, 2018, 27（4）：87-97.

[2]Entezari V, Olson JJ, Vallier HA.Predictors of traumatic nerve injury and nerve recovery following humeral shaft fracture[J].J Shoulder Elbow Surg, 2021, 30（12）：2711-2719.

[3]Chen GL, Jiao GL, Li ZZ.Plication of locking plate bridging and radial nerve in situ exclusion technique in the treatment of middle and lower humeral fractures[J].Hainan Medical Journal, 2017, 28（19）：3221-3223.

[4]Bergmeister KD, Große-Hartlage L, Daeschler SC, et al.Acute and long-term costs of 268 peripheral nerve injuries in the upper extremity[J].PLoS One, 2020, 15（4）：e0229530.

[5]Wiktor Ł, Tomaszewski R.Radial Nerve Palsy in Paediatric Humeral Shaft Fractures：Incidence and Management[J].Ortop Traumatol Rehabil, 2022, 24（3）：201-207.

[6]MacPherson H, Hammerschlag R.Acupuncuture and the Emerging Evidence Base：ContrivedControversy and Rational Debate[J].J Acupunct Meridian Stud, 2012, 5（4）：141-147.

[7]Joseph D, Zuckerman MD, Andrew Rokito MD.Frozen shoulder：consensus definition.[J].J Shoulder Elbow Surg, 2011, 20（2）：322-325.

[8]Mollie Beyers, Peter Bonutti.Physical Therapy of the Shoulder (Fifth Edition)[M].London：Churchill livingstone, 2011：231-244.

病例2 肘关节开放性骨折合并桡神经缺损术后的康复

一、病历摘要

患儿男性，9岁。

主　诉：左肘关节开放性骨折术后5个月余。

现病史：患儿5个月余前因车祸致左上肢开放性骨折，伤后立即送往当地医院，诊断为"左肱骨外髁骨折、桡骨小头骨折"。急诊行"神经血管肌腱探查＋左侧肱骨外髁及桡骨小头骨折复位克氏针内固定＋肌肉缝合＋人工皮负压吸引术"。术中发现左桡神经断裂伴缺损，后转入上级医院，伤后9天行"骨折切开复位钢针内固定＋软组织损伤修复、人工皮移植＋桡神经探查（缺损约5cm）＋清创缝合人工皮覆盖术"，伤后21天行"带血管蒂皮瓣移位术＋桡神经移植术（取腓肠神经）"，术后骨科医师口头及纸质资料指导康复，术后3个月行"内固定物取出术"。术后患儿左肘关节僵硬，左前臂、腕、手运动和感觉功能差，于外院康复效果不佳。现术后5个月余为求进一步康复治疗，门诊以"左肘关节僵硬（术后）、左桡神经损伤术后"收治入院。

起病后患儿精神、饮食可，大小便正常，体力、体重无明显下降。

既往史：既往体健，无其他外伤及手术史。

体格检查：生命体征平稳，神志清楚，精神可，营养可，对答切题，步入病房，心、肺、腹查体未见明显异常。

专科查体：外观：左肩未见异常，左上肢伤口已愈合（局部瘢痕形成），左肘肿胀、僵硬，左腕下垂，拇指及各手指下垂，前臂旋前，拇指内收（病例2图1）。主动活动度：肘关节25°～45°，前臂旋前0°～70°，旋后0°～15°；腕关节背伸不能，掌屈40°，尺偏和桡偏0°。被动活动度：肘关节15°～60°，前臂旋前0°～80°，旋后0°～30°，余患肢关节被动活动在正常范围。徒手肌力检查：屈肘、前臂旋前3级，伸肘4级，旋后2级，腕掌屈4级、腕背伸1级，指屈4级、指伸1级。感觉：手背桡侧半、桡侧两个半指、前臂后侧感觉减退。VAS评分3分。九孔柱用时48秒。

日常生活能力改良 Barthel 指数评分 76 分。

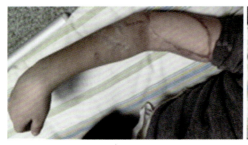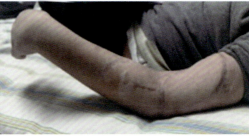

正面 　　　　　　　　　　　　　　　 侧面

病例 2 图 1　外观

辅助检查：术后肘关节正侧位 X 线（病例 2 图 2）。

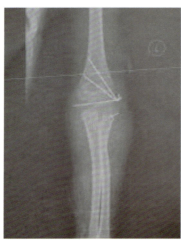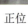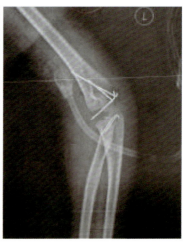

正位 　　　　　　　　　　　　 侧位

病例 2 图 2　术后肘关节正侧位 X 线

术后 5 个月余复查肘关节正侧位 X 线：左肘关节内固定取出术后改变，骨折线未见明确显示（病例 2 图 3）。

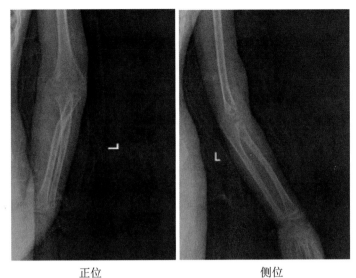

正位　　　　　　　　　　　　　侧位

病例2图3　肘关节正侧位X线

超声检查（肘关节）：左侧桡神经（肘部及上臂1/3）呈移植术后改变，上臂1/3远端连接处走行迂曲，左前臂伸肌明显变薄，回声增强（考虑去神经作用）。

肌电图因患儿无法配合未做。

临床诊断： ①左肱骨外髁骨折术后；②左桡骨小头骨折术后；③左上臂桡神经缺损术后（神经移植）；④左上臂皮肤软组织缺损术后。

功能诊断： ①左肘关节僵硬；②左肘关节痛；③左肘、前臂、腕、手运动和感觉功能障碍；④日常生活受限；⑤社会参与能力下降。

二、诊疗经过

根据患儿现有资料与评估结果，短期目标：①消除疼痛、肿胀、炎症；②促进桡神经功能恢复；③改善肘关节屈伸、前臂旋转活动，改善腕关节各方向活动，改善手功能。长期目标：日常生活自理能力及社会参与水平提高。康复方案：①改善关节活动度：应用JAS（肘关节活动训练器）、CPM及手法治疗包括关节松动术，手法治疗前后局部外用扶他林乳膏（儿童适当减量），手法治疗尽可能注重无痛康复，当且仅当运动疼痛可耐受（VAS评分0～3分）时在运动活动末期施加超压，JAS治疗在手法治疗前完成，CPM治疗在手法治疗后冷疗结束2小时之后进行；②促进神经恢复：应用神经肌肉电刺激（主要刺激前臂后侧伸肌群），低强度超声治疗

（0.1～0.5W/cm²），腕背伸肌低频电针治疗，电流形式选择疏密波；③防止垂腕畸形：佩戴腕关节功能位康复辅具；④改善肌肉力量及感觉异常：应用运动及作业疗法，肌力训练，耐力训练，精细运动训练及感觉再训练，日常行为能力（activities of daily living，ADL）训练；⑤软化瘢痕和软组织：应用蜡疗及超声波治疗（儿童避免刺激骨骺）；⑥超声引导下注射：将药物在超声引导下精确注射至损伤桡神经周围，软化和松解桡神经周围僵硬、粘连的软组织，改善循环，营养神经；用感兴趣的事物（如手机等）和聊天吸引患儿童注意力，减少抵触；穴位注射用药：丹红注射液、腺苷钴胺，用量根据僵硬和神经损伤范围调整，频率1周/次（病例2图4）。

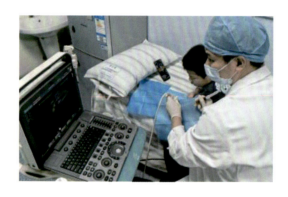

病例2图4　超声引导下注射

治疗4周后，体格检查及康复评估：外观：左肩正常，左肘肿胀、僵硬明显改善，左腕、拇指及各手指可主动背伸，前臂旋前较前纠正，拇指内收改善。主动活动度：屈肘5°～70°，前臂旋前0°～80°，旋后0°～75°；腕关节背伸30°，掌屈75°，尺偏和桡偏10°。被动活动度：肘关节0°～90°，前臂旋前0°～90°，旋后0°～85°（病例2图5）。徒手肌力检查：伸肘、屈肘、前臂旋前、旋后4级，腕掌屈4级、腕背伸3级，指屈4级、指伸3级。感觉：手背桡侧半、桡侧两个半指、前臂后侧感觉改善，局部皮肤痛觉过敏。VAS评分0分。九孔柱用时由48秒提升至30秒，手指灵活性得到改善。改良Barthel指数评分由入院时的76分提升至95分。

治疗5周后，患儿肌力、感觉较前稍改善，肘关节外观无明显肿胀，肘关节屈曲及前臂旋后活动度进步缓慢，被动活动末端阻力感强，伴疼痛。进一步检查，肘关节计算机断层扫描（computed tomography，CT）报告（病例2图6）：左侧肱骨外髁及桡骨小头骨皮质欠光整，周围见小骨片影，关节间隙未见明显异常，周围软组织肿胀。肘关节磁共振成像（magnetic resonance imaging，MRI）示（病例2图7）：肱骨外髁及桡骨小头骨折术后改变，周围软组织肿胀伴渗出；尺、桡侧副韧带及伸肌总腱损伤；肘关节腔内少许积液。本院骨科医生阅片后建议：患儿术后6个月余，肘关节僵硬，桡骨小头对位不佳（半脱位），目前康复治疗有效，建议继续治疗，如无进展后期可考虑手术治疗。康复小组讨论分析：X线和CT显示肘关节间隙尚可，但儿童有骨骺，存在骺软骨，在X线和CT上难以看出；MRI上可见骺软骨及周围软组织高信号，软骨面欠光整，关间隙狭窄；CT和MRI阅片均可见桡骨小头对位不佳。关节间隙狭窄和桡骨小头对位不佳可能是现阶段肘关节屈曲和前臂旋后活动受限的主要原因。可在之前治疗基础上逐渐加强关节松动，并配合一定的桡骨小头复位手法。同时可于外院手术医生处复诊，给予一定康复指导或后续治疗建议。

与患儿家属沟通后，家属要求出院并找手术医生复诊。用科室专用手机添加患儿家属微信，给予院外康复指导，跟踪后续病情进展。

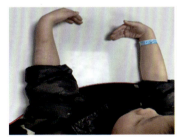
腕掌屈

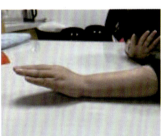
腕背伸

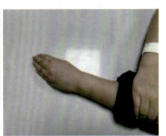
腕桡偏

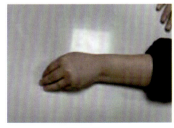
腕尺偏

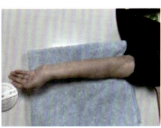
前臂旋后

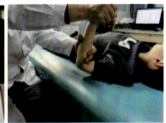
被动屈肘

病例2图5　治疗4周后体格检查及康复评估（外观）

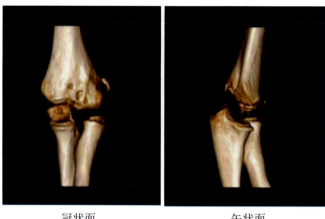

冠状面   矢状面

病例 2 图 6 肘关节 CT 三维重建

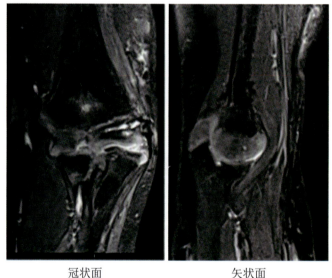

冠状面   矢状面

病例 2 图 7 肘关节 MRI 冠状面、矢状面

三、病例特点及讨论

该病例患儿术后 5 个月余，肘关节僵硬、垂腕、前臂及手腕部感觉减退，尽管术后手术医生给予了康复指导，也在当地医院经过康复治疗，患者功能恢复欠佳。分析原因，可能有以下几点。①康复方案不当：患儿损伤较为复杂，涉及软组织、神经、骨骼多方面损伤，需要对患儿的功能障碍进行全面综合的评估，如软组织条件、瘢痕情况、神经损伤情况及损伤定位、现阶段骨折恢复情况对关节的影响、影像学分析等。儿童在治疗期间不能准确地回答医生和治疗师的问题，也不能很好反馈治疗效果，这些也加大了康复治疗的难度，医生和治疗师需要有较强的骨科知识，也需要更仔细地观察患儿的表现；②术后肿胀、疼痛、炎症管理不足：肿胀的持续不仅不利于疼痛的缓解和炎症的消退，还影响局部循环、加重组织粘连和关节僵硬；患儿早期因疼痛抗拒手法治疗，给予物理治疗、药物治疗后疼痛好转，此时再进行手法治疗，患儿接受度明显提高。持续的炎症不利于消肿、止痛，也影响软组织、骨骼、神经的愈合。经过治疗患儿外观上肘关节无肿胀，疼痛也基本缓解，但是CT及MRI提示患者软组织仍有肿胀及渗出，骨折术后的患者疼痛、肿胀、炎症的管理需贯穿康复治疗的全程；③JAS及CPM角度的调整不及时：角度的要求非常精细，需要根据患者每次的具体情况选择合适的活动角度，每天的关节僵硬程度和活动角度可能不一样，角度太大增加局部疼痛风险，角度过小影响活动度进展；④暴力康复：部分骨科术后患者，尤其关节僵硬患者遭遇过暴力康复，医生或治疗师为了达到目标角度，让患者强忍疼痛康复；除了给患者造成心理影响，还可能引起骨折、骨化性肌炎等问题；⑤家庭、心理因素：四肢骨折儿童会遭遇疼痛、学习、生活的改变带来的精神压力，同时还可能因意外创伤的"突发性"等特点，对其心理造成巨大影响，引起焦虑、恐惧等情绪；家庭成员的鼓励及高质量陪伴，可以提高患儿康复效率，反之影响康复进度；治疗早期由于家属行为及言语粗暴，导致患儿十分抵触治疗，经过不断家属教育及与患儿沟通后，患儿逐渐配合治疗。

骨折和软组织愈合的过程决定了不同阶段需要的康复是不一样的。骨折术后早期康复目的是为了尽早消除疼痛、肿胀、炎症，促进伤口愈合，预防肌肉萎缩、关节僵硬，为骨折和软组织的愈合提供良好的微环境；治疗包括：各种物理因子治疗，被允许的主、被动活动，患肢未固定关节的运动，健肢和躯体的活动，体位管理。中期患者伤口已愈合，逐渐形成骨痂，大多面临不同程度的肌肉萎缩、关节僵硬、残余疼痛或肿胀。治疗内容包括：①继续部分早期康复内容；②肌力不足：0～1级，被动运动、助力运动，神经肌肉电刺激，手法按摩；2～3级，力运动、主动运动；4级及以上：抗阻运动、等速运动；③关节活动度不足：主动运动、助力运动、被动运动、关节松动术、关节牵引术；④针对患者的生活和工作需求进行允许的作业治疗。后期患者可分为两种：一种面临较为严重的关节僵硬或功能缺失，如果没有进行过系统康复治疗，可以根据患者个体情况应用前面的治疗方法，添加矫形器的应用；效果不佳的可以考虑麻醉下手法松解术，同时需要仔细阅片或进一步检查，明确是否需要其他科室介入，不要强行康复。另一种关节活动和肌力尚可，但本体感觉差、控制能力不足，肢体不协调，需加强作业治疗，给予针对性的运动处方。

骨科康复团队成员应该包括骨科医生、康复医生、康复治疗师、康复专科护士。我们在实际骨科康复工作中，骨科医生的存在经常缺失，骨科医生（尤其手术医生）在骨折病情判断、阅片、康复计划制订的指导中有着不可替代的作用。此病例患儿住院康复末期进展缓慢，复查CT后报告并没有提示桡骨小头对位不佳，团队骨科医生阅片后指出并建议完善MRI，对后期康复效果不佳的情况也给出了一定解决方案。

超声波仪器在骨科康复中有着重要的作用，可以了解软组织情况、骨折线和损伤的精确定位，为精准化康复治疗提供准确和实时的依据，也可以行超声引导下的各种治疗。

小儿术后镇痛：在所有现在使用的非甾体类消炎药（NSAIDs）中，布洛芬是引起不良反应最少、使用安全证据最多的NSAIDs药物，其次是双氯芬酸和塞来昔布。氟比洛芬酯和帕瑞昔布钠均有用于小儿术后镇痛的临床报道，但其在儿童中使用的有效性尤其是安全性还没有系统验证，因此药物说明书上不建议在儿童中使用。

四、相关问题及分析

1. 如何做好骨科术后康复？

在面对骨折术后患者康复时，部分医生和治疗师不知道如何下手，笔者结合个人经验拟一个框架作为参考。首先，要掌握骨折基本知识：定义、病因、临床表现、骨折愈合过程及影响因素、骨折愈合标准、骨折治疗原则、骨折相关并发症、常见病阅片能力等；其次，要了解骨折康复要面临哪些问题和风险，以及如何处理这些问题；再次，掌握不同骨折患者需要进行哪些方面康复评定，包括身体结构和功能、活动水平、参与水平等；最后，要掌握不同骨折各期康复的目标和方法，相关康复治疗的作用、适应证、禁忌证等。牢固掌握这些基础知识后再根据患者个体情况进行针对性评估和治疗，才能做到心里有数，让患者得到更好更专业的康复治疗。

同时建立"骨科-康复"一体化模式，康复团队参与骨科查房，骨科医生会诊指导术后康复，疑难病例组织多学科会诊（multi disciplinary treatment, MDT）讨论，增强科室间的沟通，这样才能全面了解患者术后各阶段的问题及需求。出院患者除了利用电话随访，互联网工具的运用也能更好地获取患者信息，院外康复指导效果也更佳。

2. 周围神经损伤后的康复评定内容和治疗方案有哪些？

康复评定内容包括：①运动功能评定包括肌力评定、关节活动范围评定、患肢周径测量、运动功能恢复等级评定；②感觉功能评定；③反射检查；④自主神经检查：常用发汗试验；⑤神经干叩击试验（Tinel征）；⑥日常生活能力评定；⑦肌电诊断检查：由于神经损伤后的变性和坏死需要经过一定时间，失神经表现在损伤后3周左右才出现，一般肌电检查最好在伤后3周以后再进行。

康复治疗：神经损伤后，局部水肿、无菌性炎症反应，神经粘连和瘢痕压迫，影响神经修复和再生。周围神经损伤康复治疗包括物理治疗（physical therapy, PT）、作业治疗（occupational therapy, OT）、矫形器及辅助器具配置和健康教育。物理治疗：可通过改善神经和周围组织的血液循环及营养代谢、提高局部组织免疫细胞吞噬功能，有助于促进水肿消散和炎症产物的吸收，促进神经的再生，延缓肌肉失用性萎缩，电刺激能加速轴索及髓鞘再生，加速神经传导速度恢复。治疗方法包括物理因子治疗、运动训练等措施。物理因子治疗如低频电流、超短波、微波、超声波、激光等。运动训练早期主要为向心性按摩和关节被动运动，当肌肉出现主动收缩时，开始进行肌电生物反馈肌力训练和助力运动，当肌力达到4级时给予抗阻练习。作业治疗则根据损伤神经功能的不同而选用不同的训练方法。支具固定肢体于功能位，保持修复后神经处于松弛位。

3. 肘关节术后僵硬如何预防？

正常情况下肘关节伸直0°～10°，屈曲135°～145°，旋前、旋后各80°～90°，当肘关节屈伸和旋转活动范围不能满足生活和工作需要时，可称作肘关节僵硬。肘关节僵硬按照挛缩的解剖位置分为三类：关节外因素、关节内因素及内外混合型因素。常见的关节内因素包括关节内粘连、关节面对合不良、游离体或骨赘形成等。常见的关节外因素则包括异位骨化、关节囊挛缩和侧副韧带挛缩等。

控制出血、消除水肿、早期活动、功能锻炼是有效的预防手段，应保持患肢抬高，促进血液、淋巴回流，通畅引流，防止关节腔积血积液。早期可进行肌肉、肩和腕关节的活动，促进血液循环，预防肌肉萎缩，同时可以应用消肿手法、肌贴等康复手段加速消肿。个体化镇痛可以提高患者早期活动的依从性，电刺激、超声波、热疗、冷疗等康复手段的合理应用有很好的镇痛作用；常用非甾体类消炎药如塞来昔布或吲哚美辛等镇痛，同时这两种药物也可以起到预防骨化性肌炎的作用，疼痛明显患者可利用自控镇痛泵减轻痛苦。功能锻炼的时机根据肘关节损伤类型和手术方式决定，遵循"主动—辅助—被动"循环进行的锻炼模式，锻炼原则为在可忍受情况下达到最大活动范围。持续被动运动在骨科术后早期应用广泛，具有以下优点：疼痛少、消肿快、切口愈合快、预防关节粘连、促进关节软骨修复等，目前对于持续被动活动治疗肘关节僵硬存在争议；推荐对患者进行轻柔可耐受的被动活动，强烈的被动活动及反复多次的按摩可能会促进异位骨化的形成，加重关节肿痛和僵硬。

五、病例点评

本例给我们展示了肘关节开放性骨折合并桡神经损伤行神经移植修复、皮瓣移植术后功能康复的情况。单纯肘关节骨折术后康复可能比较多，本例合并软组织及神经缺损，给康复带来了更大的困难。促进神经功能的恢复，促进瘢痕的软化，加强关节活动度的训练是我们这个病例的重点。笔者向我们展示了面对复杂肌肉、骨骼及神经损伤病例的康复治疗过程，显示了良好的骨科康复功底。这例患者经过良好的康复治疗后，在神经功能、关节功能等方面取得了明显的进步，为进一步的康复治疗打下了良好的基础，是值得大家学习的一个病例。笔者还对如何做好骨科术后康复进行了专门讨论，我非常赞同笔者提出的骨科术后康复要建立骨科康复一体化的模式，康复团队除了康复医学科的工作人员还要包括骨科医生等人员的观点。康复医师和治疗师要掌握骨科相关的基本知识，特别是骨骼肌肉术后的愈合过程，这样才能在骨科手术后各个阶段把与骨骼、肌肉肌腱、关节等相关的愈合过程和康复治疗的各种手段相结合，才能做到精准的、个性化的康复治疗，才能取得良好的功能恢复效果。

有待改进之处：现病史中没有提及软组织损伤的具体部位；肌肉力量检查没有记录拇长伸肌肌力；神经干叩击Tinel征在观察神经损伤以及修复的过程中是非常重要的，但在病历中没有记录。

（病例提供者：田 峻 彭 朝 武汉大学中南医院）

（点评专家：周谋望 北京大学第三医院）

参考文献

[1] 中国医师协会骨科医师分会上肢创伤专业委员会，中国研究型医院学会关节外科专业委员会肘关节外科研究学组 . 肘关节僵硬诊断及治疗的专家共识 [J]. 中华创伤骨科杂志，2019，21（9）：737-742.

[2] 黄晓琳，燕铁斌 . 康复医学 [M]. 北京：人民卫生出版社，2018.

[3] 中华医学会小儿外科分会，中华医学会麻醉学分会小儿麻醉学组 . 加速康复外科指导下的儿童围手术期处理专家共识 [J]. 中华小儿外科杂志，2021，42（12）：1057-1065.

[4] Cooper C, Dennison EM, Leufkens HG, et al. Epidemiology of childhood fractures in Britain：a study using the general practice research database[J]. J Bone Miner Res, 2004, 19（12）：1976-1981.

[5] Acheta J, Stephens SBZ, Belin S, et al. Therapeutic Low-Intensity Ultrasound for Peripheral Nerve Regeneration-A Schwann Cell Perspective[J]. Front Cell Neurosci, 2022, 15：812588.

[6] Charalambous CP, Morrey BF. Posttraumatic elbow stiffness[J]. J Bone Joint Surg Am, 2012, 94（15）：1428-1437.

[7] Lindenhovius AL, van de Luijtgaarden K, Ring D, et al. Open elbow contracture release：postoperative management with and without continuous passive motion[J]. J Hand Surg Am, 2009, 34（5）：858-865.

[8] 王程灵，徐菁菁，邓韵，等 . 周围神经损伤居家康复指南 [J]. 中国康复医学杂志，2022，37（4）：433-442.

[9] 刘璟文，赵耀东，朱玲，等 . 中药制剂穴位注射治疗糖尿病周围神经病变临床研究进展 [J]. 中医药临床杂志，2018，30（8）：1574-1577.

病例 3　股骨粗隆间骨折伴肺炎、脑梗死非手术治疗

一、病历摘要

患者男性，81 岁，已婚。

主　诉：跌倒摔伤后左髋疼痛、肿胀伴活动受限 6 天。

现病史：患者于 2019 年 1 月 6 日因外伤就诊于长沙市某医院，行相关检查示：左股骨粗隆间骨折，骨盆无明显异常，见病例 3 图 1、图 2。诊断考虑："左股骨粗隆间骨折、陈旧性脑梗死、脑梗死后抑郁症、肺炎"。予以持续皮牵引、抗感染、止痛、消肿、低分子肝素抗凝等对症支持治疗，患者病情平稳。现患者为求手术治疗，就诊于我院门诊，门诊以"左股骨粗隆间骨折"收入骨科，患者自起病以来精神、食欲睡眠良好，大小便失禁，体重无明显变化。

既往史：2011 年 5 月、2013 年 10 月及 2016 年 5 月因多处脑梗死入院治疗，治疗后可缓慢平地行走。否认肝炎、结核、疟疾病史；否认高血压、心脏病史；否认糖尿病病史；否认输血史；否认食物、药物过敏史。预防接种史不详。

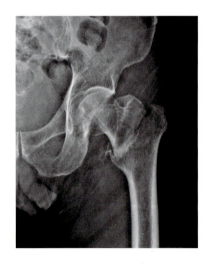 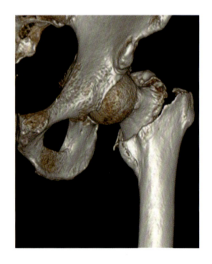

病例 3 图 1　左股骨粗隆间骨折（X 线正位片）　病例 3 图 2　左股骨粗隆间骨折（X 线三维重建）

体格检查：体温 36.7℃，脉搏 86 次 / 分，呼吸 21 次 / 分，血压 130/71 mmHg。神志清楚，精神尚可，自动体位，查体合作，问答切题。胸廓无畸形，双侧呼吸动度对称，语颤无增强，双肺叩诊清音，双下肺可闻及散在湿啰音。心前区无隆起，心尖搏动位于第 5 肋间左锁骨中线内 2 cm，未触及细震颤，心界无扩大，心率 86 次 / 分，律齐。腹部平软，全腹无压痛及腹肌紧张，肝、脾肋缘下未触及，肝及肾区无叩击痛，肠鸣音正常。脊柱、四肢见专科检查。腹壁反射及双膝反射正常，巴氏征阴性，克氏征阴性，布氏征阴性。肛门、外生殖器未查。

专科检查：脊柱无畸形，活动自如。左下肢外旋畸形，左髋关节处压痛明显，左下肢轴向叩击痛明显，皮肤未见瘀斑。左下肢活动受限，肌张力有增高。左下肢肢端血运感觉正常。双下肢等长。余肢体无明显异常。

辅助检查：（2019 年 1 月 6 日，长沙市某医院）X 线片示：左股骨粗隆间骨折，骨盆无明显异常。（2019 年 1 月 6 日，长沙市某医院）CT 检查示：脑内多发腔隙性梗死，部分软化灶，脑白质病变，脑萎缩。支气管疾患伴双下肺感染。

临床诊断：①左股骨粗隆间骨折；②陈旧性脑梗死；③脑梗死后抑郁症；④肺部感染。

功能诊断：①左髋关节功能障碍；②左侧偏瘫；③呼吸功能减退；④日常生活能力受限或障碍。

二、诊疗经过

入院后行相关检查，结果回报：血常规：白细胞计数 $8.14×10^9$/L，血红蛋白 123 g/L ↓，中性粒细胞百分比 70.30%；凝血功能：纤维蛋白原浓度 4.96 g/L ↑，D 二聚体定量 6.16 μg/mL（FEU）↑，抗凝血酶Ⅲ活性测定 74.00% ↓；肝肾功能：白蛋白 33.5 g/L ↓，超敏 C- 反应蛋白 22.95 mg/L ↑。治疗上予以头孢替安 2.0 g bid 抗感染、雾化等对症支持治疗，指导患者翻身、叩背、咳痰，告知患者家属买气球给患者锻炼肺功能，并帮助患者护理下肢及臀背部，防止压疮，并于 2019 年 1 月 14 日按会诊建议改抗感染药物为哌拉西林钠他唑巴坦钠 4.5 g q8h，加强雾化。拟行左侧半髋关节置换术，请麻醉科会诊，认为目前麻醉风险大，暂不手术。1 月 19 日复查胸片示：双下肺感染；C- 反应蛋白 10.50 mg/L ↑，血沉 37 mm/h ↑；血常规：白细胞计数 $10.18×10^9$/L ↑，中性粒细胞百分比 74.20%。考虑患者肺部感染较入院时加重，暂不适合手术，于 2019 年 1 月 20 日转呼吸内科二病区，诊断为：①社区获得性肺炎；②左股骨粗隆间骨折；③陈旧性脑梗死；④脑梗死后抑郁症；⑤经外周静脉穿刺中心静脉置管（PICC）置管术后。经积极抗感染、支持对症处理，持续皮牵引后，患者病情好转。复查胸片示双肺渗出病变已基本吸收。2019 年 1 月 27 日复查结果：C- 反应蛋白 14.00 mg/L ↑，血沉 28 mm/h ↑，白细胞计数 8.35×10⁹/L，中性粒细胞比值 68.90%。目前患者咳嗽、咳痰好转，经康复医学科医生会诊后于 1 月 27 日转入康复医学科一病区继续治疗。

患者肺部感染好转，仍有咳嗽咳痰，左下肢活动能力差，髋部仍有疼痛，不能坐站。短期康复目标是控制肺部感染、止痛、床上活动及坐起。予以阿奇霉素抗炎，氨溴索化痰，并同时进行肺部超短波理疗，振动排痰仪治疗，以及呼吸训练、咳嗽排痰练习，用以保持呼吸道通畅。肢体运动功能的康复治疗包括：①床上活动：主被动活动髋、膝、踝关节，床上翻身；②坐起训练：把床摇高。由治疗师在床旁进行，每天 2 次。长期康复目标是能站立、短距离行走，进行的康复治疗有：①坐位训练：床边坐位练习、椅上坐位练习。伤后 4 周左右进行，屈髋不超过 90°，10～20 分钟 / 次，每天 1～2 次；②站立训练：扶持下站立、扶着窗栏站立训练。伤后 6 周左右进行，10 分钟 / 次，每天 1～2 次；③行走训练：扶持下平地行走。伤后 8 周左右进行，每天 1～2 次。

出院时患者咳嗽较前好转，咳少量白色痰，留置胃管，大小便能自解。患者语音较低，左下肺呼吸音稍低，双肺未闻及啰音。左侧上肢肌力 3 级，肌张力正常，左下肢肌力 3- 级，右侧肢体肌力及肌张力正常，左髋关节处压痛不明显，左下肢轴向叩击痛轻微。左下肢肢端血运感觉正常。ADL 评分：60 分，部分依赖。扶持下可在室内行走 10 m 左右。

三、病例特点及讨论

1. 老年髋部骨折是临床上常见、高发的老年疾病之一。随着人口老龄化的加剧，老年髋部骨折患病率在全球范围内逐年上升，我国作为世界上老年人口数量最多的国家，面临的老年髋部骨折疾病所带来的挑战更为严峻。髋部骨折 90% 发生在 60 岁以上的人群中，髋部骨折的发生率高，约占老年全身骨折的 24%。髋部骨折后可伴有不同程度的疼痛及肿胀，严重限制日常活动，降低生存质量。

88.2% 的老年髋部骨折患者伤前合并有内科疾病，70 岁以上老年患者多伴有 5 种左右内科慢性疾病，骨折后常导致原有内科基础疾病加重，1 年内致死率约 20%，致残率约为 50%，死亡风险比同龄人群高 3 倍左右，被称为"人生的最后一次骨折"。

跌倒是老年髋部骨折主要外在原因，骨质疏松是其主要内在原因。老年患者由于运动协调能力较差，对外界反应能力下降，遭受轻微外力即可发生髋部骨折。我国大于等于 60 岁且小于 80 岁老年人 1 年内跌倒发生率为 18.3%，跌倒伤害中髋部骨折占 7.3%；跌倒发生率与年龄呈正相关，跌倒所致的髋部骨折所占比例也随之增加，≥ 80 岁的高龄人群跌倒伤害中髋部骨折占 12.4%。

患者入院时并发疾病越多，机体的免疫能力就越低，器官功能退化、肌肉力量下降可能越严重，骨折出血、疼痛刺激、应激状态、手术、麻醉等多重打击可能使基础疾病进一步加重，甚至威胁患者生命安全，术后营养及康复治疗亦会受到影响，因而术后更容易出现并发症。所以术前需谨慎评估手术风险。当本例患者转入康复医学科后，家属多次催促请骨科会诊，给患者行手术治疗。康复医学科病区特组织一次全院大会诊，一致意见是患者高龄、有基础疾病、肺炎控制不理想、手术耐受能力差，不适宜手术，应以康复治疗为主。

一般来说，患者年龄越大，髋关节功能恢复越差。老年髋部骨折患者合并基础疾病多为 75% ～ 85%，基础疾病与创伤相互作用形成的恶性循环可直接影响患者的手术耐受力，增加手术风险，增加术后并发症发生率，影响术后髋关节功能恢复，尤其是合并脑血管病遗留肢体障碍者，术后早期功能锻炼无法进行，延迟了术后康复速度。

2. 髋部骨折对老年患者活动能力影响极大，特别影响患者坐、站立、行走等功能活动。进行康复治疗时，评定一般包括双侧肢体外观、围度、主动及被动关节活动度、肌力、疼痛程度、平衡、步态、发病前与即时的日常生活能力、运动功能等，因本例患者多次发作脑梗死，也进行了肌张力评定。

针对患者存在肺部感染，进行呼吸、咳嗽及排痰练习，肺部超短波、短波、振动排痰仪治疗，用以改善呼吸肌肌力，增强患者排痰能力，及时清除气道分泌物，有利于肺部感染的控制。

肢体运动功能的康复治疗措施主要包括以下几种。①床上活动：主被动活动髋、膝、踝关节，利用其生理运动（前屈后伸、内收外展和内旋外旋）和附属运动（滑动、平移、牵引），按照从近端到远端的顺序依次操作；床上翻身，向左侧翻或向右侧翻；②坐起训练：把床摇高；③坐位训练：床边坐位练习、椅上坐位练习；④站立训练：扶持下站立、扶着窗栏站立训练；⑤行走训练：扶持下平地行走。

四、相关问题及分析

1. 骨折合并肺炎的问题有哪些？如何处理？

患者入住骨科时，肺部已感染，应用抗生素治疗，1周后复查胸片示：双下肺感染，C-反应蛋白 10.50 mg/L↑，血沉 37 mm/h↑，血常规：白细胞计数 10.18×10^9/L↑，中性粒细胞百分比 74.20%。血气分析正常。考虑患者肺部感染较入院时加重，暂不适合手术，转入呼吸内科治疗，诊断为社区获得性肺炎。

社区获得性肺炎（community acquired pneumonia, CAP）指在医院外罹患的肺实质（含肺泡壁，即广义上的肺间质）炎症，包括具有明确潜伏期的病原体感染在入院后于潜伏期内发病的肺炎。肺炎是老年患者死亡的主要原因之一，随着社会人口的老龄化，住院的老年患者增多，因住院获得性肺炎而死亡的患者不断增加。老年患者的基础疾病以脑卒中后遗症、慢性阻塞性肺疾病等慢性病为主，该患者骨折前曾多次患脑梗死，遗留左侧肢体偏瘫。老年患者由于基础疾病以及衰老等原因，使得卧床时间明显增加，卧床后口腔卫生差和老年患者的牙周病及长期住院导致定植菌增加，而长期卧床的老年患者由于运动量减少、胸廓活动度小且肺底部易发生瘀血和水肿，使肺功能下降，呼吸道纤毛活动减少等而降低了呼吸道的自洁作用及排痰能力，使呼吸道对细菌的抵抗力和消除率降低，容易导致肺炎的发生。此外，呛咳也增加了老年患者发生肺炎的危险。

老年患者卧床、留置胃管、留置深静脉导管、低蛋白血症、留置导尿管等多种因素，均可能是老年患者获得性肺炎的易患危险因素。该患者入院后查血常规：血红蛋白 123 g/L↓，肝肾功能：白蛋白 33.5 g/L↓，处于贫血、低蛋白血症状态。因此，纠正老年患者的低蛋白血症和贫血，控制易感因素，有利于降低老年患者社区获得性肺炎的发生率。

2. 骨折合并脑梗死的问题有哪些？如何处理？

该患者在入院前数年已发生脑梗死，遗留肢体偏瘫、吞咽功能障碍。脑卒中患者多数由于皮质吞咽中枢受损而导致吞咽功能障碍，其中皮质吞咽中枢主要发挥启动吞咽功能并控制口咽的作用，其受损导致吞咽的强度及持续性调节出现异常，咽肌收缩功能下降，从而使出现吞咽反射延迟等情况。有学者研究认为，也有部分脑卒中患者是由于皮质下行纤维受损，从而皮质吞咽中枢与皮质下纤维联系减弱，吞咽反射出现异常，从而引发误吸。合并脑卒中是老年卧床患者出现吸入性肺炎的独立危险因素。当该患者转入康复科病房后，经过全院大会诊，认为要减轻吸入性肺炎风险，做了以下干预：①插入胃管；②进行吞咽功能训练。

3. 老年髋部骨折的结局是什么？

现有研究表明，20%～30% 老年髋部骨折患者在髋部骨折后一年内死亡。老年人髋部骨折死亡的原因主要是由于肺炎、术后伤口感染、深静脉血栓形成、尿路感染、心脑血管疾病等并发症的发生。该患者因入院时存在肺部感染并没有行手术治疗，并经历 3 个科室周转，最后在扶持下走着出院，取得了较好的临床疗效，说明在积极处理相关临床问题的前提下，根据患者自身情况，老年髋部骨折患者进行恰当的康复治疗，也能获得功能的改善。

五、病例点评

我们国家加速进入了老年社会，与老年肌骨疾病相关的康复问题越来越重要。这个病例向我们很好地展示了老年髋部骨折合并肺炎、脑梗死的康复治疗过程。正如文中所说，髋部骨折往往是"一生中最后一次骨折"。老年人有很多基础疾病，加上髋部骨折可能会较长时间卧床，可能引起导致威胁生命的一系列问题，比如本例的合并肺炎。髋部骨折合并肺炎是早期髋部骨折处理的一个重点，本例在多学科的合作下，在很好控制肺炎的同时进行了早期的康复介入，包括针对肺炎的呼吸训练及一系列物理治疗；同时，还十分注重肢体的功能训练，这就是我们康复介入的优势。老年患者病情复杂，临床可能只注意救命而忽视了恢复功能的康复治疗，这也是我们强调早期康复介入的主要原因。老年骨折常常合并其他问题，MDT 团队介入是目前各医院强调的。在治疗临床疾病的同时，注意功能的问题也是现代康复医学所重视、发展的重点。我们在国家康复医学专业质控中也将骨科早期康复介入作为国家康复医学质控 22 个指标之一。这个患者的治疗效果就很好地体现了早期康复介入的优越性，使患者能够在避免肺部并发症的情况下而获得下肢功能的良好恢复。本例还就老年髋部骨折合并肺炎的治疗，以及合并脑梗死的问题进行了良好的讨论，是值得我们学习的。如果本例在进行下肢站立和行走训练之前增加骨折愈合的评估会更加完善。

（病例提供者：张长杰 中南大学湘雅二医院）

（点评专家：周谋望 北京大学第三医院）

参考文献

[1] 朱维华. 老年卧床患者吸入性肺炎临床特征及危险因素分析 [J]. 现代诊断与治疗, 2022, 33（19）：2924-2926.

[2] 杨玉霞, 倘艳锋, 焦瑞娜, 等. 老年髋部骨折术后肺炎影响因素分析 [J]. 中华骨与关节外科杂志, 2023, 16（5）：466-470.

[3] 王璞, 王欢, 牛舜, 等. 老年髋部骨折致伤因素临床分析 [J]. 创伤外科杂志, 2022, 24（7）：519-525.

[4] Veronese N, Maggi S.Epidemiology and social costs of hip fracture[J].Injury, 2018, 49（8）：1458-1460.

[5] 张巍, 唐佩福. 老年髋部骨折治疗方法的选择与进展 [J]. 中国骨伤, 2023, 36（12）：111-1113.

[6] 王成刚, 麻彬, 施静, 等. 老年髋部骨折术后死亡的危险因素. 中国矫形外科杂志 [J], 2022, 30（4）：289-292.

[7] 高悠水. 2021 年 AAOS《老年髋部骨折的治疗：基于循证的 临床诊疗指南》解读 [J]. 中国骨伤, 2023, 36（3）：279-283.

病例 4　胫腓骨骨折术后膝、踝关节功能障碍的康复

一、病历摘要

患者男性，35 岁。

主　诉：外伤致右小腿疼痛肿胀畸形 3 小时。

现病史：患者自诉于 2021 年 11 月 5 日骑车时失去平衡，随后右脚撑地并不慎摔伤，当即感到右小腿及右臀部疼痛、活动受限，右小腿肿胀畸形。急诊入我院急诊外科，完善 X 线提示：右侧胫腓骨骨折，收入我院创伤急救科住院进一步治疗。

既往史：既往体健，个人史无特殊。

专科查体：体温 36.2℃，脉搏 80 次 / 分，呼吸 19 次 / 分，血压 130/75 mmHg。神志清楚，营养中等，平车推入病房，双肺呼吸音清，未闻及干湿啰音，心脏及腹部检查未见明显异常，右小腿肿胀压痛、畸形，活动受限，可触及骨擦音，末梢血运可，足背动脉可触及，末梢皮肤感觉正常，无病理征。

辅助检查：2021 年 11 月 5 日右胫骨 CT 平扫＋三维重建（病例 4 图 1、图 2）：右胫骨下端骨折，右腓骨上段粉碎性骨折。

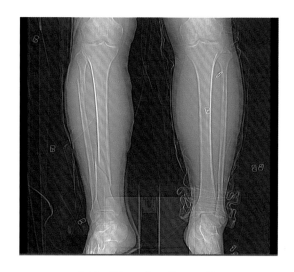

病例 4 图 1　右胫骨 CT 平扫

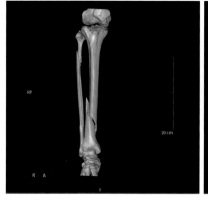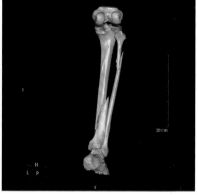

病例 4 图 2　三维重建

临床诊断：右胫腓骨骨干骨折。

骨折分型：依据骨折部位分型为胫骨中下 1/3 骨折；依据骨折后是否稳定分型为不稳定性骨折；AO 分型为 B_1 型（单纯的下胫腓联合腓骨骨折）。

功能诊断：①右膝关节活动受限；②右踝关节活动障碍；③右胫腓骨骨干骨折后行走困难；④焦虑抑郁状态；⑤心肺功能下降；⑥日常生活能力受限；⑦社会参与能力下降。

二、诊疗经过

患者入院后即由康复医师及康复治疗师协同相关专业医生行床旁康复评估：右侧胫腓骨骨干骨折 3 小时，右侧小腿可见肿胀、畸形，局部皮温升高，压痛（+），可触及骨擦音，末梢血运可，足背动脉可触及，末梢皮肤感觉正常，右侧膝踝关节固定制动状态，右下肢肌力无法评定，肌张力正常，VAS 评分 10 分，ADL 评定（改良 Barthel 指数）评分 40 分，汉密尔顿焦虑量表：24 分，汉密尔顿抑郁量表：28 分。营养风险筛查评分（NRS2002）：0 分。结合评估结果对患者及其家属进行康复、营养、心理宣教，予以早期床旁理疗、心肺功能训练、抬高患肢防止下肢静脉血栓。术前由骨科医生、康复医生、治疗师、护士、患者家属、患者本人，结合损伤情况及术后可能出现的功能障碍制订手术方案和康复方案。排除手术禁忌后，于 2021 年 11 月 10 日在腰麻下，由髌下前外侧入路行"胫腓骨骨折闭合复位髓内针内固定术"，术后当天我科制定康复目标并执行床旁康复治疗。

康复目标：

短期目标：促进创面愈合，提升健肢肌力耐力，改善患侧膝、踝活动范围，预防并发症，脱离卧床状态，心理疏导，疼痛管理，营养管理。

中期目标：体位转移，患膝的主动活动及力量训练，进一步改善患侧膝、踝活动范围，平衡协调训练，进行部分负重、减重行走及辅具辅助行走训练。

长期目标：独立行走，日常生活基本自理，无心理及疼痛问题，回归家庭，职业规划后回归社会。

胫腓骨骨折是骨科中较为常见的损伤之一，其康复过程需要综合考虑多个方面，包括疼痛管理、固定与保护、负重训练、关节活动度训练、肌肉力量训练、平衡与协调训练、功能活动训练，以及心理支持与调整。

1．疼痛管理与评估　在康复过程中，疼痛管理至关重要。首先，需要对患者的疼痛进行准确评估，了解疼痛的性质、程度和持续时间。在此基础上，制订个性化的疼痛管理方案，包括药物治疗、物理治疗和心理疏导等。目标是减轻患者疼痛，提高康复训练的耐受性和效果。

2．初期固定与保护　骨折初期，需要对骨折部位进行固定和保护，以防止术前发生二次损伤。在固定期间，要定期进行检查，确保固定效果良好，并适时调整固定方式。

3．渐进式负重训练　随着第6周复查后骨折愈合的进展（病例4图3），患者需要逐渐进行负重训练。训练过程中，要根据患者的具体情况，制订个性化的训练计划，逐步增加负重量。通过渐进式负重训练，可以促进骨折部位的骨痂形成和塑形，提高骨骼的强度和稳定性。

4．关节活动度训练　在固定期间，患者需要进行关节活动度训练，以防止关节僵硬和肌肉萎缩。训练包括主动和被动活动，可以通过物理治疗和自我锻炼等方式进行。目标是恢复关节的正常活动范围，提高关节的灵活性和功能。

5．肌肉力量训练　随着骨折的愈合和关节活动度的恢复，患者需要进行肌肉力量训练。训练可以采用等张、等长等多种方式，针对不同肌群进行针对性训练。通过力量训练，可以增强肌肉力量，提高关节稳定性和运动功能。

6．平衡与协调训练　是胫腓骨骨折康复中的重要环节。训练可以通过站立、行走、转身等多种方式进行，以提高患者的平衡能力和协调性。这些训练不仅有助于改善患者的行走姿势和步态，还可以减少跌倒等意外事件的发生。

7．功能活动训练　是康复过程中的最终目标。在训练过程中，患者需要模拟日常生活中的各种活动，如上下楼梯、蹲下起立、跑步等。通过功能活动训练，可以帮助患者逐渐恢复到正常的生活和工作状态。

8．心理支持与调整　康复过程中，患者的心理状态对康复效果有着重要影响。因此，心理支持与调整也是康复策略中不可忽视的一部分。医护人员需要关注患者的心理变化，提供必要的心理支持和心理疏导。同时，患者也需要积极调整心态，保持乐观向上的精神状态，以更好地配合康复训练。

功能障碍分析：

其一，关节外因素：①骨折及术后术区疼痛限制了患者膝、踝关节主被动的活动；②骨折损伤后的炎性刺激及疼痛，导致关节各向活动的拮抗肌及周围筋膜紧张，从而影响了关节被动活动度；③术后术区内外瘢痕形成导致局部软组织粘连，限制了患者膝关节的活动。

其二，关节内因素，髓内针的置入手术入路须经膝关节，其对膝关节造成的损伤是最重要的关节内因素。

其三，心理因素，引起骨折的损伤、长时间的制动、不良预后及并发症等，可能会使患者在心理上与健康时产生一个巨大的落差，从而诱发心理方面的疾病。

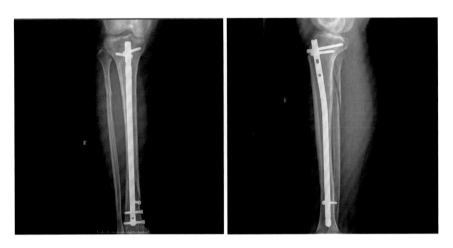

病例 4 图 3　患者骨折术后 6 周恢复情况

康复结果（术后徒手肌力、关节活动度、VAS 评分结果、肺功能结果，见病例 4 表 1 至表 4）。

病例 4 表 1　术后右下肢肌力对比

项目	部位	术后评定	术后 1 周	术后 4 周	术后 6 个月
肌力（级）	股四头肌	3+	3+	4+	5
	腘绳肌	3	3	4+	5
	胫前肌	2+	3	4	5
	腓肠肌	2+	3	4	5

病例4表2　术后患肢关节活动度对比

项目	活动方式		术后评定	术后1周	术后4周	术后6个月
右膝关节	主动		0°～60°	0°～90°	0°～110°	0°～135°
	被动		0°～90°	0°～110°	0～135°	0°～135°
右踝关节	主动	跖屈	25°～55°	20°～55°	10°～60°	0°～65°
		背屈	−25°	−20°	−10°	5°
		内翻	0°～25°	0°～15°	0°～20°	0°～25°
		外翻	0°	0°	5°	10°
	被动	跖屈	15°～65°	15°～65°	5°～65°	0°～65°
		背屈	−15°	−15°	−5°	5°
		内翻	0°～25°	0°～25°	0～25°	0°～25°
		外翻	0°	5°	8°	10°

病例4表3　术前及术后VAS评分及汉密尔顿抑郁量表对比

项目	术前	术后评定	术后1周	术后4周	术后6个月
VAS评分（分）	10	8	4	3	0
ADL评分（分）	40	45	45	50	100
汉密尔顿焦虑量表（分）	24	20	11	5	0
汉密尔顿抑郁量表（分）	28	25	18	6	0

病例4表4　术前及术后肺功能对比

项目	术前	术后评定	术后1周	术后4周	术后6个月
用力肺活量（FVC）（L）	2.774	2.677	2.893	3.213	3.754
第一秒用力呼气量（FEV_1）（L）	2.461	2.352	2.416	2.938	3.353
第一秒用力呼气量与快速肺活量的比值（FEV_1/FVC）	0.89	0.88	0.84	0.91	0.89
经口最大吸气压（MIP）（mmH_2O）	−58	−40	−55	−66	−85
经口最大呼气压（MEP）（mmH_2O）	77	65	76	86	95
吸气峰流速（PIF）（L/s）	4.926	4.268	4.692	5.789	7.831
呼气峰流速（PEF）（L/s）	6.492	5.724	5.893	7.468	8.356

末次康复评定（术后 6 个月）：徒手肌力、关节活动度、ADL 评定、VAS 评分、汉密尔顿焦虑量表、步态、上下楼梯、慢跑、小幅度跳跃等基本恢复正常。

术后 6 个月康复结果提示患者已达到了最佳的康复状态，实现了起初康复介入时制定的长期目标，帮助患者较好地回归了社会，体现了早期康复介入及多元一体化康复团队模式的重要性和优势。

三、病例特点及讨论

该病例因外伤致右胫骨下端、腓骨上端螺旋形骨折，产生以下功能障碍：①右膝关节活动受限；②右踝关节活动障碍；③右胫腓骨骨干骨折后行走困难；④焦虑抑郁状态；⑤心肺功能下降；⑥日常生活能力受限；⑦社会参与能力下降。

针对患者的康复问题，在围手术期一体化康复模式及加速康复外科理念下，即超早期个性化进行了康复介入干预。由骨科医生、康复医生、治疗师、护士、患者家属和患者本人共同组成一个治疗团队，采取相应骨科和康复治疗的手段，将康复宣教、营养宣教、骨科手术、心理干预、心肺功能训练、术后功能康复有机结合在一起，促使患者获得更快、更好、更全面有效的治疗和康复，改善患者在康复过程中的不良情绪及术后生存质量。在制订手术方案时考虑了患者术后康复的需求，选择了合适的手术方案，并将康复理念贯彻始终；包括早期的药物、运动、理疗、心理疏导、心肺功能训练、营养支持等。早期介入效果是显著的，术后 1 周的康复评定中，肌力及关节活动度均有明显改善；肺功能在术前、术后近 5 周的卧床中并未下降，且在术后第 4 周的测试中有所改善；疼痛评分及焦虑评分明显下降。通过有效的心理干预建立起患者的康复信心后，明显缓解了患者的焦虑情绪，增加了患者的康复配合度，为后续的康复打下了良好的基础。

针对患者的右膝踝关节活动受限，早期积极予以镇痛消炎药缓解疼痛，缓解患者因疼痛而对康复训练的抗拒；同时也辅以心理疏导及暗示，帮助患者尽早在心理上建立康复训练过程中所产生的预期疼痛，同时也积极宣教早康复的必要性及反之的不良后果。理疗上予以超声波、音频、冲击波的成骨效应、镇痛效应、空化效应软化瘢痕，松解粘连，改善循环，促进无菌性炎症吸收，缓解拮抗肌的肌紧张。联合筋膜手法改善小腿肌肉、筋膜紧张状态，缓解疼痛、复位移位的软硬结构，进行患者可忍受范围内的主被动活动训练、抗阻肌力训练，逐步增加患者膝、踝关节的关节活动度。对于右髋及左下肢也积极进行维持训练，避免因术后卧床而引发的失用。对于肌力训练上以静力性等长收缩训练、直抬腿练习、渐进性抗阻练习、渐进性静蹲练习分期逐步锻炼患者下肢的肌力。

既往众多胫腓骨骨折患者因早期未能及时接受康复介入，在伤口拆线前后转入我科进行康复治疗。此类患者的康复进程相较于本例患者明显滞后 2 ~ 3 周，康复难度显著增大，患者的焦虑情绪等心理因素更为棘手，建立康复信心和对康复的信任度更加困难，且对关节活动度训练的疼痛耐受能力较弱。围手术期一体化康复模式与常规康复治疗的结合，能够更有效地解决胫腓骨骨干骨折患者的功能障碍，促进患肢正常动力学机制的恢复，改善踝膝功能，并缓解患者的心理负性情绪。

近年来，通过优化患者受累关节的力学环境以缓解临床症状并提升康复效率已成为研究焦点。实验研究表明，步态矫正训练能够降低患者受累关节在运动过程中异常增高的力学信号，从而减轻临床症状并提升患者的生活质量。在进行步态训练时，除了关注步速、步宽、步频、站立相和摆动相步态等基本参数，本例患者还借助了骨骼关键点检测技术来精确评估步态及姿势异常。这一技术对于描述人体姿态、预测人体行为具有重要意义，可协助完成关节活动度测定、平衡与协调功能测评、步态分析和肌力分析等多项康复医学评定项目。特别值得注意的是，准确测量膝关节接触力并探究其与步态模式的关系，是设计精准康复方案的重要基石和难点所在。通过构建精准的映射关系，对步态训练模式进行科学决策，是确保治疗效果的关键。

在本例患者的治疗过程中，治疗师利用先进的 RGB-D 摄像机（能够同时采集颜色、深度和骨架三种模态数据）采集了运动轨迹数据，并计算了包括步频、膝关节最大屈曲角度、足偏角、髋关节最大屈曲角度、步幅、支撑相、步速、髋关节最大伸展角度、质心左右移动、膝关节最大伸展角度、质心上下移动、步长、步宽等在内的多项步态参数。此外，结合足底压力传感器测量的地面反作用力作为输入，膝关节接触力作为输出，通过人体仿真建模进行模拟仿真分析和行走动力学分析，从而获得了步态模式与膝关节接触力之间更为精确的映射关系。这一方法不仅为临床中对步态特征异常的干预提供了有力指导，相较于传统的主观观察和量表技术，更能实现定量分析，更敏感地反映患者的病情变化，为康复治疗提供了更为精确和科学的依据。

四、相关问题及分析

根据以上病例资料，我们总结了关于胫腓骨骨折术后康复的具有代表性的几方面问题进行讨论，希望有助于提高对类似病例的诊治水平和服务质量。

1. 不同类型的胫腓骨骨折负重时间是否相同？

胫腓骨骨折，需要根据骨折的严重程度、治疗方式以及所采取的内固定方式来决定负重行走的时间。

对于胫腓骨骨折无移位或者移位不明显，可以采取复位并外加石膏固定，石膏固定 8～12 周以后可以拆除石膏扶拐负重。一般来讲，如果是简单胫腓骨骨折，并采取髓内针固定这种情况，一般 6～8 周就可以挂拐下地半负重行走；10～12 周骨折完全愈合，就可以完全负重行走。

如果采取钢板固定，由于钢板固定为偏心固定，容易产生应力遮挡，如果过早负重，容易造成钢板断裂，所以一般需要 3 个月以上骨折完全愈合才能够完全负重。如果是严重的粉碎性骨折，骨折愈合较差，有的患者需要 6～12 个月以上才能够完全负重行走。

一般来说，采用髓内针固定术后 6～8 周就可以开始下地负重行走。这是因为髓内针固定相对稳固，早期负重活动能刺激骨折端生长，促进骨折愈合。但需要注意的是，下地行走前应先进行 X 线检查，确保骨折端对位良好，没有移位或成角畸形等情况。同时，在下地行走初期，建议使用拐杖或助行器进行辅助，以减轻患腿的负重。随着骨折愈合的进展，可以逐渐增加患腿的负重，直至完全恢复正常的行走能力。

2. 胫腓骨骨折拐杖的使用有何注意事项？

胫腓骨骨折用拐杖是暂时的。根据不同类型患者的需要，选用手杖、臂杖和腋杖。所有下肢骨折患者应早下地、晚负重，在骨痂形成期后，视骨痂生成情况和疼痛情况决定负重方式；锻炼均应扶双拐，进行不负重或轻负重行走；步幅不宜过大，速度不宜过快，每分钟不超过 25 步；小腿骨折有轻度向外成角者，应先去患侧拐，以保持在行走时患肢外展，纠正和防止成角加大。

骨折愈合后应该及时弃拐。弃拐的原则是骨折部位达到骨性愈合。当患肢肌力较差时，可使用两根腋杖练习走路，以后逐渐改为两根手杖，注意不要只用一条，以免造成不平衡的行走习惯。只有在患肢肌力已经充分增强，步态正确时，才能弃杖行走，以免造成因支撑力不够而形成日后难以纠正的错误步态。

然而在实际工作中发现部分患者弃拐过早，导致骨折畸形，影响患者的康复，甚至需要再次手术。也有部分患者对骨折愈合存有顾虑，不敢弃拐，时间久了，可能造成双下肢肌力不平衡而不利于患肢的康复。

3. 胫腓骨骨折如何进行步态训练？

下股骨折后患肢肌力不足、失衡，步行乏力，可能导致一些异常步态。在训练前，应对步态进行评估，如步速、步宽、步频、摆动面积、运动质心等，并仔细观察分析患者在行走过程中的站立相和摆动相步态异常。在步态训练过程中，需定期进行步态分析，以评估训练效果并调整训练计划。步态分析可以通过录像、压力传感器等设备进行，以及采用无接触虚拟仿真设施进行实时非约束评估，有助于发现步态中存在的问题并进行针对性的调整。不同的原因如关节僵硬、肌肉挛缩、肌肉群平衡性的破坏——患肢臀肌、股四头肌和腓肠肌的软弱无力等造成的步态是不同的。

胫腓骨骨折后最常见的错误步态有以下两种：由于患肢支撑相缩短，使得健侧摆动较快，称为急促步态，其原因是患肢肌力不足或缺乏信心；步行时患肢僵硬，髋关节没有充分伸展，或膝关节丧失了一伸一屈的节奏，从而产生倾斜步态或硬膝步态。

同时平衡和稳定性是步态训练中不可或缺的一部分。患者可以通过单腿站立、闭眼站立等练习来提高平衡感，增强稳定性。此外，还可以进行一些专门的平衡训练，如瑜伽、太极等。

关节活动度的恢复对于步态训练至关重要。患者需要进行关节的屈伸、内外旋等运动，以恢复关节的正常活动范围。

肌肉力量的增强是步态训练的核心目标之一。患者需要进行针对性的肌肉锻炼，如腿部肌肉的力量训练、核心肌群的稳定性训练等。这些训练有助于提高患者的行走能力和稳定性。

步态训练应从渐进性负重开始。患肢不负重开始训练，逐步过渡到患肢部分负重，完全负重。训练时要保持躯干正、直，髋、膝、踝关节伸展和屈曲运动协调。当身体的重心落在一腿时，该腿的髋、膝关节必须完全伸直；当重心转移到另一腿后，膝关节再屈曲；足尖指向正前方，重力由足跟转移至足趾上；步速规律，步幅均匀。

五、病例点评

胫腓骨骨折术后康复是骨科康复常见的病例。对于临床十分常见的病例能够总结得有特色是比较难的，本例很好地体现了这个点。病历书写规范，细节记录到位。特别是应用骨科康复一体化的模式，术前康复团队就介入制定了手术和康复方案的过程，非常值得学习与推广。在康复评定方面做得很仔细，几乎是面面俱到，不遗漏任何细节。术后多个阶段对肌肉力量、关节活动度、疼痛评分、抑郁量表及肺功能都进行了仔细的记录，难能可贵，也是值得大家学习的，体现了注重三基三严（基本理论、基本知识、基本技能和严格要求、严密组织、严谨态度）的规范。以骨科康复一体化的模式早期介入骨科围手术期康复是我们一直强调和推广的模式，也是世界上先进国家在骨科围手术期康复方面取得的成果及经验总结。这个病例取得良好的康复治疗效果体现了骨科康复一体化模式的优点。我们觉得要想把骨科围手术期康复做起来，一定要执行骨科康复一体化的工作模式，这样才能够把骨科围手术期康复开展起来、发展下去并不断壮大。这是需要全国从事骨科康复的医务人员重视的。

对于术后早期负重的问题，本例是在术后 6 周开始，这一点是值得商榷的。术后负重的时间要结合患者骨折类型及内固定情况个性化制订，本例患者行带锁髓内钉骨折固定，这种固定方法稳定，允许术后早期负重。一般认为，带锁髓内钉骨折如果固定稳定，术后一般情况及疼痛允许，就可以早期开始渐进性负重训练。

（病例提供者：卢　巍　程天祥　江西省人民医院）

（点评专家：周谋望　北京大学第三医院）

参考文献

[1]Kettlety S, Lindsey B, Eddo O, et al.Changes in hip mechanics during gait modification to reduce knee abduction moment[J].Journal of biomechanics, 2020, 99（7）：109509.

[2]Zhu Y, Lu W, Zhang R, et al.Dual-channel cascade pose estimation network trained on infrared thermal image and groundtruth annotation for real-time gait measurement[J].Medical image analysis, 2022, 79：102435.

[3]王睿,朱业安,卢巍.骨骼关键点检测技术在康复评估中的应用进展［J］.中国康复医学杂志, 2020, 35（7）：886-890.

[4]Zhu Y, Xu W, Luo G, et al.Random Forest enhancement using improved Artificial Fish Swarm for the medial knee contact force prediction[J].Artificial Intelligence in Medicine, 2020, 103：101811.

病例 5　小腿截肢康复治疗

一、病历摘要

患者男性，52 岁。

主　诉：左小腿外伤后疼痛、活动受限 1 个半月，小腿截肢术后 2 周。

现病史：1 个半月前因车祸导致左小腿开放性伤口，伴大量渗出，伤口污染严重，左下肢活动受限，伤后神志模糊，伴有休克，在当地医院紧急予以输血、伤口包扎、纠正休克等对症支持处理，急诊行左侧胫腓骨 X 线摄片检查，提示：左侧胫腓骨粉碎性骨折，遂转至我院骨科进一步治疗。因"伤口污染严重、胫骨粉碎性骨折，骨折端外露伴骨缺损，胫前及胫后动脉断裂、腓肠肌和胫前肌部分损伤"在骨科行清创、人工皮移植术、骨折外固定支架术、动脉吻合、肌肉缝合等手术治疗，术后给予抗感染、消肿、止痛、抗凝等对症治疗。随后因皮肤肌肉坏死、伤口反复流脓，感染进展为骨髓炎，行多次清创、引流术，但骨髓炎仍控制欠佳。2 周前行左小腿截肢手术，目前左膝敷料干燥，活动受限，幻肢痛，为进一步诊治，来我科就诊，门诊以"小腿截肢术后"收住我科。

自受伤后，患者精神和饮食一般，睡眠较浅，易醒，大小便如常，体力下降，体重下降。

既往史：否认其他特殊外伤病史；否认高血压、糖尿病病史；否认其他慢性病史；否认药物过敏史。

体格检查：体温 36.8℃，脉搏 87 次 / 分，呼吸 20 次 / 分，血压 128/86 mmHg。神志清楚，轮椅推入病房，双肺呼吸音清，未闻及干湿啰音，心脏及腹部检查未见明显异常。

专科检查：神志清楚，情绪低落，截肢处敷料干燥，打开敷料见小腿残端缝线已拆除，伤口表面少许结痂，残端肿胀，外形呈圆柱形，局部未见包块，软组织质软，触压痛（+）。触摸残端即出现疼痛过敏，VAS 评分 6 分。残肢长度：膝关节外侧间隙到残肢末端的距离为 7 cm。下肢肌围度：左髌骨上缘以上 10 cm 处大腿周径 36.5 cm、右侧 38 cm，左膝关节周径 30 cm，左膝外侧间隙以下 5 cm 处小腿周径 25 cm。左髋关节活动度正常，左膝主动活动度为 10°～45°，被动关节活动度为 5°～55°。双上肢、右下肢肌力、腰腹肌肌力 4 级，左侧髋关节屈曲、伸展、外展、内收肌群肌力 3 级，左膝伸膝和屈膝肌力（股四头肌、腘绳肌肌力）2 级。坐位平衡功能 3 级，扶双拐可站立。心理评定：焦虑自评量表（self-rating anxiety scale，SAS）评分 42 分，抑郁自评量表（self-rating depression scale，SDS）评分 56 分。日常生活能力评定：改良 Barthel 指数评分 75 分。

辅助检查：外固定架手术后左侧胫腓骨正侧位 X 线片见病例 5 图 1。

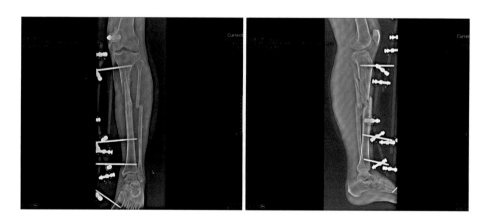

病例 5 图 1　左侧胫腓骨正侧位 X 线片

临床诊断：①小腿截肢术后；②胫腓骨中上段粉碎性开放性骨折；③胫前动脉和胫后动脉断裂；④骨髓炎；⑤软组织感染；⑥抑郁状态。

功能诊断：①左膝关节功能障碍；②肌力下降；③步行功能障碍；④平衡功

能障碍；⑤日常生活能力受限；⑥社会参与能力下降。

二、诊疗经过

（一）功能障碍分析

1．肢体功能障碍　残端肿胀，触痛，神经病理性痛（痛觉敏感，幻肢痛）；膝关节活动范围受限；下肢肌力明显下降；站立平衡下降。

2．情感障碍　抑郁，对重返正常生活缺少信心。

3．日常生活能力受限

（1）康复目标：训练残肢，安装假肢，重建丧失的肢体功能，回归社会。

（2）短期目标：消除残端肿胀；残端皮肤脱敏，增强残端皮肤的强度（特别是负重部分的皮肤）；改善膝关节活动度、增强肌力；增强健侧上肢、下肢和躯干的肌力；提高站位平衡能力；为安装假肢做准备。

（3）长期目标:掌握穿戴假肢的正确方法;提高步行、上下楼梯等日常生活能力,情绪稳定、回归社会。

（二）康复治疗方案

1．良肢位摆放　保持髋、膝关节伸展功能位，避免发生关节挛缩。

2．残肢的皱缩和定型　残端小腿可用宽 10 cm、长 4.5 m 的绷带包扎，远端紧、近端松，以改善远端静脉回流，减轻肿胀，以及使松弛的组织皱缩。

3．残肢脱敏　残肢拍打和橡皮摩擦；局部按摩；使残端在不同硬度和质地的表面负重。其目的是消除残端感觉过敏，使残肢能适应外界的触摸和压力，为安装假肢接受腔做准备。

4．幻肢痛治疗　经皮神经电刺激、超声波、高能量激光等；加巴喷丁镇痛；心理疏导；残肢末端逐级负重训练。

5．改善膝关节活动度训练　休息时膝关节伸直位摆放；手法改善膝关节伸展和屈曲活动范围；关节松动和牵伸；膝关节周围肌力训练。

6．肌力训练　对躯干肌肉、髋周行渐进性抗阻肌力训练；股四头肌、腘绳肌行主动和助力运动提高肌力水平，配合肌电生物反馈治疗。

7．平衡功能训练　跪位平衡、健侧单腿站立平衡、残肢末端承重训练。

8．日常生活能力指导　转移，扶拐杖步行训练等。

9. 心理治疗 医护人员及家属多关心患者，给予心理上和精神上的支持，使患者通过自我调节，增强信心，积极面对现实。

（三）末次康复评定/结局

经过 1 个月的康复治疗，患者情绪稳定，愿意积极配合下一步安装小腿假肢训练。残端疼痛和幻肢痛明显减轻，VAS 评分 1 分，左膝关节周径 29.5 cm，左膝外侧间隙以下 5 cm 处小腿周径 24 cm；左膝关节活动度明显改善，伸直 0°，主动屈曲 100°，被动屈曲 110°；双上肢、右侧下肢及躯干肌肌力 5 级，左侧髋周肌群肌力 4 级，左膝周肌群肌力 3 级；右侧单腿站立可持续 2 分钟，可拄双拐步行 10 分钟；残肢末端可承重约 50% 的体重。患者因费用问题，在康复科住院治疗期间未安装临时假肢。

出院后患者至假肢公司安装小腿假肢并进行穿戴假肢站立、平衡及步行、上下楼梯等训练，重返家庭和社会（安装假肢后的随访见病例 5 图 2）。

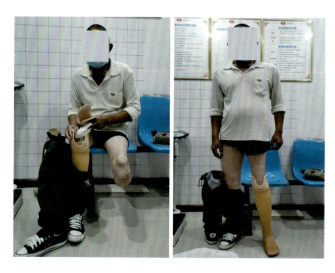

病例 5 图 2　安装假肢后随访

三、病例特点及讨论

该截肢病例是因车祸导致小腿严重创伤，包括粉碎性骨折、血管外伤、皮肤软组织大面积缺损，合并感染，虽经积极医疗救治，最后仍因骨髓炎而截肢。对于下肢截肢患者来说，保留膝关节对维持其下肢功能极其重要。在胫骨结节以下截肢，保证髌韧带附着，可安装小腿假肢。小腿处的截肢位置以中下 1/3 交界为佳，一般保留 15 cm 长的残肢就能够安装较为理想的假肢。而小腿远端部位因软组织少、血运不良，不适合截肢。下肢不同截肢平面的截肢会导致患者不同程度致残率。本病例是小腿截肢，致残率约为 40%。

本病例患者截肢手术后由骨科转入康复科，由康复科医师、物理治疗师、作业治疗师和护士等人员组成的康复团队对其进行全面评估，以患者为中心制订了个性化的综合康复治疗方案。装配假肢前进行康复训练的主要目标是为安装假肢创造身体和情感愈合的条件。一些不良因素将导致截肢者不能很好回归家庭或实现功能性行走，不良因素主要包括：伤口延迟愈合、关节挛缩、认知障碍、合并严重的冠状动脉疾病、肺部疾病、神经系统疾病或者多关节炎等疾患。因此，我们需要积极处理和控制内科疾病，维持良好的残肢状态，为装配假肢并恢复其最大功能创造有利条件。

假肢装配对残肢主要有以下要求：适当的残肢长度，以保证有足够的杠杆力；残存关节无挛缩畸形，尽可能保留其生理功能；残端有良好的软组织覆盖，没有压痛、骨刺或神经瘤；残端皮肤状态良好，瘢痕粘连少，无窦道溃疡。该病例转入康复科时，无慢性病史，心肺功能好，学习和记忆能力强，残端长度合适，残端无骨刺或者神经瘤，伤口愈合好。经过评估，患者穿戴假肢重返家庭和社会的可能性大。但患者存在明显的幻肢痛和残端疼痛，情绪悲观低落，对未来生活失去信心，治疗积极性和配合度较差。因此，解决患者心理问题和减轻疼痛就摆在康复首要位置。

该患者经历严重车祸创伤，多次手术，术后发现肢体残缺，功能不同程度地丧失，从心理、生理上都无法接受这一事实，造成严重的生理功能障碍和心理失衡反应，给患者带来巨大的痛苦导致其产生极度焦虑、恐惧、悲观的情绪，甚至出现轻生厌世感。在给该患者治疗和护理的过程中，医务人员耐心、细致地做好患者和家属的思想工作，并介绍类似病例康复的效果，逐渐消除了患者恐惧、悲观的心理，鼓励其正确面对现实。采用多种方法综合处理幻肢痛和残端疼痛，比如经皮神经电刺激疗法（transcutaneous electrical nerve stimulation, TENS）、激光、止痛药物、局部按摩、脱敏、残端包扎塑形、残端负重训练等，经过 1 个月的治疗，疼痛明显减轻，患者的情绪明显好转，治疗信心大增。

截肢患者因为肌力不平衡，很容易出现关节挛缩，加上错误的体位摆放而导致关节活动受限程度加重，因此为保持良好的功能体位，予以加强患者伸肌力量训练；对于已经出现的膝关节屈伸活动范围受限，进行关节松动术、牵伸训练，在治疗过程中要格外注意保护残肢皮肤；针对全身不同肌力水平的肌肉，采取不同的训练策略；该患者因经济负担问题，在本科室住院期间未装配临时假肢，采用弹力绷带包扎残肢并进行负重训练以及平衡功能、转移训练，为安装正式假肢后的功能训练创造条件。

四、相关问题及分析

1. 下肢截肢术后的康复流程及主要训练内容是什么？

截肢康复以康复治疗组的形式进行工作，其组成人员包括外科医师、康复医师、护士、物理治疗师、作业治疗师、假肢技师、心理医师、社会工作者等。治疗组的工作始于患者确定截肢术时，所有成员共同设计截肢手术方案，医护人员做好患者及其家属的心理工作，并做好咨询工作；实施术前、术后的康复训练；社会工作者主导患者回归社会、回家生活和就业的准备。

为实现假肢重建和康复的目标，将截肢术后康复分为 4 个阶段性过程：装配假肢前的评估和训练、术后护理、假肢适配与训练以及长期随访护理。这种分阶段的管理，能帮助康复医师细化、精准实施评定，制订截肢康复计划。

（1）装配假肢前的评估和训练：装配假肢前期是从截肢术后至患者接受永久性假肢。这段时间是患者情感和身体愈合的准备期。无论是术前还是术后，配置假肢前的评定应侧重于影响患者最终功能状态和优化假肢适配的因素。需要评定的内容包括截肢前的功能状态，找出可能影响康复结局的运动系统和心肺疾病，确定可用的社会支持网络，以及了解患者的目标和期望。对患者及其家庭成员进行截肢术后的康复计划、注意事项等方面的宣教有助于减轻患者对未来的恐惧。训练方案主要包括残肢的正确摆放、肌力和关节活动度训练、调整性锻炼、步态辅助运动和日常生活活动训练等。

（2）术后护理：残肢护理指导原则是确保伤口愈合，控制疼痛，最大限度地减少水肿，预防关节挛缩。残端包扎可采用弹力绷带、石膏模型包扎等方法。

（3）假肢适配与训练：假肢选用原则：截肢者应该有足够的心血管功能储备、愈合良好的伤口、完整的软组织覆盖和良好的关节活动范围、肌力、运动控制能力及学习能力，以实现假肢功能最佳化。在没有穿戴假肢的情况下，能借助助行器或者拐杖完成行走的下肢截肢者通常具备穿戴假肢后行走必需的平衡能力、体力和心血管能力储备。

假肢安装时机：目前对下肢截肢者配置假肢的时机尚存争议，与早期承重还是延迟承重的临床不确定性有关。通常提供假肢安装分两个阶段：临时假肢阶段和正式假肢阶段。临时假肢设计简单，有助于截肢者获得假肢行走技能和信心、促进残肢定型，减轻残肢水肿，实现部分承重，并且可以帮助康复团队更准确地评定患者残肢的最终功能级别。当残肢定型后，正式假肢能满足截肢者在日常生活、职业及娱乐的需求。

截肢者需在物理治疗师的指导下进行一段时间的步态训练，重点训练重心向假肢侧转移、两侧下肢步幅对称等，提高患者步行能力。

（4）长期随访：在最初的 6 ～ 18 个月，残肢软组织体积大量损失，会导致假肢接受腔相对变大，故应经常随访，以确保增加的残肢袜套能补偿损失的残肢体积或者适当修改假肢接受腔。随访内容包括：残肢条件、假肢情况、患者步态和功能水平。当残肢体积足够稳定并且患者已经很好适应了假肢，临床随访可以改为一年一次。

2. 幻肢痛的机制和治疗方法有哪些？

幻肢痛是截肢后最常见并发症之一，发病率尚无统计数据。

所谓幻肢痛，是截肢手术后，患者对被截去肢体的主观感觉依然存在，且伴有持续性或者阵发性疼痛，疼痛性质常常被形容为刀割样痛、烧灼痛、绞痛或波动感。残肢疼痛可与幻肢疼痛并存。幻肢痛的发生机制目前不明，可能与神经传导通路变化有关。与脊髓相关机制的特征是脊髓背角神经元的兴奋性增加，抑制性传导减少，以及初级感觉神经元、中间神经元和投射神经元的神经末梢结构改变。与脊髓以上相关机制的改变累及脑干、丘脑和皮层。多项影像学研究结果发现截肢者躯体感觉部分的大脑皮层发生重组。也有研究表明，重组变化也发生在丘脑水平，并且与幻肢和幻肢疼痛的感知密切相关。残端神经瘤可能比幻肢疼痛更能引起残肢疼痛。源自残端神经瘤的异常输入可能会增加中枢重组的程度，从而增加幻肢疼痛的发生率。此外，心理因素也会参与调节幻肢痛，压力可能会加重疼痛。缺乏疼痛应对策略、害怕最坏情况发生或缺少社会支持的患者往往会出现更严重的幻肢疼痛。

幻肢痛的治疗很困难。尽管三环类抗抑郁药和钠离子通道阻滞剂是神经性疼痛的首选治疗方法，但尚无关于这些药物治疗幻肢疼痛的对照研究。在对照研究中，阿片类药物、降钙素和氯胺酮已被证明可有效减轻幻肢疼痛。TENS可能有轻微影响。据报道，局部神经阻滞、远红外照射、交感神经切除术、脊索切开术、神经根切断术、神经调控技术或药物干预（如抗惊厥药、巴比妥类药物、抗抑郁药、安定药和肌肉松弛剂）等治疗的最大获益约为30%。使用肌电假体可以缓解皮质重组和幻肢痛，有报道显示深层脑部刺激（DBS）也可以治疗幻肢痛。迄今为止，只有间接证据证明镜像疗法在治疗幻肢痛方面有效，需要更多的研究来支持其临床应用。

3. 创伤后应激障碍机制和治疗方法是什么？

创伤后应激障碍（post-traumatic stress disorder，PTSD）的核心症状包括对创伤事件及类似场景的高强度躲避反应、情绪和认知功能改变、睡眠障碍及一种持续的危机感。PTSD病程较长且容易复发，严重降低患者生命质量，很多患者会出现自残、自杀、药物滥用等行为。

虽然目前临床对PTSD的神经生物学机制尚无定论，可能起因于基因因素、神经内分泌系统及脑部结构变化等。神经内分泌因素，比如异常的"下丘脑-垂体-肾上腺轴"活动，特别是在皮质醇和糖皮质激素受体改变方面，被认为与PTSD的病因学和病理生理学改变有关。PTSD患者功能性磁共振成像（fMRI）扫描结果显示，与PTSD症状相关的脑区包括内侧额叶前皮质、前扣带回皮层、杏仁核和海马体，这些区域共同参与情绪和恐惧记忆的形成与恢复过程。PTSD患者往往在以上脑部结构及功能上与健康人群存在一定差异。

PTSD目前并无特效治疗方法，现有治疗方法主要包括心理治疗、药物治疗以及其他治疗等。PTSD治疗指南指出，创伤聚焦的心理治疗，比如暴露疗法、认知行为疗法（CBT）、眼动脱敏再加工是有效的。研究表明，有4种药物（氟西汀、帕罗西汀、舍曲林、文拉法辛）可用于PTSD治疗。指南推荐把药物治疗放在创伤聚焦的治疗之后。关于药物联合心理治疗的疗效是否优于单一治疗的证据尚不充足。其他治疗包括深呼吸、冥想、按摩、瑜伽、饮食疗法、渐进放松、引导想象等。这类治疗的特点是治疗过程中的不适感较低，患者易于接受，是目前较为常用的补充和替代治疗方式。其中针灸、经颅磁刺激、催眠及冥想治疗配合心理或药物治疗的效果相对较好，已有实验研究支持此类疗法可作为PTSD的补充和替代治疗方式之一。

4. 穿戴假肢后如何进行步行功能训练？

截肢者需要在物理治疗师的指导下进行一段时期的步态训练。截肢者需要知道：如何穿脱假肢，如何确定被磨损残肢袜套的层数，何时以及如何检查皮肤受到的刺激、如何清洁和护理残肢。对于首次佩戴假肢、进行初始步态训练的截肢者，假肢仍能被调整以进行对线，或者在步态训练期间改变假肢长度，这是非常好的。步态训练经常持续几周到几个月时间，通常近端的截肢平面需要更长的步态训练时间。

步态训练的重点在于重心转移、膝关节稳定性、平均步长、避免躯干代偿等。步态训练开始时，患者借助平行杠进行重心转移、单腿平衡等训练，然后进行动态抛接球训练或者在平衡仪上训练。一旦掌握重心转移技巧并具备充分的平衡能力，便开始在平行杠内进行步行训练，直到在有或没有步态辅助器具的情况下，独立行走，这是步态训练最高水平。接下来，患者需逐步掌握在水平地面、不平坦地面、楼梯、坡道等路面的行走能力，以及蹲下和站起动作的技能。大多数下肢截肢者都能利用简易步态辅助器具进行步行并过渡到独立行走。较高功能需求的截肢者可在驾驶、娱乐和职业活动中进行假肢训练指导和实践。

另外，患者穿戴假肢的耐受性需逐步提高。起初，截肢者穿戴假肢 15 ～ 20 分钟后应取下来检查皮肤状况。随着治疗进行，穿戴假肢的时间也将逐渐增加。截肢者可能需数周训练才能达到全天穿戴假肢的目标。当治疗团队确认截肢者可安全独立行走且残肢皮肤正常时，截肢者方可穿着假肢回家。

五、病例点评

本例向我们展示了因车祸导致小腿开放性损伤无法挽救而行截肢患者的早期康复治疗。虽然截肢在现在医学快速发展的大背景下越来越少，但是还是存在一些由于不可避免的原因（如复杂的严重外伤、糖尿病坏疽等）而需要截肢的患者。本例展示的截肢术后早期患者的特征表现及规范的早期处理措施是值得我们学习的，其中包括患肢残端的处理；为适应假肢装配而进行的早期关节活动度、肌肉力量训练，以及提高患肢功能的特殊治疗；截肢术后早期并发症的处理。另外，外伤截肢患者往往由于突然的打击带来相应的心理冲击而导致抑郁，这也是我们康复工作者要注意的。本例很好地展示了对这类患者早期的心理评估及相应的心理治疗，使患者逐渐稳定情绪，配合康复治疗。笔者对截肢术后早期的康复训练内容和康复流程以及重点关注事项，都进行了良好的讨论。

有待改进之处：应附一张术后 X 线片，以观察小腿截肢特别是残肢骨骼的长度情况。

小腿截肢容易引起膝关节屈曲挛缩畸形，在早期康复过程中要重点强调纠正膝关节屈曲、防止挛缩，以利于安装假肢后可以尽快训练站立及行走。

（病例提供者：吴永超 肖喜玲 华中科技大学同济医学院附属协和医院）

（点评专家：周谋望 北京大学第三医院）

参考文献

[1]Lange R, Ljostad U. Lower limb amputations and rehabilitation[J]. Tidsskrift for den Norske laegeforening: tidsskrift for praktisk medicin, ny raekke, 2017, 137（9）: 624-628.

[2]Merians AN, Spiller T, Harpaz-Rotem I, et al. Post-traumatic Stress Disorder[J]. Med Clin N Am, 2023, 107（1）: 85-99.

[3]Pang DV, Ashkan K. Deep brain stimulation for phantom limb pain[J]. Eur J Paediatr Neurol, 2022, 39: 96-102.

[4]Hawkins AT, Henry AJ, Crandell DM, et al. A Systematic Review of Functional and Quality of Life Assessment after Major Lower Extremity Amputation[J]. Ann Vasc Surg, 2014, 28（3）: 763-780.

[5]Churilov I, Churilov L, Murphy D. Do Rigid Dressings Reduce the Time from Amputation to Prosthetic Fitting？A Systematic Review and Meta-analysis[J]. Ann Vasc Surg, 2014, 28（7）: 8.

病例 6　大腿截肢康复治疗

一、病历摘要

患者女性，44 岁。

主　诉：车祸致全身多处疼痛伴活动受限大约半年。

现病史：患者自诉于 2022 年 9 月 30 日上班路上骑自行车被货车碾压，致右大腿皮肤撕脱全身多处骨折，右下肢皮肤及软组织大面积撕脱，右侧臂丛神经损伤，创伤性休克。经历急诊手术、右大腿截肢术，健侧 C_7 神经转位术，以及右侧膈神经转位术等多次手术后，患者仍遗留有全身多处疼痛，右上肢及右髋关节无力，疼痛剧烈，长期服用多种抗神经痛及阿片类镇痛药物效果不佳，日常生活严重受限，于 2023 年 2 月 18 日到南华大学附属第一医院康复医学科住院治疗。

既往史：既往体健，无过敏史。

个人史：居住衡阳市区，经常参加体育活动，大学文化。喜欢户外活动，性格开朗。经济情况良好，住房配有电梯。

婚育史：育有 2 子，配偶体健。

家族史：无家族遗传病等相关病史。

临床表现：①运动方面：右上肢可抬举，不可过肩，右肘关节可主动屈曲，不能主动伸展，右手不可主动活动，右髋关节活动受限，进食、转移、如厕均需辅助；②感觉方面：右前臂疼痛明显，痛觉过敏，残肢端疼痛；③平衡方面：可独坐；④心理状态：焦虑状态，睡眠质量差。

体格检查：神志清，精神可，生命体征平稳。

专科查体：红肿及渗出。颈部、双肩部、右上臂、右下肢均见多处手术瘢痕，残端皮肤瘢痕愈合，未见红肿及渗出。脊柱及关节：脊柱活动无明显受限，右肩无明显畸形，右上肢及右侧髋关节活动受限；肌力及肌张力：右上肢近端肌力 2+ 级，远端肌力 1 级，肌张力降低；右大腿中段以下缺如，屈髋肌群肌力 4 级、伸髋肌群肌力 4 级；左侧肢体肌力、肌张力正常。感觉：右上肢深浅感觉迟钝，痛觉过敏；右侧上肢腱反射减弱；病理征未引出；右残肢端Ⅰ度淋巴水肿。

辅助检查：2023 年 2 月 "X 线" 片示骨盆陈旧性骨折伴骶髂关节脱位，右侧上肢肌电图结果提示右侧臂丛神经重度损伤。

临床诊断：

1. 开放性外伤术后恢复期 ①右大腿截肢术术后；②C_7 神经转位术术后。

2. 右侧全臂丛神经损伤，$C_5 \sim T_1$ 根性撕脱。

3. 左骶髂关节脱位。

4. 右耻骨骨折伴耻骨联合分离。

5. 左侧髂骨与骶椎骨粉碎性骨折。

6. 右肩胛骨粉碎性骨折。

7. C_7 及 $T_{1 \sim 4}$ 椎体横突骨折。

8. $L_{4 \sim 5}$ 椎体横突骨折。

9. 右侧第 2 至第 5 前肋骨折。

10. 高血压 2 级（低危组）。

11. 神经病理性疼痛。

12. 焦虑状态。

康复评定：

1. 功能评定

（1）形态学测量：下肢长度测量（L/R，左右）115.0 cm/23.4 cm。下肢围度：残肢端测量围度（L/R）：残肢端上 10 cm：40.0 cm/35.8 cm，残肢端上 15 cm：45.0 cm/38.5 cm，残肢端上 20 cm：50.5 cm/45.5 cm。

（2）运动功能评定：关节活动度评定：右侧髋关节前屈（A/P）：45°/90°，后伸（A/P）：5°/10°，外展（A/P）：15°/20°。徒手肌力评定：右侧上肢各肌群肌力 0 级；右侧髋关节前屈 3 级、后伸 3 级、外展 3 级。

（3）感觉功能评定：右侧上肢 NPRS 评分睡眠时 10 分，活动时 7 分；右侧下肢 NPRS 评分静息时 5 分，活动时 3 分。神经病理性疼痛诊断量表（DN4）得分 8 分。神经病理性疼痛量表（NPQ）得分 2 分。

（4）平衡功能评定：采用 Berg 平衡量表评定，得分 2 分（总分 56 分）。表现为无扶持坐位可维持 30 秒；由坐位到站立位需要借助助行器大量帮助下完成。

（5）心理功能评定：采用 SAS 评分为 52 分，表现为焦虑情绪，减轻疼痛获得良好的睡眠。

2. 结构评定　右下肢大腿中上段截肢。

3. 活动评定

（1）基础性日常生活活动评定：采用改良 Barthel 指数评定量表（MBI）。其中 ADL 得分 8 分，表现为修饰、进食、如厕、转移功能受限。

（2）工具性日常生活活动：采用工具性日常生活活动能力量表（IADL）。结果为重度失能，只能参与钱财处理、社会交往。

4. 参与评定　患者职业为公务员，希望能回归家庭，实现基本生活自理，减轻家庭负担。

二、诊疗经过

经过口服甲钴胺、普瑞巴林等药物营养神经、改善神经病理性疼痛及综合康复训练改善肢体活动能力等对症支持治疗，患者疼痛、活动受限情况较前好转后于 2023 年 5 月 11 日出院，前往湖南省假肢矫形康复中心进行假肢装配和训练。

第一次住院初评与末评比较（病例 6 表 1 至表 4）。

病例 6 表 1　感觉功能评定

	右上肢 NRS	右下肢 NRS	DN4 评分	NPQ 评分
2023 年 2 月 18 日初评	睡眠时　10 分 活动时　7 分	静息时　5 分 活动时　3 分	8 分	2 分
2023 年 5 月 11 日末评	睡眠时　8 分 活动时　6 分	静息时　3 分 活动时　2 分	7 分	1.6 分

病例 6 表 2　肢体形态学测量（L/R）

	残肢端上 10 cm	残肢端上 15 cm	残肢端上 20 cm
2023 年 2 月 18 日初评	40.0 cm/35.8 cm	45.0 cm/38.5 cm	50.5 cm/45.5 cm
2023 年 5 月 11 日末评	40.0 cm/34.2 cm	45.0 cm/36.4 cm	50.5 cm/42.3 cm

病例 6 表 3　运动功能评定

| | 关节活动度（A/P） | 徒手肌力评定 | | Holden 步行功能分级 |
		肩关节	髋关节	
2023 年 2 月 18 日初评	髋关节前屈：45°/90° 后伸：5°/10° 外展：15°/20°	右侧上肢各肌群肌力 0 级	右侧髋关节前屈 3 级 后伸 3 级 外展 3 级	NT
2023 年 5 月 11 日末评	髋关节前屈：45°/90° 后伸：5°/10° 外展：15°/20°	右侧肩关节外展肌群肌力 1 级，肩关节前屈肌群肌力 1 级，余下肌群 0 级	右侧髋关节前屈 3+级、后伸 4 级、外展 3+级	NT

病例 6 表 4　平衡功能评定

	Berg 平衡量表评定	心理功能 SAS 评分	ADL 评分
2023 年 2 月 18 日初评	2 分	52 分	8 分
2023 年 5 月 11 日末评	8 分	58 分	8 分

第二次住院：

患者在长沙装配假肢并且进行基本训练后，于 2023 年 6 月 11 日再次进入南华大学附属第一医院康复科住院。治疗上仍然予以口服甲钴胺营养神经，普瑞巴林改善神经病理性疼痛，综合康复训练改善肢体活动，并着重进行穿戴假肢步行训练和步态平衡训练，患者各方面情况好转后于 2023 年 9 月 8 日出院，但仍遗留右侧臂丛神经的病理性疼痛。

第二次住院初评与末评比较如病例 6 表 5 至表 8 所示。

病例 6 表 5　感觉功能评定

	右上肢 NRS 评分	右下肢 NRS 评分	DN4 评分	NPQ 评分
2023 年 6 月 11 日初评	睡眠时　8 分 活动时　6 分	静息时　3 分 活动时　1 分	7 分	1.4 分
2023 年 9 月 8 日末评	睡眠时　8 分 活动时　6 分	静息时　2 分 活动时　0 分	6 分	1.4 分

病例 6 表 6　肢体形态学测量（L/R）

	残肢端上 10 cm	残肢端上 15 cm	残肢端上 20 cm
2023 年 6 月 11 日初评	40.0 cm/34.5 cm	45.0 cm/36.5 cm	50.5 cm/42.6 cm
2023 年 9 月 8 日末评	40.0 cm/35.0 cm	45.0 cm/36.7 cm	50.5 cm/43.0 cm

病例 6 表 7　运动功能评定

	关节活动度（A/P）	徒手肌力评定		Holden 步行功能分级
		肩关节	髋关节	
2023 年 6 月 11 日初评	髋关节前屈：90°/100° 后伸：15°/20° 外展：20°/45°	肩关节前屈肌群肌力 2 级、肩关节外展肌群肌力 2 级、屈肘肌群肌力 1 级、其余肌群未测得肌肉收缩	右侧髋关节前屈 4 级、后伸 3+ 级、外展 4 级	借助假肢及助行器可进行治疗性步行
2023 年 9 月 8 日出评	髋关节前屈：90°/100° 后伸：15°/20° 外展：20°/45°	肩关节前屈肌群肌力 2+ 级、肩关节外展肌群肌力 2+ 级、屈肘肌群肌力 2 级、伸肘肌群肌力 1 级、前臂旋前肌群肌力 1 级，其余肌群未测得肌肉收缩	髋关节前屈 4 级、后伸 4 级、外展 4 级	借助假肢及助行器可进行家庭性步行

病例 6 表 8　平衡功能评定

	Berg 平衡量表评定	心理功能 SAS 评分	ADL 评分
2023 年 6 月 11 日初评	14 分	60 分	10 分
2023 年 9 月 8 日末评	18 分	63 分	13 分

2024 年 2 月随访（病例 6 图 1），患者出院后因为右侧上肢的持续神经病理性疼痛，在深圳大学附属华南医院住院行右侧 $C_5 \sim T_1$ 脊髓背根毁损术，疼痛基本缓解，右上肢肌肉力量无明显变化，依靠假肢及手杖可以家庭生活部分自理。

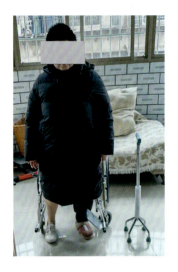

病例 6 图 1　2024 年 2 月随访情况

三、病例特点及讨论

（一）本病例的特点

1. 车祸伤，多部位严重损伤，有骨盆骨折，骶椎骨折，骶髂关节脱位，肩胛骨骨折，脊柱骨折，肋骨骨折；右侧大腿以下毁损伤；右侧臂丛神经严重损伤。

2. 早期康复介入不足，外院把重点放在抢救生命，处置骨折和软组织创伤，对抗感染，未进行早期康复治疗。

3. 经历多次手术，身体和心理经历了反复创伤，增加了康复难度。

4. 患者年轻，对生活要求较高，对康复目标期望较高，但是损伤严重难以实现；同时有利的因素就是配合度高，体力较好。

根据本病例特点，针对障碍诊断，设立康复目标，制订康复方案。

（二）康复诊断

1. 运动功能障碍　主要表现为右上肢肌力、肌张力下降，右下肢残肢端肌力下降伴活动受限。

2. 感觉功能障碍　主要表现为右上肢臂丛神经损伤及右下肢截肢术后引起的神经痛（神经病理性疼痛）。

3. 平衡功能障碍　主要表现为坐位及姿势转换时平衡功能差。

4. 心理障碍　主要表现为焦虑情绪，以及睡眠质量欠佳。

（三）康复目标

1. 近期目标　提高右上肢运动能力，包括肩关节的活动度及右手的抓握能力；提高体位转移能力；提高躯体核心肌群及下肢肌群肌力；提高辅助下步行能力；缓解神经病理性疼痛；缓解焦虑状态。

2. 远期目标　重返工作岗位，恢复娱乐、社交、休闲活动。

（四）康复方案

1. 物理因子治疗　予蜡疗、超声波以软化瘢痕组织，改善关节活动度；予中、低频电治疗提高右侧肢体肌力，预防肌肉萎缩；予重复经颅磁刺激术（rTMS）治疗改善神经痛及焦虑状态。

2. 运动治疗　针对截肢侧肢体予关节活动度及肌力训练，同时对健侧肢体进行代偿功能训练，以提高肢体持重和平衡能力；进行平衡及转移训练；训练"卧→坐→站"时姿势转换的平衡及协调；予有氧训练以增强心肺功能，改善新陈代谢；进行行走练习以提高借助步行器及拐杖行走能力。

3. 作业治疗　进行右上肢功能性能力训练，提高右上肢肌力及右手精细运动能力；同时提高日常生活能力，如穿脱衣物、进餐用食、处理个人卫生等。

4. 中医治疗　予针刺疗法以提高肌力，预防肌萎缩；推拿疗法可改善淋巴水肿，预防关节挛缩及肌肉萎缩。

5. 药物治疗　予甲钴胺口服以营养神经；普瑞巴林口服缓解神经病理性疼痛。

6. 心理治疗　予以心理疏导以改善患者焦虑症状，增加康复信心。

四、相关问题及分析

（一）臂丛神经损伤术后的康复治疗方法有哪些？

1. 物理因子疗法

（1）电疗：选择低、中频脉冲电刺激疗法，主要作用是延缓神经变性和肌肉萎缩，改善肌肉的血液循环和营养过程，促进神经再生。

（2）超声波治疗：高强度超声、深脉冲超声可以减轻疼痛，增加组织弹性，改善患侧肢体感觉和肌肉力量。

（3）肌电生物反馈疗法：利用其具有识别肌肉收缩的高灵敏度和实时反馈的特性，有助于控制患者日常生活及工作中过度或不足的肌肉使用，从而提高患肢运动功能。

（4）高压氧疗法：有利于血管生成，可改善局部组织缺血、缺氧的情况，具有安全无创的优势，但是南华大学附属第一医院没有设备，故未实施。

（5）经皮中枢及外周磁刺激：是一种非侵入性的神经康复方法，不仅有助于神经的修复和再生，还能缓解创伤后周围神经病变引起的疼痛。

此外，还可采用红外线照射、石蜡疗法、音频电流疗法等。

2．运动训练　针对不同的手术方式制订不同的训练方案。

（1）深吸气训练：针对该患者膈神经移位至肌皮神经，指导患者做深吸气训练，健侧手掌拖着患肢前臂，将肘关节上举屈曲至110°，必须在深吸气的同时上抬前臂至屈肘位，以加强患者膈神经对肌皮神经的支配，使患者能逐渐过渡到自主屈肘。

（2）健肢训练：针对该患者健侧 C_7 神经转位术后，指导患者健侧肢体进行各种运动。目的：通过健侧肢体活动兴奋下运动神经元，促进患侧神经和肌肉的恢复。

3．手功能训练　针对上肢神经所支配的肌肉，进行肩、肘、腕、掌指关节的被动运动—主动运动—渐进性抗阻力运动；该患者通过坚持不懈的训练，右上肢近端明显进步，肩肘可以与左上肢配合作业。

4．感觉训练　主要包括痛温压觉训练、脱敏训练、定位觉训练及辨别觉训练、早期感觉再学习等，该患者虽然一直坚持感觉训练，还是因为再生的感觉神经导致感觉障碍和痛觉异常。

5．中医疗法　根据患者的实际情况选择穴位，行提插、捻转、平补平泻等多种手法，或加以适当的电刺激，能有效地刺激并促进神经再生，提高肢体功能。必要时可辅以推拿手法。

（二）臂丛神经损伤后神经病理性疼痛的治疗方法有哪些？

1．药物治疗　一线药物：钙通道调节剂，包括加巴喷丁和普瑞巴林；抗抑郁药：包括阿米替林、文拉法辛及度洛西汀等。二线药物：曲马多、阿片类药物。

2．神经调控技术　主要包括电（磁）刺激技术与鞘内药物输注技术，是神经病理性疼痛推荐治疗技术。

（1）神经电刺激技术：常用的有韩氏穴位神经电刺激（HANS）、TENS、重复经颅磁刺激术（rTMS）等方法。我们主要使用了 TENS 针对传导疼痛信息有关的不同神经进行电刺激，减少疼痛信息的传导和接受，从而缓解疼痛；以及 rTMS 给予对侧初级运动皮质区（M1 区）高频 rTMS，抑制疼痛。该患者治疗有效，但停止后复发。

（2）鞘内药物输注治疗：通过埋藏在患者体内的药物输注泵，将泵内的药物输注到患者的蛛网膜下腔，作用于脊髓或中枢相应的位点，阻断疼痛信号向中枢传递，使疼痛信号无法到达大脑皮层，从而达到控制疼痛的目的，该患者不同意接受此法治疗。

3. 微创治疗

（1）神经阻滞：是治疗神经病理性疼痛的常用治疗方法。进行神经阻滞应做好充分的患者病情评估，把握神经阻滞的适应证，熟悉阻滞部位的解剖结构、阻滞用药的作用机制，规范的穿刺及操作技术，准确的神经阻滞效果评价，以及了解其可能的并发症及其预防。

（2）射频治疗：包括射频热凝术和脉冲射频，其最大特点是能靠近神经辨别神经的性质，并能评估针尖与神经的距离。

（3）神经毁损：包括化学性毁损、物理性（射频、冷冻、放射）毁损和手术性毁损等，为不可逆的治疗，可能产生其所支配区域的感觉麻木甚至肌力下降等并发症，应严格掌握适应证，并取得患者的知情同意。

因为患者疼痛反复，最终接受了脊髓背根神经毁损手术，效果基本满意。

（三）大腿截肢术后如何康复?

1. 常规康复治疗

（1）物理因子治疗：具有消炎、镇痛、改善血液循环、促进瘢痕软化和组织再生、松解粘连、锻炼肌肉、调节神经系统等作用。理疗方法有电疗法、光疗法、超声波疗法、蜡疗法、音频疗法、磁疗法等。

（2）运动治疗：具有防治肌肉萎缩、关节僵硬，改善关节活动度，增强肌力，预防肺部感染，改善有氧运动能力及缓解疼痛的作用。干预越早越好。

1）针对软组织水肿：使用淋巴引流手法减轻软组织水肿，用特定的方式在残肢上缠绕弹性压力绷带，既可减轻疼痛和水肿，又可以塑型，以便与假肢适配；有条件的也可以佩戴定制的硅胶套，循序渐进，逐渐增加时间。

2）针对薄弱的肌肉力量进行强化，对挛缩的组织、瘢痕、肌肉进行松解和拉伸；教育患者保持平直（病例6图2），不要养成弯曲残肢的习惯，坐位不要连续超过1小时，平趴可以拉伸髋关节前部的肌肉，有助于防止久坐产生的挛缩，每天尝试花 15 ~ 20 分钟做几次这个姿势。

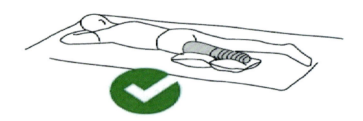

病例6图2　保持平直位

3）针对残肢敏感及幻肢痛使用脱敏疗法：从轻柔的触摸和轻拍开始，然后轻轻按摩。随着耐受力提高，慢慢增加压力。用不同的材料摩擦皮肤：从棉花球开始，画圆摩擦。随着耐受力的增强，开始使用较粗糙的材料，比如纸巾和各种刷子。尝试坚持15～20分钟，每天3次，直到完全消除敏感。

4）作业治疗：主要进行术后日常生活能力的指导。如翻身、坐起、上床、下床、进出轮椅、轮椅操作、使用腋杖、如厕、洗漱等日常生活动作，还应进行残肢末端承重训练（病例6图3）。

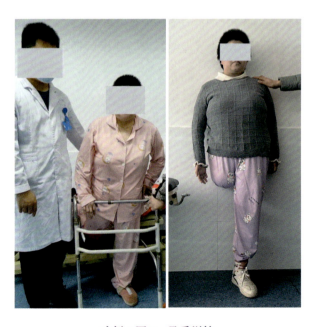

病例6图3　承重训练

2. 假肢技术　需要到专业的假肢制作公司，由专业的假肢矫形师制作安装调试。

（1）选择假肢品牌：根据经济条件、地理条件，选择一个方便假肢调整和维护的公司，选择价位合适的假肢。

（2）选择假肢技师：一个优秀的假肢技师需要理解患者的需求和感受，需要一定的安装训练调试经验，以及足够的耐心和沟通能力。

（3）假肢训练与调试

1）穿戴方法训练：假肢根据不同的材料及索控方式不同，在穿戴方法上不一致，需要假肢技师的专业指导进行穿戴。

2）下肢假肢训练：初始阶段，可在助行器的保护下进行训练，直至达到预定目标。患者最好面对镜子观测自己假肢行走的步态，并对不良姿势和步态予以及时纠正。

A．立位平衡训练：包括侧方移动重心（附图1）、交替屈曲膝关节（附图2）、侧向行走（附图3）、下肢迈出（附图4）、前行迈出（附图5）等训练。

B．应用动作训练：患者经平衡训练后具备较好的平衡稳定能力，可应用动作训练，包括从椅坐位站起到坐下（附图6）、上下台阶（附图7）、上下斜坡（附图8）、跨越障碍（附图9）等生活实用动作。

C．适应性特殊训练：如在石子路、砂土地等高低不平的路面上进行训练，跨越窄沟、障碍物的训练，倒地后站起、对突发意外做出快速反应的能力训练，以及骑自行车、灵活性训练等。

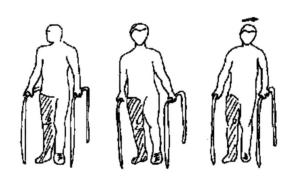

附图1　侧方移动重心

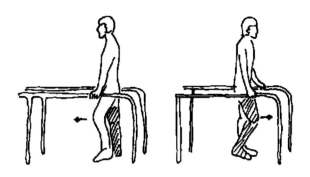

附图 2　交替屈曲膝关节

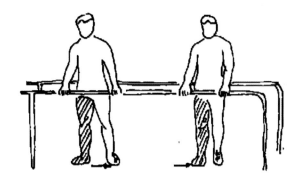

附图 3　侧向行走

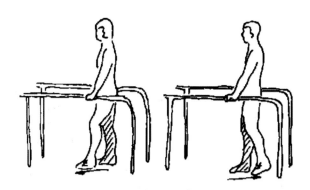

附图 4　下肢迈出

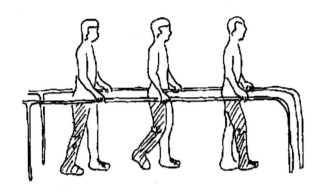

附图 5　前行迈出

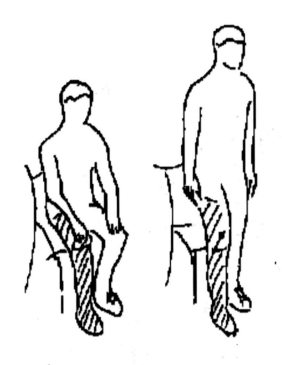

附图 6　从椅坐位站起到坐下

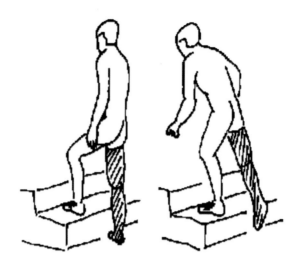

附图 7　上下台阶

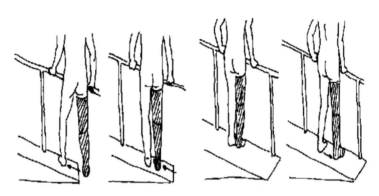

从侧方上下

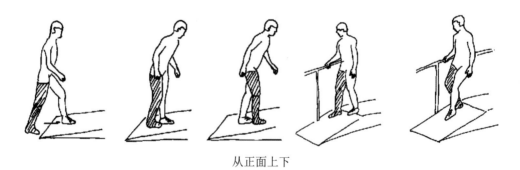

从正面上下

附图 8　上下斜坡

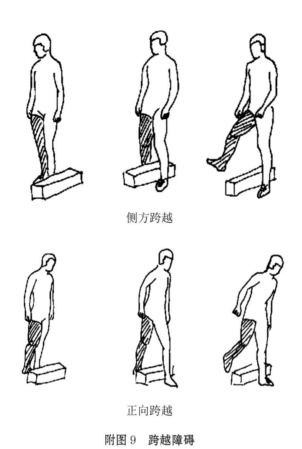

侧方跨越

正向跨越

附图 9　跨越障碍

（4）假肢护理及并发症预防：假肢使用中主要并发症为残端皮肤病、肌肉骨骼疾病等。

1）针对残端皮肤病的有效护理主要取决于控制多汗和减少假肢接受腔的局部压力。建议每天用温和的肥皂水或清水清洗残肢，使用吸汗衬垫来保持局部皮肤清洁干燥。

2）针对肌肉骨骼疾病护理方面，需告知患者体育活动水平的重要性，提高患者参与训练的主动性与积极性。

（四）rTMS 在该患者康复中的应用效果如何？

1. rTMS 对神经病理性疼痛的治疗效果　该患者由于交通事故引起的创伤性臂丛神经损伤及右下肢截肢，产生了严重的周围性神经病理性疼痛，但无明显中枢性神经病理性疼痛（幻肢痛）。该患者神经病理性疼痛表现为：右上肢及残肢端可出现自发痛，即在没有任何刺激情况下可出现疼痛，且疼痛部位可因轻微碰触，如接触衣物或残肢端接触假肢接受腔时而诱发疼痛，同时患者右上肢痛觉过敏严重，对正常的触摸等轻微刺激产生严重的疼痛感，呈针刺样、麻木样痛。

目前针对神经病理性疼痛的主要方法为药物治疗、神经调控技术及微创治疗。而近年来，随着现代康复医学的发展，发现重复经颅磁技术（rTMS）给予对侧初级运动皮质区（M1）高频 rTMS 治疗神经病理性疼痛的疗效明确（A 级证据推荐）。虽然 rTMS 的镇痛机制尚未得到统一的解释，但研究证明 rTMS 不管是治疗臂丛神经损伤后疼痛还是幻肢痛均可以有效缓解疼痛。在一项国外的系统评价中发现，靶点位于 M1 区的 rTMS 虽然可以有效缓解慢性疼痛，但效果短暂，需要定期连续多次使用 rTMS 才能获得更大更持久的镇痛效果。

2. rTMS 对焦虑状态的改善　由于患者神经病理性疼痛症状重，不易缓解，持续时间长；加上截肢术后生活不便，出现失眠、焦虑不安，严重影响患者生活质量，采用 rTMS 治疗，是一种非常适宜的方法。

五、病例点评

本病例是典型的车祸后多发性损伤，并引起持续疼痛及右下肢功能障碍。通过系统的、进阶式镇痛治疗后，包括药物治疗、物理因子、神经毁损等治疗后，患者的神经病理性疼痛得到明显缓解。又通过对断肢残端的评估、假肢装配及功能训练等，使患者的生活质量得到明显的提高。本案例评估精准、治疗规范，再通过系统康复，患者功能明显恢复，为我们提供了一个非常典型的案例。

（病例提供者：廖　阳　廖　瑛　南华大学附属第一医院）

（点评专家：马　超　中山大学孙逸仙纪念医院）

参考文献

[1] 张静，许东东，王焱 . 臂丛神经损伤规范化康复治疗的疗效分析 [J]. 中国卫生标准管理，2019，10（14）：59-61.

[2]Cott KR, Ahmed A, Scott L, et al.Rehabilitation of brachial plexus and peripheral

nerve disorders[J].Handb Clin Neurol，2013，110：499-514.

[3]Duarte-Moreira RJ，Castro KV，Luz-Santos C，et al.Electromyographic biofeedback in motor function recovery after peripheral nerve injury：an integrative review of the literature[J].Appl Psychophysiol Biofeed-back，2018，43（4）：247-257.

[4]Chen W，Liang X，Nong Z，et al.The multiple applications and possible Mechan-isms of the hyperbaric oxygenation therapy[J].MedChem，2019，15（5）：459-471.

[5]Leung A，Fallah A，Shukla S．Transcutaneous magnetic stimulation（TMS）in alleviating post-traumatic peripheral neuropathic pain states：a casese-ries[J]. Pain Med，2014，15（7）：1196-1199.

[6]Vikstrom P，Rosen B，Carlsson IK，et al.The effect of early relearning on sen-sory recovery 4 to 9 years after nerve repair：a report of a randomized con-trolled study[J].J HandSurg Eur Vol，2018，43（6）：626-630.

[7]樊碧发．神经病理性疼痛诊疗专家共识[J]．中国疼痛医学杂志，2013，19（12）：705-709.

[8]马岳峰．关于修订我国持续性植物状态（PVS）诊断和疗效标准专家会议纪要[J]．中华急诊医学杂志，2002，11（4）：241.

[9]朱琳，常冬梅．大腿截肢术后的康复治疗[J]．中国康复理论与实践，2002，8（4）：235-237.

[10]林梦，任黎．假肢使用者主要并发症及康复护理对策[J]．中国康复杂志，2021，36（4）：469-473.

[11]Yoo S.Complications following an amputation[J].PhysmedRehabil Clin N Am，2014，25（1）：169-178.

[12]Gatzinskyk Bergh C，Liljegren A.Repetitive transcranial magnetic stimulation of the primary motor cortex in management of chronic neuropathic pain：A systematic review[J].Scand J Pain，2020，21（1）：8-21.

病例 7　上肢严重损毁伤重建术后的康复治疗

一、病历摘要

患者男性，36 岁，务工农民。

现病史：患者于 2018 年 6 月 12 日因工厂电机风扇绞压导致左前臂和左手大面积骨与软组织缺损、创面严重污染，之后进行了多次清创手术和 3 次修复与重建手术，其间有效开展康复治疗，最终实现重返工作。该患者历经了 21 个月的治疗，主要分为以下三个阶段。

（一）第一阶段：2018 年 6 月至 2019 年 3 月

患者 2018 年 6 月 12 日因工厂电机风扇绞压导致左前臂及左手大面积骨及软组织缺损、创面污染挫伤严重、左上肢活动受限（病例 7 图 1）；于受伤后 6 小时在上海市第六人民医院急诊就诊，摄片示：左尺桡骨、腕掌骨部分缺损（病例 7 图 2）；急诊臂丛麻醉下行"左前臂试植＋外固定＋负压封闭引流技术（vacuum sealing drainage，VSD）"。多次清创后，于 2018 年 7 月 3 日臂丛麻醉下行"左前臂掌骨桡骨缺损游离腓骨髂骨瓣＋内固定＋游离腹股沟皮瓣移植术"，住院期间进行围手术期康复。2018 年 8 月 16 日来我科就诊。

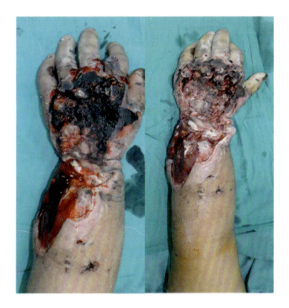

病例7图1　2018年6月12日风扇绞压伤

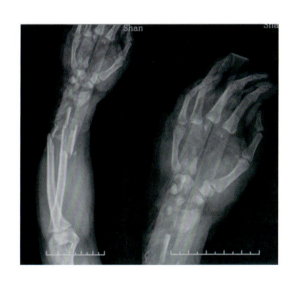

病例7图2　2018年6月12日外伤术前X线

辅助检查： 2018年6月12日急诊清创外固定术后X线，见病例7图3。

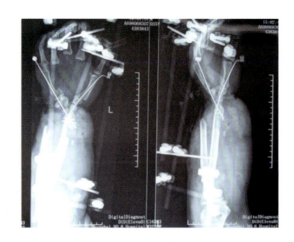

病例 7 图 3　2018 年 6 月 12 日急诊清创外固定术后 X 线

专科检查：左前臂、左手创口愈合尚可，稍有渗出，多处瘢痕；左下肢取皮处瘢痕，跛行。左手皮温正常，左前臂皮瓣处皮温略低，毛细血管反应可，各关节无明显压痛。左肩、肘、前臂旋转和腕及手指关节活动受限，1～5 指间可进行小范围主动屈指，伸指、伸腕不能。左手末梢温痛觉减退，左前臂皮瓣处部分针刺觉消失；左上肢近端（肩部）肌力 5 级，远端无法检测。静态 VAS 疼痛评分 5 分。感觉评定：S-W 单丝检查＞ 6.65；感觉功能恢复等级（1954 年英国医学会标准）为 1 级（S1）。Carroll 手功能评分 15 分，手功能差。取材部位主动关节活动度（AROM）：左髋屈伸正常，左踝背屈 10°、跖屈 35°。徒手肌力评定（MMT）：髂腰肌 4 级，臀大肌 4 级，胫前肌 4 级，腓肠肌 3 级。

既往史：既往体健。

临床诊断：左上肢多处开放性损伤术后；创伤性上肢骨缺损术后；上肢皮肤缺损术后。

功能诊断：①左上肢运动功能障碍；②左上肢感觉功能障碍；③左下肢运动功能障碍；④日常生活活动能力受限或障碍；⑤社会功能下降或障碍。

（二）第二阶段：2019 年 3～7 月

经过前期康复治疗，患者因左手与左前臂广泛手术瘢痕、左手活动受限，于 2019 年 3 月 9 日行"左手第 1～5 掌指关节松解术＋第 2～5 指关节成形术＋虎口开大术＋左手第 1～5 指伸肌腱探查修补术＋左手皮瓣修整术＋外固定术"，重建伸指和对掌功能，2019 年 3 月 16 日再次于我科就诊。

辅助检查：2019 年 3 月 6 日术前 X 线片见病例 7 图 4，2019 年 3 月 11 日术后 X 线片见病例 7 图 5。

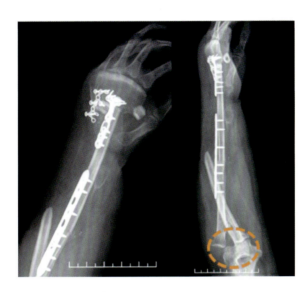

病例 7 图 4　2019 年 3 月 6 日术前 X 线片

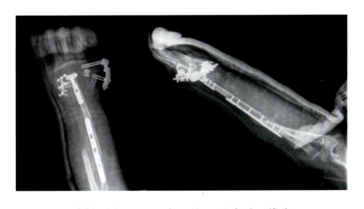

病例 7 图 5　2019 年 3 月 11 日术后 X 线片

专科检查：左上肢肿胀，伤口愈合良好，跛行。左手末梢温痛觉减退，左腕固定，指关节主被动活动受限，前臂旋转受限，肩肘关节活动受限。静态 VAS 疼痛评分 3 分，指关节主动屈曲时 VAS 评分 4 分。感觉评定：S-W 单丝检查＞6.65；感觉功能恢复等级（1954 年英国医学会标准）为 1 级（S1）。Carroll 手功能评分 47 分。左踝活动度正常；髂腰肌 4 级，臀大肌 5 级，胫前肌 4 级，腓肠肌 4 级。

临床诊断：①左上肢多处开放性损伤术后；②创伤性上肢骨缺损术后；③上肢皮肤缺损术后。

功能诊断：①左上肢运动功能障碍；②左上肢感觉功能障碍；③左下肢运动功能障碍；④日常生活活动能力受限或障碍；⑤社会功能下降或障碍。

（三）第三阶段：2019 年 7 月至 2020 年 3 月

经过第二阶段的康复治疗，患者手功能显著改善后回归家庭，开展家庭训练。但是，患者 2019 年 7 月 14 日不慎跌倒，左上肢着地致前臂移植的腓骨骨折。于 2019 年 7 月 18 日在我院于臂丛麻醉下行"左桡骨腓骨瓣术后骨折内固定取出＋复位内固定术＋尺骨延长术（截骨搬运外固定）＋第 2、第 3 指掌指关节松解＋第 4 掌指关节清理成形术"，2019 年 7 月 25 日来我科就诊，继续康复治疗。

辅助检查：2019 年 7 月 14 日术前 X 线见病例 7 图 6，2019 年 7 月 19 日术后 X 线片见病例 7 图 7。

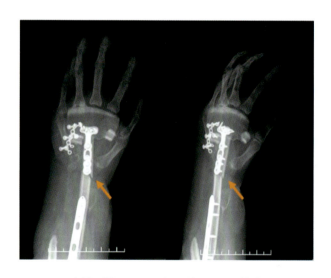

病例 7 图 6　2019 年 7 月 14 日 X 线片

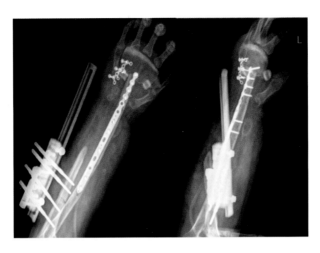

病例 7 图 7　2019 年 7 月 19 日术后 X 线片

专科检查：左上肢稍有肿胀，前臂外固定支架固定中，伤口愈合良好。腕及指间关节主被动活动和前臂旋转部分受限，左手末梢温痛觉减退，左肩肘关节活动稍受限。静态 VAS 疼痛评分 1 分，指关节主动屈曲时 VAS 评分 2 分。感觉评定：S-W 单丝检查等于 6.65；感觉功能恢复等级（1954 年英国医学会标准）为 2 级（S2）。Carroll 手功能评分 68 分。握力 16 kg；捏力 3 kg。

临床诊断：①左上肢多处开放性损伤术后；②创伤性上肢骨缺损术后；③上肢皮肤缺损术后。

功能诊断：①左上肢运动功能障碍；②左上肢感觉功能障碍；③日常生活活动能力受限或障碍；④社会功能下降或障碍。

二、治疗经过

（一）第一阶段康复治疗经过

1. 功能障碍分析

（1）患者大面积组织缺损，进行了骨与软组织初期重建，为今后的功能重建奠定良好组织基础。

（2）进行了大面积的组织重建后，解剖结构已经显著异常。移植的髂骨替代了掌骨与腕骨缺失、腕关节和掌指关节结构异常、前臂只有桡骨作为支撑以及伸肌腱的缺损，大大影响手和前臂的灵活性和稳定性。当前，移植和修复的组织尚需要保护，并需要进一步促进愈合。

（3）在组织愈合的同时，也将形成粘连和瘢痕，因此，需要对累及区域的可动关节（肘主被动屈伸、前臂主被动旋转、掌指关节主被动活动、指骨间关节的被动与主动屈曲功能）进行功能训练，同时，避免因上肢活动减少导致肩功能障碍。

（4）患者跛行和移植物取材部位的功能障碍与局部瘢痕、疼痛、关节肌肉功能障碍有关，进行针对性治疗后可恢复步态。

（5）目前肢体血液循环良好，但是，由于存在感觉障碍、肿胀和大量瘢痕，在康复治疗过程中容易发生烫伤、自发性的皮肤破损；并且，组织愈合尚处于初期，应避免大负荷运动造成的组织损伤。

2. 康复目标

（1）促进左手和左前臂的组织愈合，为二次修复手术做好组织准备。

（2）改善左上肢可动关节的活动度，恢复肘关节活动度，维持肩部各方向主动运动。

（3）促进移植物取材部位的组织愈合和功能恢复。

3. 康复方案

（1）促进组织愈合、消炎消肿的物理因子治疗：应用激光等，避免热疗，以防烫伤。

（2）预防软组织粘连：瘢痕松解手法、超声波治疗。

（3）关节障碍的防治：针对可动关节的关节松动术、主被动运动。

（4）取材部位软组织治疗、踝关节主被动运动、下肢肌力训练与功能训练。

（5）手功能和日常生活训练：针对残存的屈指功能进行手功能活动。

（二）第二阶段康复治疗经过

1. 功能障碍分析

（1）根据第一次重建术后功能恢复的情况，第二次手术着重于功能重建，进行掌指关节和部分指骨间关节的松解和成形，重建伸指和对掌功能。

（2）由于存在大量瘢痕和皮瓣组织，手部关节很有可能因瘢痕愈合而再次发生僵硬。

（3）伸肌腱修复尚处于术后第1周，既要避免伸肌腱的粘连，又要保证伸肌腱不发生愈合障碍和再断裂。

（4）本次手术改善了对掌结构，术后应积极进行手功能训练，避免虎口的再缩小。

2．康复目标

（1）避免掌指关节及指骨间关节粘连，尽可能改善活动度和功能。

（2）促进伸肌腱愈合，并预防粘连。

（3）进一步改善手和上肢功能。

3．康复方案

（1）支具：通过适配伸肌腱动力支具，进行安全范围内的伸肌腱滑行运动，预防粘连。

（2）手关节活动度训练：关节松动术、掌指关节与指骨间关节的主被动运动，维持并恢复关节活动范围。见病例 7 图 8A。

（3）作业治疗与手部力量训练：此阶段增加手部握力、捏力、对掌练习。见病例 7 图 8B。

（4）感觉功能训练：见病例 7 图 8C。

（5）ADL 训练：见病例 7 图 8D。

（6）必要物理治疗：根据疼痛肿胀情况，选择激光、超声、低频电疗等。

（7）下肢力量和步态训练。

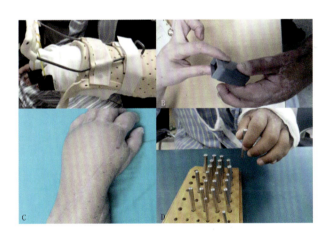

病例 7 图 8　康复治疗实施

（三）第三阶段康复治疗经过

1．功能障碍分析

（1）患者意外跌倒导致左前臂移植的腓骨骨折，提示前臂需要增强支撑力，因此本次手术在修复骨折了的腓骨的同时，还进行了尺骨延长，并且根据第二阶段功能恢复情况，对活动度改善不佳的第2至第4掌指关节进行了松解或成形术，为进一步的功能改善奠定了结构基础。

（2）为了延长尺骨，在前臂放置外固定支架，需要长时间佩戴，可能会限制前臂活动，并导致前臂肿痛和肘关节活动。

（3）当前修复重建的手术任务基本完成，虽然掌指关节、腕关节等缺乏正常的关节结构，但已经具备了完成粗大任务的结构条件，因此，当前应着眼于上肢整体功能，通过作业治疗进行手功能、日常生活活动和工作活动训练。

2．康复目标

（1）术后早期进行消炎镇痛，促进组织愈合。

（2）继续改善关节活动度，改善手功能。

（3）进行外固定支架条件下的各种日常生活活动和工作训练，帮助患者重返社会。

3．康复方案

（1）物理治疗：激光与超声波治疗等。

（2）邻近关节障碍预防：同第一阶段，见病例7图9。

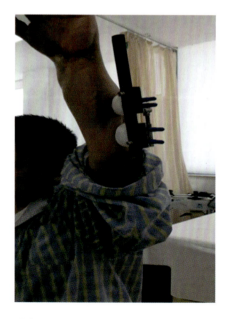

病例7图9　肩关节 CPM 训练（前屈）

（3）手法治疗：主要进行向心按摩、牵伸训练以及关节松动术等治疗，见病例 7 图 10。

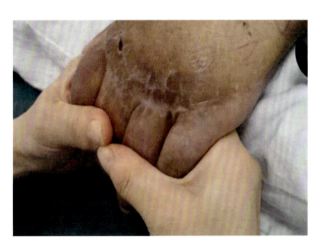

病例 7 图 10　手法治疗

（4）作业治疗：以患者生活需求为导向，进行手功能、家务活动训练和工作训练。

4. 末次康复评定 / 结局（2020 年 3 月 13 日）

（1）疼痛：静态 VAS 评分 0 分，指骨间关节主动屈曲时 VAS 评分 0 分。

（2）感觉评定：S-W 单丝检查等于 4.31；感觉功能恢复等级（1954 年英国医学会标准）为 4 级（S4）。

（3）手总活动度：3 分，良。

（4）Carroll 手功能评分：80 分。

（5）力量：握力，37 kg；捏力，11 kg。

5. 康复结果展示　肩肘关节活动度基本正常，能完成手的拿、捏、握等基本功能，日常生活没有障碍，还能进行体力劳动。见病例 7 图 11 至图 15。

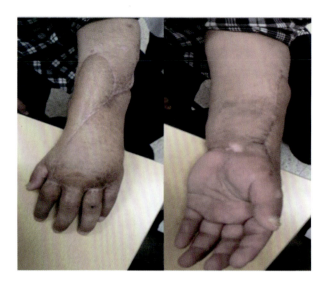

病例 7 图 11　前臂外观

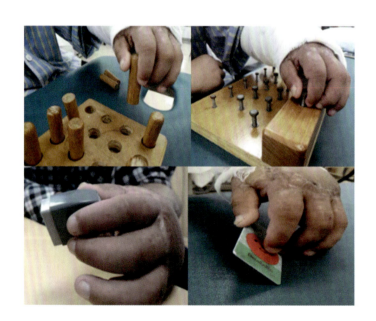

病例 7 图 12　手捏抓功能

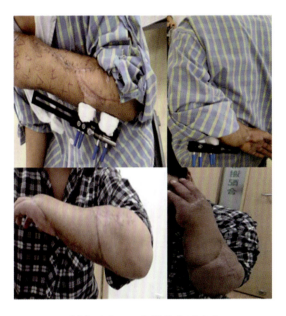

病例 7 图 13　肩肘关节活动度

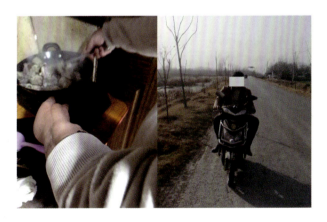

病例 7 图 14　日常生活（做饭、骑车）

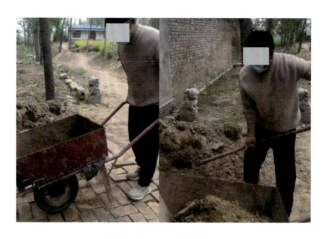

病例 7 图 15　体力劳动

三、病例特点及讨论

1．病例特点　患者因机器绞压导致手和前臂严重毁损伤。由于患者是青年男性，务工农民，上肢功能恢复对其个人和家庭极其重要。然而，受伤过程中严重绞压，以及因伤口严重污染而反复清创，导致了大面积的骨和软组织缺损，丧失了手和前臂一些必要的骨性支撑和关节、肌腱等结构。但是，经过多次重建手术和系统、全面的康复治疗，患者最终能重返体力劳动，十分不易。

2．病例讨论

（1）本病例康复特点：本病例治疗过程非常复杂，康复医学和骨科密切结合，安全、有效地完成了重建组织保护、关节功能障碍预防和重建组织功能重塑的三大康复任务。

在康复过程中通过结构评估明确需要保护的结构，并采用合理方法，如分析出不可动关节进行保护、伸肌腱移植术后适时使用动态支具等；通过结构和功能评估明确可能影响关节活动的原因，对分析出的可动关节进行主动或被动运动，并采用关节松动术、瘢痕手法松解、超声波治疗等防治软组织粘连，改善关节活动度；通过功能评估明确手功能训练的目标，科学设计作业任务，循序渐进地恢复手与上肢功能，安全地实现重建组织的功能重塑。其中任何环节出现不安全因素或效果不及预期，都会影响最终的康复结局。

（2）患者意外跌倒致前臂移植腓骨骨折给我们什么启示？

本案例中患者因绞压伤导致前臂尺、桡骨大段缺损，第一次重建手术时选择了前臂单骨（桡骨）重建手术，挽救了肢体并保留了一定的稳定性和功能性前臂。但是，前臂单骨重建存在支撑力不够强大的问题，尤其在本病例中，患者腕骨和掌骨缺损，手术将前臂单骨直接与成形的掌骨（移植的髂骨板）固定，在此处的内固定近端出现应力脆弱区域。患者意外跌倒就导致了该区域的骨折。再次手术时进行了尺骨延长术，一定程度上能加强前臂稳定性，同时用长钢板固定骨折的前臂单骨，有效避免应力脆弱区域。

从康复的角度分析，如果在康复过程中，没有正确判断应力脆弱区域，或者忽视了腕部固定而进行腕活动度训练，就有可能导致在康复过程中发生应力脆弱区域骨折。在本例患者康复过程中，我们详细分析重建后可动关节和不可动关节，其中腕关节就是属于不可进行关节松动的关节，需要保护，确保安全。另外，由于患者从下肢取了腓骨以及大量皮瓣，影响了下肢功能，虽然在康复过程中进行了针对性的治疗，但是对预防跌倒的重视程度尚不足。在临床上，对于前臂单骨重建，也可以临时采用前臂支具给予保护。

四、相关问题及分析

1. 为什么结构评估在修复重建术后康复中非常重要？

在本病例各个阶段的康复过程中，都进行了必要的结构评估，详细了解术前结构损害的情况、本次手术的具体目的和手术方法、术后组织结构的状况等。结构评估可以通过查看患者病史，向手术医生、患者和围手术期治疗师了解损伤情况和治疗经过，同时可以通过影像来观察患者骨和软组织的结构，并且通过详细的专科检查、康复评定、诊断性试验和功能活动表现来判断结构连接或愈合情况。

修复重建手术虽然能实现组织的连接，但是，连接的组织已经与正常的解剖结构不同。修复重建手术的方法也是根据患者的组织条件来设计与实施的，具有非常显著的个体化，因此，我们不能依据正常结构来进行临床判断。另外，由于患者创伤严重，术后组织的愈合充满挑战。伤口污染、组织感染以及神经、血管损伤都可能造成组织愈合不良，这些问题的评估与分析，对术后康复非常重要，否则就可能造成康复损伤。

由于骨、肌肉、肌腱、韧带、神经、血管、皮肤等结构有各自的生理愈合特点，而修复重建手术往往同时会针对数种组织进行修复，因此，只有进行详细的结构评估，才能制订出合理的阶段性康复目标和安全有效的康复方案。

2. 作业治疗在上肢修复重建术后如何开展？

修复重建手术有时并不能恢复原有结构，只能具有部分功能。因此，在制订康复目标的时候，不能盲目追求关节活动度和力量训练，而应以功能为导向，注重上肢的整体功能。

本病例中，根据各个阶段的特点，充分应用了手功能训练和作业治疗。在第一阶段尚未建立对掌功能，手功能训练着重针对残存的屈指肌腱进行任务训练，同时通过作业活动预防肩关节和肘关节的活动受限；在第二阶段手术重建了对掌功能和伸肌腱功能后，积极针对掌功能和手指的伸屈设计功能任务，并加强日常生活活动的训练；在第三阶段手术增强了前臂的支撑力后，积极开展家务劳动和工作活动的任务。

如果在第一阶段开展了第二阶段所进行的作业任务，或者在第二阶段开展了第三阶段所进行的作业任务，就会因不能完成作业任务导致沮丧或损伤；如果在第三阶段过度考虑结构保护，没有果断进行家务活动和工作活动，那么，患者也可能对自己的左上肢缺乏信心而放弃功能进步。因此，基于结构和功能评估来判定康复阶段，制订合理的康复目标非常重要。同时，任何一项康复技术的应用都要服务于康复目标的实现，作业治疗的应用也是如此。

3. 对于严重的损毁伤术后康复，成功的关键是什么？

本病例中的患者虽然受到了非常严重的上肢毁损伤，但最终能重返社会，并能进行体力劳动，获得很好的结果。总结本病例的整个治疗过程，可以看到，手术和康复始终有机结合是成功的关键。

骨科手术着重于骨及软组织结构上的连接和形态修复，为功能恢复奠定基础。在本病例中，整个修复重建手术设计和手术技术都展现了超高的技术性和艺术性。然而，最终功能恢复的水平还取决于组织结构愈合的程度以及这些结构所能形成的功能能力。因此，结构修复不等于功能恢复。及时有效的康复治疗，一方面可以促进组织的愈合，另一方面可以有效促进这些结构的功能化。除此以外，术后康复可以有效预防并发症和继发性功能障碍。

在本病例中，患者第一次修复重建手术后，在确保移植组织存活的情况下就开始康复治疗，在第二次和第三次修复重建手术后1周，就前来康复科就诊，表现出很强的康复意识，这主要与当前广泛开展的围手术期康复有关。

小结：严重创伤的修复与康复是个系统工程，既需要处理好每个细节，又要以功能观宏观考量。只有将手术和康复有机结合，才能达到功能最大化。根据结构和功能评估制订切实可行的康复目标与康复方案，才能实现安全有效的康复治疗。同时，手外伤后患者因功能障碍及外观障碍，甚至造成残疾，可能出现自卑、抑郁等情绪，造成一系列的心理问题，因此还需要关注心理健康和进行持续的康复教育。

五、病例点评

本病例是左前臂和左手大面积骨与软组织缺损后成功修复及功能恢复的典型案例。通过多次清创手术和 3 次修复与重建手术，使患者断肢得以重建，分阶段、系统的、有针对性的康复治疗，最终实现功能最大化恢复，并重返工作。

（病例提供者：马燕红　唐　兰　上海市第六人民医院）

（点评专家：马　超　中山大学孙逸仙纪念医院）

病例 8　断掌再植术后康复

一、病历摘要

患者男性，41 岁。

主　诉：外伤致左手掌离断再植术后活动受限并感觉障碍。

现病史：患者自诉 2017 年 11 月 22 日因修电梯时被钢丝绳所伤，致左手手掌完全离断，疼痛伴创面流血，骨端显露，肌腱抽出，当时无头晕、乏力、胸痛、胸闷等不适，现场予以压迫止血后至我院，急诊于当日晚在全麻下行断掌再植手术。手术后断掌完全成活，伤口愈合良好，并于术后 1 周开始康复介入。

于 2017 年 12 月 16 日从骨科出院。出院后患者左手肿胀、疼痛，活动受限，抓、握、侧捏均不能，继续入我科康复治疗，直到 2018 年 3 月末次评估后出院。其间取出克氏针（2018 年 2 月 23 日），康复遵循以下原则分阶段进行。

根据患者具体情况，按照术后 1～3 周（炎症保护康复）、术后 3～6 周（稳定期康复）、术后 6～16 周（愈合期康复）予以分阶段康复。患者 2018 年 3 月 28 日末次出院时，患者左手活动度有明显好转，精细活动稍差，左上肢肌力及日常生活能力有较大提升，感觉功能逐步恢复至近节手指。患者居家康复半年后门诊复查，能完全独立日常生活，恢复工作，对治疗效果较满意。

既往史：既往体健，无特殊。

专科查体：康复科初次入院时专科查体：具体部位一长约 20 cm 的弧形伤口，前臂掌、背侧各有长约 20 cm 的手术伤口，愈合良好，左手稍肿胀。左手指 2～5 指指骨间关节屈曲畸形，左手关节总主动活动度（TAM）= 140°（差）。腕 AROM：屈 35°～0° 伸、PROM：屈 45°～0° 伸，被动活动度（passive range of motion, PROM）：尺偏 15°～0° 桡偏，前臂关节旋转活动正常。右手抓握、捏动作均不能完成。手掌靠尺侧端及第 2 至第 5 指痛触觉消失，手背侧靠尺侧及第 2 至第 5 指痛触觉消失。VAS 评分 6 分（病例 8 表 1）。

病例 8 表 1　康复科入院时手指各关节活动度

	MP（PROM 屈—伸）	MP（AROM 屈—伸）	PIP（PROM 屈—伸）	PIP（AROM 屈—伸）	DIP（PROM 屈—伸）	DIP（AROM 屈—伸）
拇指	100°—0°	60°—20°	100°—20°	80°—50°		
第 2 指	45°—0°	5°—0°	75°—43°	60°—60°	66°—34°	43°—40°
第 3 指	35°—0°	10°—0°	85°—40°	65°—65°	54°—41°	50°—45°
第 4 指	50°—0°	30°—20°	80°—43°	70°—70°	80°—52°	59°—42°
第 5 指	50°—0°	30°—20°	70°—20°	60°—50°	80°—53°	60°—55°

注：PS：掌指关节（metacarpophalangeal joint, MP），近端指间关节（proximal interphalangeal joint, PIP），远端指间关节（distal interphalangeal joint, DIP），被动活动度（passive range of motion, PROM），主动活动度（active range of motion, AROM）。

辅助检查：

2017 年 11 月 22 日我院 X 线片示（病例 8 图 1）：左手第 2 至第 5 掌骨骨折，第 2 至第 5 指骨未见显示，伴左手软组织肿胀，符合手掌离断伤。

2018 年 3 月 11 日我院肌电图：①左手部正中神经、尺神经、腕下段不完全性损伤：运动及感觉纤维均受累，可见明显自发电位，提示存在活动性损害；②左侧桡神经感觉神经纤维损害电生理改变。

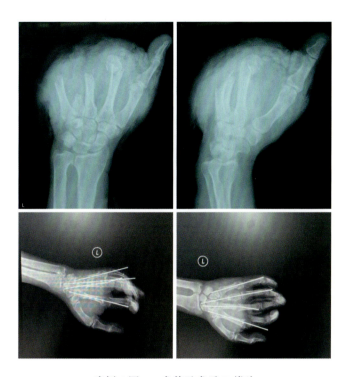

病例8图1　术前及术后X线片

临床诊断：①左手功能障碍；②左手手掌离断再植术后；③左手正中神经、尺神经、桡神经损伤。

功能诊断：①左手关节活动受限；②左前臂、左手肌力下降；③左手（再植手）感觉障碍；④左手关节肿胀、疼痛。

功能障碍分析：

1. 左手关节活动受限，左手关节总主动活动度（TAM）＝140°（差）。

2. 腕关节活动受限：腕AROM：屈35°～0°伸、PROM：屈45°～0°伸，AROM：尺偏15°～0°桡偏。

3. 关节肿胀、疼痛。

4. 肌力下降，不能完成抓握、对掌等动作。

5. 左手针刺痛觉消失，触觉、两点辨别觉及冷热刺激感觉减退。

康复目标：

1．短期目标

（1）减轻疼痛、消除肿胀。

（2）预防肌肉萎缩

（3）预防瘢痕粘连。

（4）增加关节活动度。

（5）增强肌力。

2．长期目标

（1）恢复手功能，完成侧抓握、侧捏等动作。

（2）重返工作岗位。

二、诊疗经过

1．住院治疗期　术后1～3周（炎症保护康复）

（1）抬高患肢，冷敷，轻度逆行按摩减轻水肿。

（2）未受累邻近关节的主动活动；康复医师的指导下分别对各指近、远节指骨间关节做被动屈伸运动。活动度范围控制在0°～30°，每天活动5～15遍，每天3次。

（3）紫外线照射局部伤口，消炎，促进伤口愈合。

2．术后3～6周（稳定期康复）

（1）物理治疗：红外线、超声波治疗、磁疗。

（2）邻近骨折各关节的主动活动及主动辅助活动，一般为每天练习4次。进行伸屈肌腱的滑动和阻断练习使各肌腱沿骨折位滑动，防止肌腱与骨折骨痂相粘连。指导患者做勾拳、直拳和混合拳练习，并充分进行DIP和PIP关节的外展和内收练习。

（3）左手冷热交替浴，瘢痕按摩，应用硅酮瘢痕垫。

（4）在夹板范围内进行轻度功能活动。

3．术后6～12周（愈合期康复）

（1）物理因子疗法：经皮神经电刺激、超短波治疗、超声波治疗、磁疗、蜡疗、冷敷。

（2）手法治疗：瘢痕松解手法治疗、被动关节活动技术、软组织牵伸技术，继续主动屈伸滑动和阻断练习，加强手内肌和外在肌的力量训练并逐渐进展。

（3）作业疗法：手功能锻炼，球形掌握、柱状抓握、勾拉、二指尖捏、多指尖捏、侧捏等训练。

（4）运动疗法：早期活动，控制水肿，左手主动及被动运动训练。

（5）支具：佩戴支具维持手的功能位，纠正指骨间关节屈曲挛缩。

术中照片及末次随访功能情况，如病例8图2、图3所示。

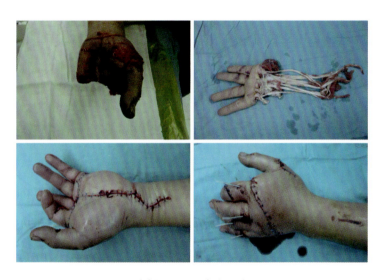

病例8图2　术中照片

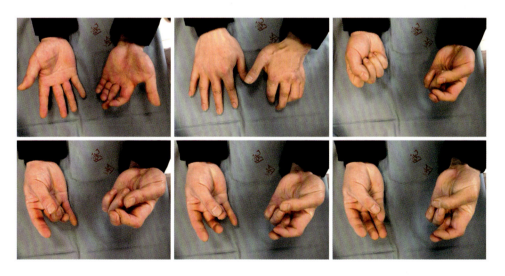

病例8图3　末次随访功能情况

4. 治疗后康复评估 左手及前臂伤口愈合良好。左手指第 2～5 指指骨间关节屈曲畸形较前好转，左手关节总主动活动度（TAM）= 268°。腕 AROM：屈 35°～25° 伸、PROM：屈 45°～30° 伸，AROM：尺偏 35°～30° 桡偏，PROM：尺偏 45°～35° 桡偏，前臂关节旋转活动正常。左手握力减退，握力约 1 kg。再植手痛触觉恢复至近节指骨，较健侧感觉减退。VAS 评分 2 分。

末次随访时手指各关节活动度，如病例 8 表 2 所示。

病例 8 表 2 末次随访时手指各关节活动度

	MP（PROM 屈—伸）	MP（AROM 屈—伸）	PIP（PROM 屈—伸）	PIP（AROM 屈—伸）	DIP（PROM 屈—伸）	DIP（AROM 屈—伸）
拇指	100°—0°	60°—20°	100°—20°	80°—40°		
第 2 指	48°—0°	10°—0°	80°—42°	60°—50°	60°—20°	35°—27°
第 3 指	45°—0°	25°—0°	85°—30°	80°—60°	64°—31°	55°—40°
第 4 指	50°—0°	30°—10°	90°—40°	80°—60°	80°—40°	60°—40°
第 5 指	50°—0°	30°—20°	80°—20°	60°—40°	82°—40°	65°—55°

三、病例特点及讨论

手掌是手最重要的组成部分，上起自腕关节，下止于指蹼，与手指一起组成握持器官，它主要参与日常生活和劳动，其完整性受到破坏，不仅影响功能使用，还会危害患者的身心健康。断掌由于手掌内肌肉、脂肪组织丰富，这些组织对缺氧、缺血耐受性较差，且断掌后软组织损伤亦常较为严重和广泛，所以再植后相对于断指存活率低，康复难度较大。

根据断掌损伤解剖特点在临床上常分为 5 型：掌前段离断（Ⅰ型）、掌中段离断（Ⅱ型）、掌近段离断（Ⅲ型）、混合性离断（Ⅳ型）、毁损性断掌（Ⅴ型）。根据断掌的形态又分为横型断掌、斜型断掌、纵劈型断掌、圆形断掌（毁损型断掌）。根据损伤程度分为完全性离断与不完全性离断。结合本例患者，属于掌中段斜型完全性离断。

患者手术中发现的情况，小鱼际肌脱出断裂，伸指肌肌腱及屈指肌肌腱自近端肌腱与肌腹交界处撕裂脱出，残余部分肌肉组织，第 2 至第 5 掌骨粉碎性骨折，第 2、第 3 掌指关节毁损。综合以上情况，康复难点如下：①前臂大部分屈肌肌腱及部分伸肌肌腱从腱腹移行部撕脱而行重建手术；在手掌中段屈肌肌腱、伸肌肌腱绞断行肌腱缝合手术，每根肌腱有 2 个断面，既严重地破坏了肌腱的血运，又因创面长，大大增加了粘连的程度和肌力恢复的难度；②第 2 至第 5 掌骨粉碎性骨折，第 2、第 3 掌指关节毁损，并且手术时第 2 掌指关节固定欠佳，导致第 2、第 3 掌指关节丧失正常关节形态而影响功能恢复；③第 2 至第 5 指神经均离断，感觉功能差也会严重影响手功能康复。欣慰的是该患者拇指及大鱼际肌区域完好，完整恢复拇指对掌及屈伸功能，至少能够保留 60% 以上的手功能。

四、相关问题及分析

患者术后早期就开始康复介入，2 周后转入康复科进一步康复治疗，入院时患者有左手关节活动受限，左手关节总主动活动度（TAM）较差，左手不能完成抓握、侧捏、指尖捏动作，左手肌力减退、肌腱感觉减退，予以经皮神经电刺激、超短波治疗、超声波治疗、磁疗、蜡疗、冷敷等物理因子治疗，被动关节松动术，手功能主动锻炼，以及球形掌握、柱状抓握、勾拉、二指尖捏、多指尖捏、侧捏等训练。经过 4 个月的阶段性系统治疗，患者左手关节总主动活动度（TAM）较前有明显好转，握力有所增强，能完成柱状抓握、侧捏及第 2、第 3、第 4 指指尖捏等动作。虽然患者左手离断且损伤严重，但是成功地恢复日常生活，重返工作岗位，结合本例断掌再植的成功康复经验进行相关问题的分析及总结。

1. 为什么精湛的手术是手功能恢复的先决条件？

（1）清创：彻底切除已污染及失去生机的组织是保证肢体存活的关键因素。既要剪去明显坏死组织，又要尽量地保留有生机可回植的组织，以保证手掌部外观的完整性。

（2）掌骨骨折处理：掌骨骨折内固定材料较多，如克氏针、螺钉、接骨板等，其中以克氏针和微型钢板内固定应用最多。对于掌骨骨折而言，微型钢板内固定和克氏针固定各有优点。接骨板固定系统的稳定和对骨折端的加压作用使骨折更接近解剖复位，固定更牢靠，有利于骨折愈合；固定后一般均允许早期功能锻炼，有利于手部功能的恢复。缺点是操作比较复杂。而克氏针固定的优点为操作简单，使用非常灵活；软组织剥离少，对骨折端血运影响小；二次取针容易。相对接骨板固定而言，其缺点是稳定性较差；单枚克氏针不能控制短缩和旋转移位，通常需要 2 枚以上克氏针交叉固定。本例患者采用的是克氏针跨关节固定，对指骨间关节关节功能恢复产生了一定的影响。

（3）牢固细致的肌腱缝合，在处理屈、伸肌腱缝合时应在调整适当张力后进行，确保屈、伸肌力平衡。

（4）血管、肌腱及神经的吻合：血管修复的质量和数量是断指再植成败的关键，并且要尽量减少缝合时的张力。术中应多吻合血管，且两侧指固有动脉均做修复。吻合头静脉，尺侧贵要静脉或粗大的分支建立静脉回流。在缝合指总神经时，可直接缝合时做外膜端端吻合术，对于伴有不同程度缺损的神经采取皮神经移植吻合修复。

2．为什么分阶段早期进行康复是手功能恢复的保证？

（1）康复治疗目的：目标是最大程度的功能恢复及减少术后并发症的发生。关节僵硬是断掌再植后的最常见的并发症，手指的近侧指间关节对于僵硬表现得尤其明显。断掌后由于血肿形成，加之长时间的固定，造成肌腱和关节粘连是关节活动度下降的主要原因。断掌通常为高能量损伤，常合并有肌腱、神经、血管损伤，其术后关节僵硬率明显升高。由于屈、伸肌腱均紧贴骨膜走行，术后由于出血、机化、骨痂形成等原因引起的肌腱粘连所导致的关节僵硬较为常见。早期康复可以减少关节僵硬、肌腱粘连的发生概率，减轻瘢痕。功能锻炼应循序渐进，应在医生或治疗师的指导下进行，否则可能会导致内固定松动或者骨折处移位，或者因过度活动导致肌腱断裂。

（2）分阶段康复：根据断肢断掌的程度的不同，手术的情况、损伤的程度制定了一套以轻柔被动活动为先导，物理因子治疗、关节活动技术和作业治疗为主导，将日常生活训练贯穿于全过程的三级康复治疗方案。结合本例患者，患者康复分为炎症保护期、稳定期和愈合期三个阶段。炎症保护期以控制水肿、促进伤口愈合，保护性制动，上肢未累及关节完全活动为目标。稳定期以瘢痕无粘连、屈伸肌腱自由活动及邻近骨折各关节的功能性活动为目标。愈合期以达到全范围或最大活动度且肌腱滑动自如、增强肌力和耐力，尽量达到日常生活活动自理的目标。总之，康复治疗不可操之过急，在不同时期应用不同的康复治疗方法。

（3）物理治疗：红外线能促进血液循环，加强局部组织的营养，有利于组织进一步消肿。超声波、蜡疗能加快组织肿胀的消退，软化瘢痕，减少粘连。予以经皮神经电刺激疗法可促进神经尽快恢复。在此基础上进行各掌指关节及指骨间关节的主动伸屈活动、捏握活动、精细动作等训练有助于加速运动、感觉功能的恢复。

（4）感觉功能训练：开始时使用保护性训练，即用针刺觉、冷热觉来训练。以后进行定位觉、形状觉训练。就是给以不同质地和形状的物品进行训练如纸张、金属、玻璃、皮毛、丝绸、布类等来训练手的实体感觉提高辨别能力。如再植指有感觉过敏时可进行脱敏训练。

（5）神经损伤康复：创伤性周围神经功能损伤引起的手部功能障碍，在进行早期功能康复锻炼同时结合综合物理干预具有较好的疗效，在实施科学、系统的康复训练的基础上，引导患者进行一些主被动功能锻炼，可提高手部肌力运动能力，加速损伤部位的静脉与淋巴回流，提高损伤部位的运动与感觉功能恢复。

（6）心理治疗：心理治疗是非常必要的。在康复治疗期间应根据患者家庭、社会背景及个人的心理特点进行合理的心理支持治疗，不断地提高患者自我康复能力，有效利用家庭环境和条件，有计划、有目的地进行康复训练，直至手指的感觉和运动功能得到充分恢复。医务人员和家庭人员有责任帮助患者消除悲观情绪，加强康复训练，使患者尽快地、更好地恢复手的功能。

（7）支具的使用：早期将患指固定在主动和被动活动的有效活动范围内，能巩固康复疗效，以后调整到功能位固定，有利于手功能的康复，因为手在功能位上能做出最佳最灵活的日常动作。

（8）良好的生活习惯：给予高蛋白，富含胶原及微量元素钙、铁和维生素 A、C 的食物，如瘦肉、猪皮、动物肝脏、蛋黄、豆制品、胡萝卜、新鲜蔬菜与水果等补给营养。禁止食辛辣、冰冻、含咖啡因食物如浓茶、咖啡、可乐等。同时应该戒烟，因为香烟中的尼古丁能使微血管痉挛而影响末梢循环。

五、病例点评

该病例是手外伤离断后成功实施断肢再植的典型病例，经手术和康复治疗效果可观。康复方案的选择总体原则符合诊疗指南标准和要求，难点在于个体化康复治疗，对治疗师提出了更高要求。案例值得学习。

（病例提供者：刘立宏　刘　洋　中南大学湘雅二医院）

（点评专家：马　超　中山大学孙逸仙纪念医院）

参考文献

[1] 田茂元.断掌再植术治疗掌部完全离断的临床研究 [J].大医生，2017，2（5）：72-73.

[2] 李玲,黄友竹,徐桂荣.一例断掌再植术后 ICF 指导下的康复护理 [J].中国康复,2020,35(2)：68-70.

[3] 张海欧,赵维彦,朱春雷,等.毁坏性断掌的再植与功能重建 [J].当代医学,2018,24（27）：23-25.

[4] 颜飞华,廖军,单平联,等.断掌再植 45 例临床分析 [J].中国骨伤,2014,27（6）：475-477.

[5]Quan-Rong Z, Kui-Shui S, Zheng-Feng L, et al.Replantation and functional reconstruction of severed palm caused by crush injury[J].China J Orthop Trauma, 2004, 6（11）：1307-1308.

[6]Cai JF.Repairation and reconstruction of destructive palm[J].Chin J Microsurg, 2001, 24（2）：172-174.

[7] 陆芸,周谋望,李世民,译.骨科术后康复指南 [M].天津：天津科技翻译公司，2009.

[8] 阮国辉,赵冀平,李威,等.断掌再植术后的早期康复治疗 [J].南京军医学院学报,2003，（2）：99-100.

[9] 叶放,许蕙,王彦生,等.早期康复训练结合综合物理干预对创伤性周围神经损伤后手功能障碍的影响 [J].中国当代医药，2020，27（33）：94-97.

病例 9　跟腱断裂术后康复

一、病历摘要

患者男性，33 岁。

主　诉：外伤后左踝关节肿痛伴活动受限 1 个月余。

现病史：患者约 1 个月前因下楼时踏空伤及左足，当时即感左足跟部剧烈疼痛伴活动受限，跖屈无力，患者发病后就诊于我院急诊外科，行足踝部平片及彩超检查，并以"跟腱断裂"收入我院，并于 2023 年 10 月 13 日在蛛网膜下腔麻醉下行"跟腱修补术"，手术顺利，术后给予"长（超膝）石膏托"固定，4 周后改为"可调节踝足具"固定，未进行规范的功能训练。目前患者仍存在左足肿痛伴左踝关节活动受限，为求康复治疗收入我科。

体格检查：神志清，精神可，轮椅入室。

专科查体：双侧髋、膝及右踝活动度正常。左侧踝关节正后方可见一长约 5 cm 手术瘢痕，愈合良好，未见明显渗出。瘢痕周围皮温稍高。双踝关节周围皮肤轻触觉、针刺觉对称。左踝关节屈伸活动明显受限，主动关节活动度：背伸 -10°，跖屈 20°，内翻 0°，外翻 0°。被动关节活动度：背伸 -5°，跖屈 30°，内翻 0°，外翻 0°。左侧踝足明显肿胀；"8"字形脚踝肿胀测量：左侧 59.3 cm，右侧 54.9 cm。左小腿可见肌肉萎缩；外踝上 10 cm 处肢体围度测量：左侧 33.3 cm，右侧 35.6 cm。左下肢远端肌力较右侧差。双侧腱反射对称。Babinski 征阴性。VAS 评分 5 分。ADL 评分 65 分。

辅助检查：2023 年 10 月 12 日踝关节正侧位片示（病例 9 图 1）：左踝关节未见明显骨折。

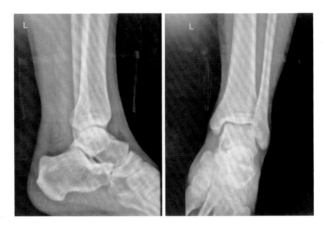

病例9图1　踝关节正侧位片

2023年10月12日踝关节彩超示(病例9图2)：左侧跟腱近附着点处肿胀增厚，厚约8 mm，距附着点约60 mm处跟腱完全性连续中断，肌腹侧断端声增强，肌纹理增粗，两断端间距约14 mm，其间充满低回声，跟腱滑囊未见积液。

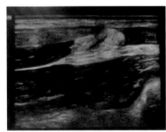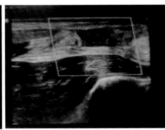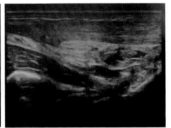

病例9图2　踝关节彩超

临床诊断：①左侧跟腱断裂修补术后；②左踝关节僵硬；③左踝关节疼痛。

功能诊断：①左踝足疼痛、肿胀；②左踝关节活动受限；③左下肢远端肌力减退；④平衡功能障碍；⑤步行功能障碍；⑥ADL障碍；⑦社会参与能力受限。

二、诊疗经过

（一）入院后相关功能评估

1. 左踝足疼痛、肿胀评估

（1）VAS评分：5分。

（2）"8"字形脚踝肿胀测量：左侧59.3 cm，右侧54.9 cm。

（3）2023 年 11 月 21 日踝关节彩超示：左侧跟腱术后，跟腱肿胀，手术连接处肿胀显著，厚约 16 mm，该处纤维纹理增粗，并见多个短棒样强回声，可见血流信号，跟腱周围未见明显积液。

2. 左踝关节活动度范围评估

主动：背伸 -10°，跖屈 20°，内翻 0°，外翻 0°。

被动：背伸 -5°，跖屈 30°，内翻 0°，外翻 0°。

3. 踝背伸、跖屈肌群表面肌电平均肌电值初期评估见病例 9 表 1。

病例 9 表 1　踝背伸、跖屈肌群表面肌电初期评估表

项目	平均肌电值 AEMG（μV）	
	左侧	右侧
比目鱼肌	74.95	143.35
腓肠肌	44.86	128.27
胫前肌	93.31	108.53

结果分析：左侧比目鱼肌、腓肠肌、胫前肌的中位频率、平均功率频率均低于右侧，提示左侧小腿肌群疲劳度差于右侧；左侧比目鱼肌、腓肠肌、胫前肌的平均肌电值均低于右侧，提示左侧小腿肌力差于右侧。

4. 肺功能评估

肺功能测定：呼吸模式为腹式呼吸为主，膈肌肌力指数为 109.61 cmH$_2$O，高于正常预计值（106 cmH$_2$O）。

5. 平衡功能评估

（1）当前左足佩戴足托，且需借助手杖站起、行走，存在站立平衡的障碍，三级平衡功能评定为站立平衡 2 级。

（2）动态、静态平衡功能测试：动态平衡无法完成，静态平衡重心偏向右侧，左足单足稳定性和平衡性均差于右足。

6. 步行功能评估

（1）当前行走需借助辅助用具，Holden 步行功能分级：2 级。

（2）数字化跑台测试：步行过程中右侧负重为主，为8.3%。躯干向右侧偏移大于左侧，在支撑相末期表现出伸髋伸膝踝关节背屈不足。

7．日常生活活动能力评估　当前左足肿痛明显，佩戴踝足支具，根据改良Barthel评分，存在用厕（5分）、转移（10分）、行走（10分）、上下楼（0分）及洗澡（0分）的困难，总分65分。日常生活基本自理，存在轻度功能障碍。

8．社会参与能力评估　根据ICF活动和参与评价量表（55分，中度障碍），具体评分如下。

（1）理解与交流正常（0分）。

（2）身体活动存在障碍（3分＋2分＋3分＋3分＋3分＋4分＝18分）。

（3）自我照护（4分＋2分＋0分＋3分＋2分＋0分＝11分）。

（4）与他人相处（0分）。

（5）生活活动（0分＋1分＋1分＋1分＋1分＋1分＋1分＝7分）。

（6）社会参与（2分＋3分＋2分＋2分＋2分＋3分＋4分＋1分＝19分）。

（二）设定康复目标

1．近期目标

（1）减轻肿胀和疼痛。

（2）增加踝关节主动和被动活动度。

（3）尽量减少瘢痕粘连和关节僵硬。

（4）强化小腿肌肉力量，预防小腿肌肉萎缩。

（5）开始进行负重训练，提高负重能力。

2．远期目标　左侧跟腱修复，恢复左踝关节功能，回归家庭，参与社会生活与工作。

（三）初期康复治疗方案

1．入院1～2周（术后4～6周）

（1）康复目标：①保护修复的跟腱,避免被动活动收缩跟腱;②控制肿胀和疼痛;③减少跟腱断裂处瘢痕形成;④增加下肢近端各组肌力到5级。

（2）康复治疗

1）消除肿胀、疼痛：进行气压治疗、淋巴引流、冷敷、磁疗、肌内效贴（病例9图3）治疗。

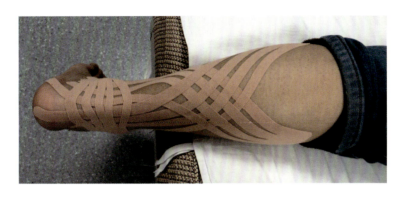

病例 9 图 3　肌内效贴治疗

2）跟腱瘢痕松解：以双手拇指按压在瘢痕的两端，双手朝相反的方向牵拉直到感受到阻力为止（病例 9 图 4）。

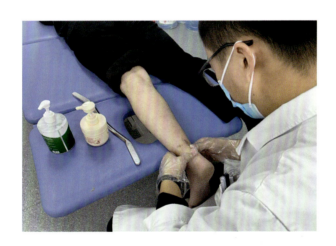

病例 9 图 4　瘢痕松解

3）左侧小腿三头肌激活、放松（病例 9 图 5）。

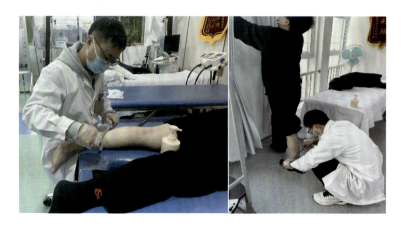

病例 9 图 5　左侧小腿三头肌激活、放松

4）下肢肌肉力量训练。

2. 入院 4 周（术后 6～8 周）

（1）康复目标：①继续减轻肿胀和疼痛；②尽量减少瘢痕粘连和关节僵硬；③增加踝关节主动和被动活动度；④继续强化小腿肌肉力量，预防小腿肌肉萎缩；⑤开始进行负重训练。

（2）康复治疗

1）蜡疗：增加温热作用，松解粘连，软化瘢痕（病例 9 图 6）。

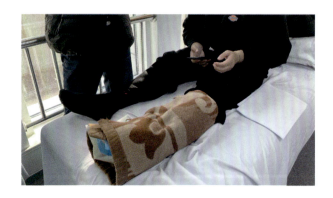

病例 9 图 6　蜡疗

2）主动、被动牵伸训练：拉伸小腿三头肌及跟腱，增加柔韧性，降低肌肉张力，提高关节活动度（病例 9 图 7、图 8）。

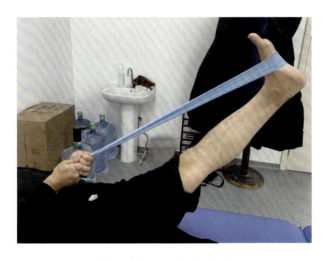

病例 9 图 7　主动牵伸训练

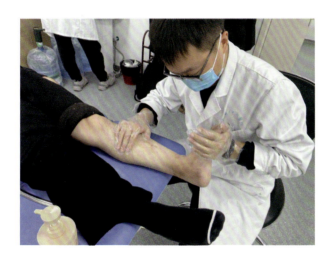

病例 9 图 8　被动牵伸训练

3）等张、等长肌力训练。

4）重心转移训练（病例 9 图 9）。

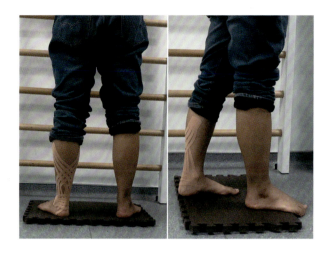

病例9图9　重心转移训练

5）核心肌群力量训练（病例9图10）。

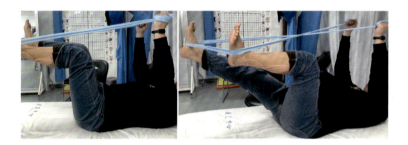

病例9图10　核心肌群力量训练

6）本体感觉输入训练（病例9图11、图12）。

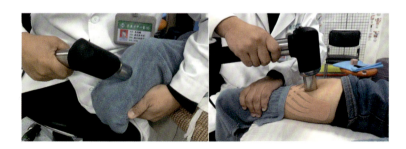

病例9图11　震动觉（Deep Muscle Stimulator，DMS）输入训练

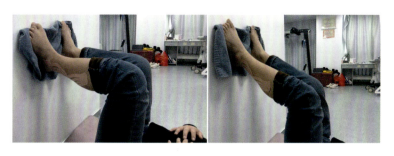

病例 9 图 12　足底位置觉输入训练

（四）中期相关功能评估（术后 8 周）

1. 左踝足疼痛、肿胀评估

（1）VAS 评分：3 分。

（2）"8"字形脚踝肿胀测量：左侧 55.2 cm，右侧 54.9 cm。

（3）2023 年 12 月 20 日踝关节彩超示：左侧跟腱术后，跟腱肿胀，跟腱周围未见明显积液。手术连接处肿胀显著，厚约 12 mm，该处纤维纹理增粗，并见多个短棒样强回声，可见血流信号。

2. 左踝关节活动度范围评估

主动：背伸 5°，跖屈 35°，内翻 15°，外翻 10°。

被动：背伸 10°，跖屈 40°，内翻 15°，外翻 15°。

3. 踝背伸、跖屈肌群初、中期表面肌电评估，见病例 9 表 2。

病例 9 表 2　踝背伸、跖屈肌群表面肌电初、中期结果对比表

项目		初评（术后 4 周）		中评（术后 8 周）	
		左侧	右侧	左侧	右侧
平均肌电值 AEMG（μV）	比目鱼肌	74.95	143.35	115.65	156.43
	腓肠肌	44.86	128.27	89.22	132.88
	胫前肌	93.31	108.53	119.25	120.36

结果分析：跟腱术后 8 周时左侧比目鱼肌、腓肠肌、胫前肌平均肌电值较术后 4 周时（入院时）增强，但较健侧（右侧）平均肌电值弱。提示经康复治疗，左小腿肌力较入院时改善，相对于健侧仍偏弱。

4．肺功能评估　呼吸模式以腹式呼吸为主，膈肌肌力指数为 105.73 cmH$_2$O，低于正常预计值（106 cmH$_2$O）。

5．平衡功能评估

（1）当前左足佩戴足托，且需借助手杖站起、行走，存在站立平衡的障碍，3级平衡功能评定为站立平衡2级。

（2）动态、静态平衡功能测试：静态平衡稳定性与平衡性均有所增加，轨迹错误率明显降低。

6．步行功能评估

（1）行走需借助辅助用具，Holden 步行功能分级：3级。

（2）数字化跑台测试：双下肢负重对称性趋于对称，步态依然为跛行步态，左侧髋膝踝角度未达到正常。

7．日常生活活动能力评估　左侧踝足肿痛减轻，可进行性负重，日常生活自理能力改善；根据改良 Barthel 评分，仍存在行走（10分）、上下楼（5分）及洗澡（0分）的困难，总分85分，轻度功能障碍。

8．社会参与能力评估　根据 ICF 活动和参与评价量表（28分，轻度障碍），具体评分如下。

（1）理解与交流正常（0分）。

（2）身体活动存在障碍（2分＋0分＋0分＋0分＋2分＋3分＝7分）。

（3）自我照护（3分＋1分＋0分＋1分＋1分＋0分＝6分）。

（4）与他人相处（0分）。

（5）生活活动（0分＋0分＋0分＋1分＋0分＋1分＋1分＋1分＝4分）。

（6）社会参与（1分＋1分＋1分＋0分＋1分＋3分＋3分＋1分＝11分）。

（五）中期康复治疗方案

入院6～8周（术后10～12周）：

1．康复目标

（1）继续增加踝关节活动度。

（2）增加肌力，强化腿部力量。

（3）增强本体感觉能力。

（4）双侧活动度力争完全对称。

（5）逐步恢复正常步态行走。

（6）争取恢复到脱离跟腱靴可以正常步态行走。

2. 康复治疗

（1）踝关节的主动运动训练（病例9图13）。

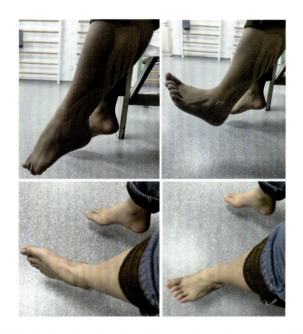

病例9图13　踝关节背伸、跖屈、内翻、外翻主动运动训练

（2）胫距关节、距下关节、中足被动关节活动（病例9图14）。

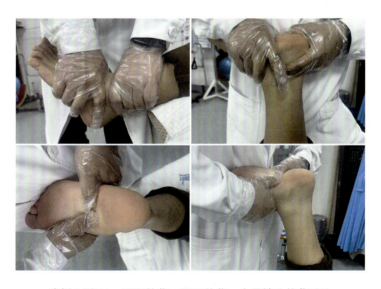

病例9图14　胫距关节、距下关节、中足被动关节活动

（3）下肢肌群训练（病例9图15至图20）。

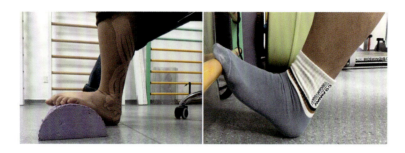

病例9图15　拉伸小腿后侧肌群

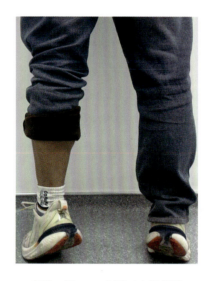

病例9图16　小腿三头肌训练

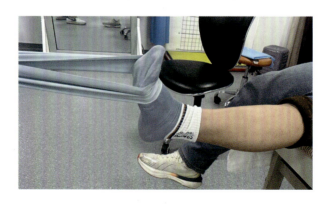

病例9图17　胫前肌训练

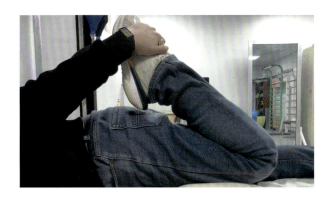

病例 9 图 18　俯卧位股四头肌拉伸

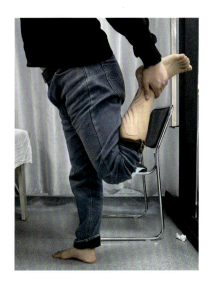

病例 9 图 19　站立位股四头肌拉伸

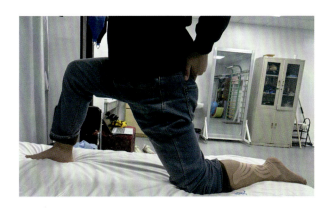

病例 9 图 20　跪位屈髋肌拉伸

（4）平衡功能训练（病例 9 图 21）。

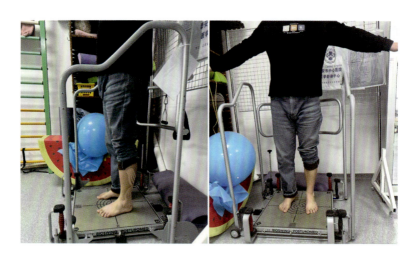

病例 9 图 21　平衡功能训练

（5）无痛单足负重训练（病例 9 图 22）。

（6）步态训练。

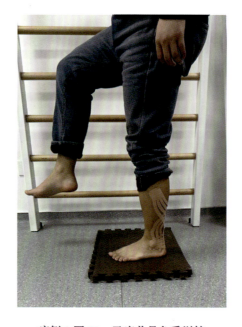

病例 9 图 22　无痛单足负重训练

（六）末期相关功能评估（术后 12 周）

1．左踝足疼痛、肿胀评估

（1）VAS 评分：1 分。

（2）"8"字形脚踝肿胀测量：左侧 55.1 cm，右侧 54.9 cm。

2．左踝关节活动范围评估

（1）主动：背伸 15°，跖屈 40°，内翻 20°，外翻 25°。

（2）被动：背伸 20°，跖屈 45°，内翻 25°，外翻 30°。

3．踝背伸、跖屈肌群表面肌电评估，见病例 9 表 3。

病例 9 表 3　踝背伸、跖屈肌群表面肌电初中末期结果对比表

项目		初评（术后 4 周）		中评（术后 8 周）		末评（术后 12 周）	
		左侧	右侧	左侧	右侧	左侧	右侧
平均肌电值 AEMG（μV）	比目鱼肌	74.95	143.35	115.65	156.43	134.72	164.21
	腓肠肌	44.86	128.27	89.22	132.88	103.25	128.46
	胫前肌	93.31	108.53	119.25	120.36	126.45	121.64

结果分析：跟腱术后 12 周时左侧比目鱼肌、腓肠肌、胫前肌平均肌电值较术后 8 周、4 周时明显增强，稍弱于右侧平均肌电值。提示经康复治疗，左小腿肌力明显改善，但相对于健侧稍弱。

4．肺功能评估　呼吸模式以腹式呼吸为主，膈肌肌力指数为 115.73 cmH$_2$O，高于正常预计值（106 cmH$_2$O）。

5．平衡功能评估

（1）可脱靴站立，三级平衡功能评定为站立平衡 3 级。

（2）动态、静态平衡功能测试：单足平衡稳定性显著提高，平衡功能与健侧稍差。

6．步行功能评估

（1）可脱靴独立行走，Holden 步行功能分级：4 级。

（2）数字化跑台测试：双下肢负重基本对称，左侧髋膝踝关节活动欠充分。

7．日常生活活动能力评估　左侧踝足肿痛明显减轻，可脱靴负重、行走，当前上下楼需借助扶手（10 分），总分 95 分，日常生活自理能力改善。

8．社会参与能力评估　ICF 活动和参与评价量表（11 分，轻度障碍）

（1）理解与交流正常（0分）。

（2）身体活动存在障碍（0分＋0分＋0分＋1分＋0分＋1分＝2分）。

（3）自我照护（0分＋0分＋0分＋0分＋1分＋0分＝1分）。

（4）与他人相处（0分）。

（5）生活活动（0分＋0分＋0分＋1分＋0分＋0分＋1分＋1分＝3分）。

（6）社会参与（0分＋1分＋0分＋0分＋1分＋1分＋1分＋1分＝5分）。

三、病例特点及讨论

跟腱是人体最粗壮的肌腱，断裂发生率较高，跟腱断裂处理不当会导致提踵能力显著下降，步态改变，对日常生活及工作造成严重影响。

应力突然增加导致运动负荷升高是跟腱损伤的主要因素之一，约78%的患者发生在跑步、跳跃、打篮球等剧烈运动中。使用类固醇类及氟喹诺酮类等药物时的不良反应、个体因素、局部炎症等亦可导致跟腱损伤。跟腱断裂的损伤机制如下：①前足负重且膝关节伸展状态下后足突然发力，快速离开地面（最常见的原因）；②足跖屈时踝关节突然背伸；③下肢放松时巨大力量背伸踝关节。根据跟腱组织的断端是否与外界相通，可将其分为开放性断裂和闭合性断裂。急性跟腱断裂根据断裂情况分为横断型、撕裂型和撕脱型。目前手术治疗仍是处理闭合性跟腱断裂的主要手段。

针对该患者因后足突然发力，造成跟腱的完全断裂，彩超检查示：左侧跟腱近附着点处肿胀增厚，厚约8 mm，距附着点约60 mm处跟腱完全性连续中断。伤后就诊于我院行手术治疗，手术过程中逐层切开显露跟腱断端，见跟腱自止点处约2 cm断裂，部分马尾状撕裂。清理断端后，缝线牵引两断端并分离松解跟腱周围组织，手术成功。术后给予超膝石膏托固定，4周后改为足靴固定。跟腱处刀口愈合良好，但手术切口及周围皮温稍高，因踝足肿痛，且关节活动受限，于我康复科就诊进行康复治疗。

结合患者跟腱当前的愈合程度，我们查找相关文献。跟腱愈合存在内源性和外源性两种愈合方式。内源性愈合为断端肌腱组织直接接触、内部腱细胞增殖并分泌胶原纤维促使肌腱愈合，这种修复会有较好的生物力学性能；外源性愈合依靠腱周滑膜细胞及肉芽组织长入，断端瘢痕组织填充，这种修复的组织生物力学性能相对较差，容易发生再断裂。何种愈合方式占主导主要取决于肌腱断端的位置、损伤程度、血供和肌腱的活动度。因此，在临床治疗中，应尽可能恢复并维持跟腱的连续性，减少其血供破坏，以促使跟腱损伤后的内源性愈合。由于腱周组织对跟腱的功能及愈合具有重要作用，在修复跟腱过程中应尽可能恢复腱周组织的完整性。跟腱开放手术的最佳切口位于跟腱内侧，其次是外侧；术后应避免在过度跖屈位固定。有研究表明，跟腱愈合后的瘢痕组织在生物力学上较差，这会导致硬度增加，并具有黏弹性的特性，在跟腱愈合过程中对其施加一定的机械刺激可以调节瘢痕的各向异性和强度。相关动物实验研究表明，跟腱完全横断术后 6 周，与术后固定 3 周和活动 3 周组相比，固定 1 周和活动 5 周组的运动范围增加，踝关节脚趾硬度降低，而术后固定 6 周且无活动期的组，肌腱横截面积减少；与术后固定 6 周且无活动期组相比，固定 1 周和活动 5 周组，愈合跟腱瘢痕组织的生物力学特性改善也最大；与制动组相比，跟腱部分断裂后早期活动，大鼠踝关节活动度及跟腱功能恢复也较好。进一步的动物研究表明，踝关节背屈由跖屈到背屈的过程中，愈合肌腱也更整齐坚硬了，组织特性和功能不断增强，而跟腱本身在愈合过程中相对于完好的跟腱会产生更多的弹性蛋白，弹性蛋白具有良好的组织顺应性，可防止肌腱在早期愈合过程中的再损伤。超声检查是跟腱断裂最为重要的辅助检查方式，可对皮下组织、腱膜、邻近组织和跟腱进行较为准确的分辨，不仅能对跟腱断裂做出较为明确的诊断，还能观察到跟腱损伤的具体位置及范围。

跟腱损伤后的康复过程必须遵循跟腱愈合的病理生理机制，既要防止对未愈合的组织施加过度负荷，又要预防制动、失用对已愈合组织的负面影响。标准的康复方案是治疗程序标准化的重要内容。因此，建立明确、可行且易于理解的书面康复方案对患者的依从性和治疗结果至关重要。当前临床上跟腱断裂术后康复方案差异很大，此外，在制订康复方案时，还须考虑到患者自身相关危险因素对肌腱愈合的影响，如年龄、基础疾病、患者依从性等。因此，建立一个可以根据个体化需要进行灵活调整的康复方案有重要现实意义。对此，我们结合跟腱断裂愈合相关机制，临床循证诊疗指南建立针对该患者的康复治疗方案。

愈合分为 3 个阶段，这 3 个阶段并不是截然分开，而是相互重叠，各阶段持续的时间取决于损伤部位和严重程度。根据这 3 个愈合阶段，康复治疗也分了 3 个治疗时期：早期（术后 0 ～ 3 周），此时一般为石膏固定期，踝关节固定跖屈 30° 位或足踝固定支具固定。这种固定，下肢长时间无法活动，易导致下肢肌肉萎缩，以及脚趾关节粘连挛缩的情况，因此需适当进行下肢可活动肌肉的收缩锻炼以及脚趾的屈伸活动锻炼。

　　早期开始负重活动，在不增加术后并发症的前提下，术后患者的跟腱功能恢复较快，重返工作的时间也较短。术后的跟腱康复与早期负荷量有关，早期固定时间的不同对跟腱断裂术后跟腱的预后也有不同影响。不同固定角度也影响着跟腱的预后，采用跟腱可调康复靴进行功能位（踝关节 0° 位）固定的试验组术后 12 个月内的美国矫形足踝协会踝后足评分及跟腱完全断裂评分明显优于对照组（踝关节跖屈 30° ~ 40° 位固定），术后 3 个月时试验组发生跟腱挛缩的比例明显低于对照组，6 个月时的跟腱功能（提踵能力）同样优于对照组。损伤的跟腱在术后早期进行适度跖屈活动是可行的，而且可以改善临床效果。由于跟腱的愈合质量直接受新生血管功能的影响，愈合早期需提高新生血管的灌注功能、改善局部微循环营养，愈合中晚期要促进新生血管的退化，以利于胶原纤维的结构重塑，这可能是促进跟腱无瘢痕愈合、改善愈合质量、提高生物力学性能的关键，值得深入研究。

　　患者术后早期，康复科未参与其相关的功能训练，来到我科时已术后 4 周，结合相关指南及文献，术后 4 ~ 6 周的重点为康复锻炼，主要是可以行踝关节屈曲 90° 位的石膏托或支具外固定（跟腱靴），在此期间可以行直腿抬高、踝泵运动、踝关节旋转等功能锻炼。根据恢复情况以及患者身体自身情况，可选择撤出支具或者石膏托，行踝关节的轻度屈伸活动。根据我们评估的结果，这个患者参与康复的时间已晚，但在此阶段如何进行功能训练，结合跟腱的愈合的过程，我们康复科如何在不造成二次损伤的情况下进行功能训练。对该患者我们首先进行了详细的评估，包括八个大的方面：①左侧踝足疼痛、肿胀；②左踝关节活动范围；③损伤患肢的肌力情况；④肺功能的情况；⑤平衡功能情况；⑥步行功能情况；⑦日常生活能力情况；⑧社会参与情况。目前对于跟腱断裂的治疗方式本有许多争议，对跟腱术后进行后期康复方面的需求高，术后康复措施的研究争议也较为突出。对此结合评估的结果，我们进行了一次医护治的评定会，并结合其组织愈合恢复的阶段，制定了相应康复治疗目标及康复治疗方案。因三次评估肺功能影响不明显，未干预治疗，但通过进行踝关节的功能训练，反而使肺功能较入院时也有明显改善。之后我们每 2 周康复治疗小组内进行评估，设定目标进行项目治疗，每 4 周进行一次评定会，评估治疗的效果，调整康复方案，此患者的恢复情况取得了一定的进步，患者比较满意。通过该患者我们总结得出，采用康复训练目标进阶管理法对跟腱术后康复患者施加干预，可显著提升该类患者的康复自我效能、改善康复效果与日常生活能力，但术后早期康复更为重要。在此呼吁更多的手术医帅重视患者术后的康复治疗。

四、相关问题及分析

（一）跟腱断裂手术快速康复的重要性有哪些?

跟腱断裂手术后的快速康复对于患者来说具有非常重要的意义。以下是从多个方面阐述快速康复的重要性。

1. 减少康复时间　快速康复的首要目标是缩短康复周期。通过采用先进的手术技术和康复方法，可以有效加速伤口愈合，减少恢复所需的时间。这意味着患者可以更早地恢复正常生活和工作。

2. 减轻疼痛与不适　在康复过程中，减轻患者的疼痛和不适感是至关重要的。通过合理的康复计划和药物治疗，可以有效缓解术后疼痛，提高患者的康复体验和舒适度。

3. 降低感染风险　快速康复还可以降低感染风险。通过严格的手术操作和术后护理，可以减少伤口感染的机会，保障患者的安全。

4. 提升恢复质量　快速康复有助于提升恢复质量。通过系统的康复训练，可以帮助患者恢复肌肉力量、关节灵活性和平衡能力，使患者在术后能够更好地恢复功能。

5. 减少肌肉萎缩　术后长时间卧床或限制活动容易导致肌肉萎缩。快速康复通过早期康复训练，可以有效预防肌肉萎缩，促进肌肉的恢复和增长。

6. 减少并发症　快速康复有助于减少术后并发症的发生。通过合理的康复计划和生活方式调整，可以降低血栓形成、关节僵硬等并发症的风险。

7. 心理积极影响　快速康复对患者的心理也有积极影响。通过减少康复时间和提升恢复质量，可以增强患者的自信心和积极心态，有利于患者更好地面对术后生活。

8. 提高生活质量　最终，快速康复的目标是提高患者的生活质量。通过恢复身体功能和提升心理状态，患者能够更好地享受生活、工作和社会交往。总之，跟腱断裂手术后的快速康复对于患者来说具有非常重要的意义。通过减少康复时间、减轻疼痛与不适、降低感染风险、提升恢复质量、减少肌肉萎缩、减少并发症、心理积极影响以及提高生活质量等方面的努力，我们可以帮助患者更好地度过术后康复期，重获健康和自信。

（二）跟腱断裂愈后还能再进行高强度比赛吗？

跟腱断裂经过恢复，愈后可以进行高强度比赛的，只是运动员的运动水平，无法恢复到伤前，身体协调性、腿部肌肉的反应将受严重影响，特别是弹跳能力也会受损。左侧跟腱受损建议术后14个月内不要进行篮球运动，右侧跟腱受损建议15个月内不要进行篮球运动。至于后遗症，只要手术做得好，保养得好，在恢复期不进行过量的腿部运动，是不会有后遗症的。

在跟腱断裂术后，评估患者的肌群力量和疲劳度对于康复进程的监控和训练计划的制订至关重要。表面肌电测试系统在这方面具有重要的应用价值。

表面肌电（surface electromyography，sEMG）是一种无创性的测试方法，可以测量肌肉在收缩或放松时的电活动，从而获得有关肌肉激活程度、肌肉力量、肌肉耐力和肌肉疲劳等方面的信息。这种测试方法具有客观性，可以避免主观评估的误差，并且实时性强，能及时了解肌肉状态的变化。

首先，通过测量sEMG信号，可以了解患者术后肌肉的恢复情况，包括肌肉力量的恢复程度和肌肉耐力的改善情况。这有助于医生判断患者是否适合进行下一步的康复训练，以及如何调整训练计划。

其次，sEMG信号中的某些特征参数，可以用来评估肌肉的疲劳程度。这些参数的变化可以反映肌肉在负荷下的疲劳状态，从而帮助医生判断患者是否需要进行休息或调整训练强度，避免过度训练导致的伤害。

最后，通过连续监测sEMG信号的变化，可以实时了解患者在康复训练过程中的肌肉状态变化，从而及时调整训练计划，确保康复进程的安全和有效。

因此，表面肌电测试系统对于跟腱断裂术后评估肌群力量、疲劳度具有重要意义。在控制良好的条件下，sEMG信号活动的变化能够在很大程度上定量反映肌肉活动的局部疲劳程度、肌力水平、肌肉激活模式、运动单位兴奋传导速度、多肌群协调性等肌肉活动和中枢控制特征的变化规律。它不仅可以为医生提供客观、实时的肌肉状态信息，还可以帮助医生制订更加科学、合理的康复训练计划，促进患者的康复进程。

五、病例点评

本病例完整阐述了跟腱断裂术后的康复方案，在康复的前、中、末期对踝足疼痛肿胀、踝关节活动范围、损伤患肢的肌力、肺功能、平衡功能、步行功能、日常生活能力、社会参与八个方面进行评估，通过物理因子、核心肌群力量训练、本体感觉输入训练、关节活动训练、下肢肌群训练、平衡功能训练、负重训练、步行训练等治疗后，使患者步行、平衡能力等方面明显提升，生活质量显著改善。本案例评估完善、目标明确、康复治疗系统规范，可供读者在临床实践中参考。

（病例提供者：郑遵成　高　强　泰安市中心医院）

（点评专家：马　超　中山大学孙逸仙纪念医院）

参考文献

[1] Tarantino D, et al. Achilles Tendon Rupture：Mechanisms of Injury, Principles of Rehabilitation and Return to Play[J]. J Funct Morphol Kinesiol, 2020, 5（4）：117-119.

[2] Lin TW, Cardenas and LJ. Soslowsky, Biomechanics of tendon injury and repair[J]. J Biomech, 2004, 37（6）：865-877.

[3] 尤田，等. 跟腱愈合相关机制的研究进展 [J]. 中华骨与关节外科杂志, 2020, 13（01）：84-88.

[4] Chen K, et al. Multiscale computational model of Achilles tendon wound healing：Untangling the effects of repair and loading[J]. PLoS Comput Biol, 2018, 14（12）：e1006652.

[5] Freedman BR, et al. Temporal Healing of Achilles Tendons After Injury in Rodents Depends on Surgical Treatment and Activity[J]. J Am Acad Orthop Surg, 2017, 25（9）：635-647.

[6] Huegel J, et al. Quantitative comparison of three rat models of Achilles tendon injury：A multidisciplinary approach[J]. J Biomech, 2019, 88：194-200.

[7] Svard A, Hammerman M, Eliasson P. Elastin levels are higher in healing tendons

than in intact tendons and influence tissue compliance[J].FASEB J, 2020, 34（10）: 13409-13418.

[8]Frankewycz B, et al.Rehabilitation of Achilles tendon ruptures：is early functional rehabilitation　daily routine[J]？[J]Arch Orthop Trauma Surg, 2017, 137（3）：333-340.

[9]陈华，等.跟腱断裂临床循证诊疗指南[J].中华骨与关节外科杂志，2022，15（05）：321-333.

[10]Hillin CD, et al.Effects of immobilization angle on tendon healing after achilles rupture in a rat　model[J].J Orthop Res, 2019, 37（3）：562-573.

病例 10　踝关节扭伤后功能、平衡稳定性的康复

一、病历摘要

患者男性，33 岁。

主　诉：打篮球扭伤右踝 6 周，韧带缝合术后 20 天。

现病史：患者 1 个月前因扭伤后出现右踝关节疼痛、肿胀、活动受限，当时于当地医院就诊，行 MRI 检查提示：距腓前韧带、跟腓韧带断裂，跟骰韧带、内侧三角韧带损伤，关节少许积液，周围软组织肿胀。于 20 天前在我院骨科行右踝关节镜下距腓韧带缝合术，出院后来我院康复科门诊继续治疗。初诊时患者坐轮椅，右踝关节肿胀伴活动受限。患者自发病以来无发热，无咳嗽咳痰，无胸闷气短，无腹痛腹泻，精神尚可，情绪低落，饮食正常，睡眠正常，大小便正常，体重无明显下降。

既往史：否认糖尿病、高血压病等慢性病病史；否认肝炎、结核等传染病史；预防接种史：正规；过敏史：否认对食物、药物过敏史；无吸烟、饮酒史；否认家族遗传病史及类似疾病史。

体格检查：体温 36.5℃，脉搏 76 次 / 分，呼吸 18 次 / 分，血压 127/78 mmHg，身高 170 cm，体重 65 kg。神志清楚，双肺呼吸音清，未闻及干湿啰音，心脏及腹部检查未见明显异常。

专科查体（初诊）：患者坐轮椅进入治疗室，佩戴踝关节支具，支具呈跖屈 10° 位固定；右踝关节明显肿胀，踝周、足背、足底均有压痛，皮肤颜色正常，触诊皮温不高，双足末梢血运好，双足各趾感觉及运动正常。外踝可见 3 cm 手术瘢痕，触摸张力高，瘢痕较紧；踝周关节囊紧张，腓肠肌肌腱紧张，下肢肌群明显萎缩，但无内外翻畸形。①围度：内外踝前下缘及跟骨上端测量踝周：健侧 29 cm、患侧 32.5 cm；伤口下缘：健侧 32.7 cm、患侧 34.5 cm；第一跖趾关节上 2 cm：健侧 25 cm；患侧 26.5 cm；髌下 15 cm（腓肠肌）：健侧 34.5 cm；患侧 33.5 cm；髌上 10 cm：健侧 37 cm；患侧 36.5 cm。提示踝关节整体肿胀，腓肠肌萎缩，股四头肌萎缩；②关节活动度：踝关节：AROM：背屈 -10°；跖屈 30°；外翻 10°；内翻 5°PROM：背屈 -5°；跖屈 35°；外翻 12.5°；内翻 10°；第一跖趾关节：趾伸 20°；趾屈 30°；膝关节活动度：正常。提示踝关节屈伸、内外翻活动均受限；第一跖趾关节活动受限；③徒手肌肉力量检查：胫前肌：3+ 级；趾长伸肌：3 级，拇长伸肌：3 级，腓骨长肌：4 级，腓骨短肌：4 级，腓肠肌：3+ 级，比目鱼肌：4+ 级；股四头肌：5 级；腘绳肌：5 级；臀大肌：5 级；臀中肌：4+ 级。提示踝关节周围肌群明显萎缩，髋膝关节肌群也有萎缩；④姿势分析：辅助站立时重心偏向健侧；患侧足背屈不足；膝关节微过伸；⑤ AOFAS 踝（-）后足评分系统：38 分，差。提示存在踝关节疼痛、关节活动受限、日常生活活动严重受限，无法步行。双侧肢体针刺、轻触、振动觉对称无减退、关节位置觉减退，Tinel 征阴性。

后两次评估结果如表病例 10 表 1 所示。

病例 10 表 1　后两次评估结果

	次评（术后 6 周）	末评（术后 10 周）
肿胀	双侧围度差＜1 cm；较前有明显改善	无肿胀
活动度	中度受限（角度恢复达 80%）	轻度受限（角度恢复达 95%）
肌力	患侧肌力 4+ 级	双侧无差异
AOFAS 评分	87 分，良	95 分，优
BESS 评分（静态平衡）	16 分，低于一般水平	10 分，平均水平
mSEBT 测试（动态平衡）	综合分数 78%，稳定性差	综合分数＞95%，稳定性正常

辅助检查：影像检查，如病例 10 图 1 所示。

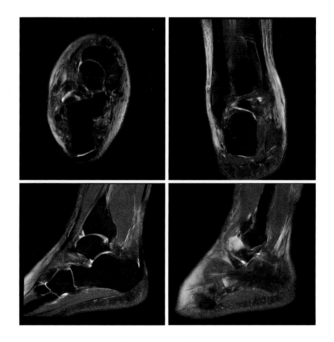

病例 10 图 1　影像检查

影像学诊断：距腓前韧带撕裂。距腓后韧带损伤。胫骨远端、距骨、跟骨骨髓水肿。关节腔积液。踝关节周围软组织肿胀、深浅筋膜炎。

临床诊断：①右踝关节距腓韧带损伤；②右侧距腓韧带修复术后；③踝关节不稳。

　　功能诊断：①右侧踝关节活动不利；②下肢力线异常；③踝关节肌力不足；④踝关节本体感觉缺失；⑤稳定性不足；⑥日常生活能力受限。

二、诊疗经过

　　经过详细的康复评估，发现该患者本次就诊的主要问题包括踝关节活动受限，下肢力线异常，肌肉萎缩，本体感觉缺失，稳定性不足等。整体康复目标分为短期和长期，短期重在通过治疗，控制肿胀，缓解疼痛，改善粘连，提高关节活动度；长期则着重于下肢整体功能，进一步强化力量，增强其平衡能力，关节协调稳定性和灵敏性，争取术后 16 周可做主动全范围屈伸活动，慢跑，快走，单次步行 3 km。通过常规物理治疗及手法治疗，改善关节活动度问题；针对性运动训练计划，加强踝周力量，调整下肢力线，恢复正常姿势及下肢力线；同时促进踝关节本体感觉恢复，增加踝关节平衡稳定性，强化下肢运动表现。

　　2 个月的治疗时间内，评估了 3 次，针对患者的不同阶段及目标，设计针对性方案，调整康复方案。经过 3 个月的持续治疗，患者目前已独立步行，关节活动度正常，无异常疼痛，日常生活能力无受限，在生活质量上有明显提升。

三、病例特点及讨论

　　分析原因：患者在 6 周前跳跃落地时踝关节扭伤导致右踝多处韧带损伤，居家休息后于 3 周前行距腓韧带缝合术，术后要求佩戴支具，限制负重 3 周。来我科就诊时评估发现右侧踝关节活动受限，疼痛，步态及姿势异常等情况。分析原因，存在以下几点：①康复介入较晚。患者手术住院期间有做围手术期康复，但是出院后就停止了，一直制动直到 3 周后就诊时才发现了诸多问题，不仅耽误了治疗时机，也加大了后期的康复难度。患者可在损伤早期，术前就开始康复介入，并持续跟进，针对不同阶段的康复问题及目标，制订针对性的康复方案；②疼痛及肿胀管理。疼痛及肿胀是术后常见的应激反应，应得到重视，疼痛及控制不足会导致患者有逃避心理，康复进程缓慢，加重粘连及瘢痕形成，造成关节活动障碍；③姿势异常问题。患者在早期因疼痛而出现重心偏移步态，而后由于踝关节活动不足出现了膝关节过伸及旋外；④踝关节不稳问题。踝关节受伤后，肌肉萎缩，肌力下降，本体感觉缺失，多种因素导致了踝关节稳定性不足。针对以上问题，具体康复方案如下。

1. 物理治疗　①中频电刺激：改善微循环，促进消炎和消肿；缓解疼痛；刺激肌肉收缩；软化瘢痕及松解粘连；②超声波：15分钟，0.8 W/cm²，目的：促进新陈代谢，改善血肿及局部营养，软化瘢痕，缓解张力，使软组织松解；③冲击波：松解瘢痕；④冰敷：控制肿胀，缓解疼痛。

2. 手法治疗　①淋巴促通手法：促进消肿；②手法按摩：松解关节周围的粘连，关节囊，腓肠肌肌腱；③关节松动术：距小腿关节：前后向及后前向滑动；距下关节：分离牵引；前后向及后前向滑动；向内侧滑动；向外侧滑动；跗跖关节：上下滑动；旋转摆动；④改善其关节活动障碍。

3. JAS牵伸支具　在关节松动术后，于活动最大角度戴JAS支具，每10分钟增加牵伸角度，以维持末端活动度。

4. 运动训练　①主动动态牵拉，打开关节活动度，缓解肌肉张力；足底滚网球，缓解足底张力；②力量训练：第一阶段利用Thera-Band训练踝关节背屈、跖屈肌力；足趾抓毛巾，强化足底肌，以改善踝关节周围肌肉力量、本体感觉及踝关节稳定性。第二阶段利用等速训练仪训练全关节范围内背屈、跖屈向心、离心力量。同时，下肢其他肌肉，如股四头肌、腘绳肌、臀大肌、臀中肌等肌群及躯干核心稳定性训练也贯穿于治疗的全程；③本体感觉及平衡稳定性训练：从坐位提踵过渡到站立位提踵到单腿负重提踵；平地行走过渡到坡面行走；稳定平面站立过渡到不稳定平面上完成指定动作（病例10图2）；从静态平衡训练过渡到动力性关节稳定性的训练及反射性的神经肌肉训练，逐渐强化其踝关节本体感觉及平衡协调稳定性。

指导肌内效贴布应用：持续的运动训练和必要的保护性措施对维持治疗效果和进一步提高生活质量至关重要（病例10图3）。

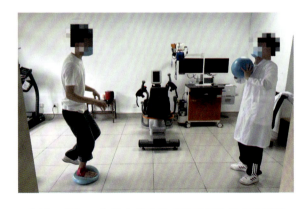

病例10图2　指导患者本体感觉及平衡稳定性训练

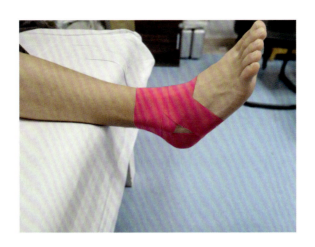

病例 10 图 3　指导患者使用肌内效贴布

四、相关问题及分析

根据以上病例资料，我们总结了关于踝关节扭伤的具体几方面的问题进行讨论，希望有助于提高对类似病例的诊治水平和服务质量。

1. 针对踝关节扭伤后，如何进行有效的康复治疗提高其功能恢复水平？

踝关节扭伤占所有运动损伤的 10% ～ 30%。踝关节外侧韧带是最容易发生扭伤的韧带。踝关节扭伤危害极大，轻伤可能导致轻微疼痛感，严重者则无法正常行走。受损的肌腱、韧带和关节囊常伴有不同程度的撕裂，引起组织出血、水肿，导致受伤的踝关节发生肿胀、疼痛、活动障碍、关节不稳等功能障碍，进而限制跑、跳、踢和改变方向的能力。踝关节扭伤的预防、治疗和康复十分重要。

踝关节扭伤的康复目标是关节活动度、力量、神经肌肉协调性的恢复。踝关节扭伤后需要进行及时康复治疗。

踝关节扭伤早期（急性期）治疗已从开始的 RICE（休息、冰敷、加压及抬高患肢）原则逐渐转变为 POLICE 原则，即保护、适当负重、冰敷、加压包扎及抬高患肢，由于单纯的 RICE 治疗策略忽略了早期功能锻炼的重要性，对后期的功能康复不利。因此踝关节扭伤早期，除了冰敷、休息、抬高等制动治疗外，还应包括非负重及负重训练。在韧带不能承重的初期阶段，肿胀疼痛消失后，进行跖屈和背屈功能练习，可通过固定功率车、等速训练仪等方式主动恢复关节活动度。当韧带具备一定承重能力时，逐渐开始负重站立及在疼痛忍受原则下的室内行走。

中期阶段主要康复治疗为及时消肿止痛、改善循环、提升肌力及增大关节活动度，同时，进行平衡稳定性训练，以及神经肌肉控制力恢复。现代康复中超声波及冲击波等理疗可有效地起到软化瘢痕及松解粘连的作用；利用淋巴回流手法配合理疗，控制肿胀，缓解疼痛；使用关节松动手法，通过松解踝关节周围韧带及关节囊，增加非收缩组织的延展性来增加踝关节的活动度，改善因扭伤而紊乱的关节结构，调整关节间隙及位置，进而增加踝关节的活动度。康复训练还包括肌力、本体感觉及平衡功能的训练。踝关节扭伤后常伴有踝周肌肉力量的减弱，常规的肌肉力量训练方法为抗阻训练，徒手抗阻、弹力带抗阻及等速肌肉力量训练。根据训练前评估发现薄弱肌肉，选择针对性的抗阻肌力训练。本体感觉训练可有效提高关节稳定性，对关节周围肌肉和韧带起到保护作用，从而减少踝关节再次扭伤的风险。训练方法主要包括单独患足睁眼及闭眼站立训练、患足立于平衡板睁眼及闭眼站立训练，从静态平衡过渡到动态平衡训练，逐渐增加训练难度。

后期的康复目标为进一步加强力量和功能康复训练，根据患者运动习惯，针对性强化其反应速度、稳定性、协调性、灵敏性。另一方面，学习踝护具及肌内效贴布的应用，能有效避免再次受伤，因为踝护具不仅可以为足踝提供预防支撑，还可以加强本体感受刺激、运动知觉和传感反馈，提高整体运动表现。

2. 针对踝关节扭伤后如何提高平衡稳定性？

踝关节扭伤后，造成其平衡稳定性下降的原因主要如下。

（1）肌肉力量减弱：研究发现损伤患者较正常组跖屈肌群、背屈肌群、外展肌群力量不足，踝周肌力下降的主要原因是扭伤时牵拉肌肉使肌肉内 α 运动神经元受损，而损伤后中枢神经系统的反射性抑制也是会造成肌肉功能改变，甚至患者的髋关节和膝关节的肌群也可能受代偿和疼痛影响导致肌力下降，主要是髋关节伸展和外展力量下降。已有研究证明，6 周的髋周肌群力量训练显著提高姿势控制能力；髋部力量与踝关节静动态平衡、功能表现等之间都具有显著相关性。

（2）本体感觉功能下降：本体感觉的产生主要依赖于关节周围韧带、肌腱、皮肤等组织的高尔基腱器、鲁菲尼小体等本体感觉感受，其广泛分布在踝关节周围的肌肉及韧带中，向中枢传递关节角度、机械张力、加减速度等信息。这些本体感觉信息和视觉、前庭觉一起经中枢，通过反馈作用调节肌肉的兴奋，进而参与到关节动态稳定性控制当中。踝关节在扭伤后，周围肌肉韧带中的机械性刺激感受器和传入神经纤维因受到过度牵拉而被破坏，干扰中枢神经系统对踝关节运动觉、位置觉和用力觉信息的准确感知，影响神经肌肉控制对关节运动和负荷做出反应，使患者的运动能力下降，以至于影响到正常的站立、下蹲、行走、跑跳等基本动作。因此踝关节本体感觉在维持关节的功能稳定性中起着重要的作用。

（3）神经肌肉控制功能改变：神经肌肉控制又称感觉运动控制，是指肌肉对关节动态稳定性信号的无意识反应。整个过程涉及神经肌肉的反馈和前馈控制机制，反馈是指关节在应对外界干扰时所采取的反射性调整和纠正措施。前馈是指肌肉根据预期和经验，在完成某一项特定动作时所产生的预准备活动。当机体的前馈控制能力减弱后，运动中的着地或脚踝外翻容易导致过度牵拉，从而增加了运动损伤的风险。KIM 等通过对患者着陆任务期间的肌肉分析，发现患者的神经肌肉控制策略发生改变。神经肌肉控制能力降低，可能影响到神经调控作用或使本体感受器功能下降，导致踝关节平衡稳定性降低。

训练中可通过平衡误差评分系统（balance error scoring system, BESS）（静态评估）及星形偏移平衡测试（star excursion balance test, SEBT）（动态评估）等评估方法，全面评估感觉整合能力、运动控制能力和稳定性等，观察其为保持稳定所采用的踝策略和髋策略情况，评定患者平衡功能状态，从而制订康复计划、训练方案。

本体感觉训练能改善踝关节扭伤发生率、动态神经肌肉控制能力、姿势稳定性、关节位置觉等多个指标。本体感觉训练能够激活更多的本体感受器，进而激活和募集相应数量的运动单位参与运动，提高踝关节的稳定性与灵活性；本体感觉训练能够在开展各项运动过程中，通过肌体和腱器官的反馈来调整踝周肌肉力量的协调性，而准确的肌肉收缩速度和收缩顺序应答能够增强踝关节的控制能力。原因可能为本体感觉刺激了足底皮肤触、压觉感受器和踝关节周围本体感受器，使信息传递通路在传递信号方面变得更加有效，提高了踝周向中枢神经系统传递信息的能力，有利于中枢神经系统快速做出判断，指导相应肌群进行姿势调整，从而降低运动员身体重心的摇摆幅度，提高了平衡稳定性。

在踝关节康复训练中，可利用不稳定平面来进行睁眼与闭眼的单脚站立训练来同时锻炼机体的平衡与本体感觉能力；也可利用平衡板或平衡垫等不稳定支撑面训练本体感觉，进一步提升对于稳定性和姿势控制的能力。

踝关节扭伤后，由于下肢动力学和中枢神经系统可塑性的影响，整个下肢都发生了变化，患者的髋部力量与静动态平衡、功能表现都具有显著相关性。当患者的踝侧略受损，为了补偿踝关节的神经肌肉控制受损，近端的臀大肌适应性提高激活程度来增加髋部稳定性以维持身体稳定。踝关节康复策略上应该加入髋周肌群的训练，甚至整个躯干核心肌群的锻炼。

近年来国内外对平衡稳定性的评估方法越来越客观和精确，平衡稳定性的训练方法也由单纯的静态平衡练习发展为可以针对性地训练本体感觉、前庭觉、视觉等不同前馈和反馈控制下动态姿势稳定性训练，以达到最佳的康复效果。

五、病例点评

踝关节扭伤是日常生活中最常见的损伤之一，但在临床治疗中常忽略了康复治疗的重要性。大多数患者在扭伤后往往未能及时地进行正确的治疗或过早地参与运动，从而导致肿胀、疼痛、活动受限及踝关节不稳等问题，甚至可进一步引起下肢其他关节损伤，下肢力线改变，出现连锁不良反应及恶性循环。但若经过正确的治疗，及时的干预，大部分患者的功能都可得到显著改善。因此，早期康复，全面评估，跨学科团队紧密合作，针对不同时期特点及不同目标及时调整康复方案，会大大改善患者治疗效果。

该病例出现的疼痛、肿胀、关节活动受限、下肢力线异常、平衡稳定性下降等问题，是踝关节扭伤中非常常见的问题，患者虽然在出院后存在康复空窗期，耽误治疗时机，导致治疗难度增大，但在全面评估后，患者持续积极且稳定地进行了将近10周的康复治疗及功能锻炼。我们团队在治疗期间不断发现问题，逐个突破，最终患者踝关节功能有明显改善，运动表现及生活质量显著提高。总体来说，这个病例展示了全面个性化康复计划的重要性。

（病例提供者：许剑恒 唐 艳 海口市人民医院）

（点评专家：马 超 中山大学孙逸仙纪念医院）

参考文献

[1]Hertel J.Sensorimotor Deficits with Ankle Sprains and Chronic Ankle Instability[J].Clinics in Sports Medicine, 2008, 27 (3): 353-370.

[2]Herb CC, Hertel J.Current concepts on the pathophysiology and management of recurrent ankle sprains and chronic ankle instability[J].Rev Gastroenterol Mex, 2006, 71 (4): 496-507.

[3]Tik-Pui DF, Youlian H, Lap-Ki C, et al.A systematic review on ankle injury and ankle sprain in sports[J].Sports medicine (Auckland, N. Z.), 2007, 37 (1): 73-94.

[4]Schiftan SG, Ross AL, Hahne JA.The effectiveness of proprioceptive training in preventing ankle sprains in sporting populations: A systematic review and meta-analysis[J].Journal of Science and Medicine in Sport, 2015, 18 (3): 238-244.

[5]Lower Extremity Biomechanics in Athletes With Ankle Instability After a 6-Week Integrated Training Program[J].Journal of Athletic Training, 2014, 49 (2): 163-172.

[6]Ross C,Alan N,Stephen D,et al.Six-week combined vibration and wobble board training on balance and stability in footballers with functional ankle instability[J]. Clinical journal of sport medicine: official journal of the Canadian Academy of Sport Medicine, 2013, 23 (5): 384-391.

[7]Balance-and Strength-Training Protocols to Improve Chronic Ankle Instability Deficits, Part Ⅰ: Assessing Clinical Outcome Measures[J].Journal of Athletic Training, 2018, 53 (6): 568-577.

[8]IBS, Denice C , LCD.Effects of Hip Strengthening on Neuromuscular Control, Hip Strength, and Self-Reported Functional Deficits in Individuals With Chronic Ankle Instability[J].Journal of sport rehabilitation, 2018, 27 (4): 1-7.

[9]Eamonn D, MCB, SDB, et al.Clinical assessment of acute lateral ankle sprain injuries (ROAST): 2019 consensus statement and recommendations of the International Ankle Consortium[J].British journal of sports medicine,2018,52(20): 1304-1310.

[10]Hunt CG.Injuries of peripheral nerves of the leg, foot and ankle: an often unrecognized consequence of ankle sprains[J].The Foot, 2003, 13 (1): 14-18.

[11]AKW, GBP, APG.Muscle Activation During Landing Before and After Fatigue in Individuals With or Without Chronic Ankle Instability[J].Journal of athletic training, 2016, 51 (8)：629 636.

[12]Gwendolyn V, Alexander H, MLW, et al.Diagnosis, treatment and prevention of ankle sprains：update of an evidence-based clinical guideline[J].British journal of sports medicine, 2018, 52 (15)：956-956.

病例 11　典型腕管综合征的康复治疗

一、病历摘要

患者男性，48 岁。

主　诉：左手桡侧三指偶发麻木刺痛 2 年余，2 日前加重并持续。

现病史：患者左利手，与妻子同住。两年前换工作开始从事电焊工作，开始新工作约 4 周后开始出现左腕疼痛，且左手桡侧三指有麻刺感；夜晚有时因麻痛醒来，抖腕数次后能缓解继续入睡。近两日出现左腕疼痛和左手桡侧三指麻木刺痛感持续，无法继续完成电焊工作，在不能电焊时领导安排其尝试电脑文书工作，左手握鼠标时症状加重，握手时症状可减轻，自行贴膏药后症状无明显缓解。转换新工作后数月左腕麻痛程度和发作频率有加重，开车握住方向盘时左腕麻痛持续。日常生活活动均能独立完成，但最近 1 周如拧毛巾等需要双手操作的家务由于左手症状无法完成，日常家务由妻子操持。患者每天工作 8 ～ 10 小时，每周工作 6 天；经常需要点焊位于头顶上方的点位，使用电焊机时左手腕常处于伸展状态；日常工作除电焊外，有约 2 小时 / 日使用电脑处理焊接记录和焊接计划设计等工作。患者日常打羽毛球，1 ～ 2 次 / 周，1 ～ 2 小时 / 次，由于左手问题，1 年前从左手持拍改为右手持拍。患者表示目前左手疼痛和麻感已严重影响工作，感到很焦虑；已取消本周的羽毛球活动。患者否认近期有跌倒或四肢外伤。否认呼吸短促、胸痛、头痛或近期感染。既往未针对左腕问题进行任何检查和干预。关于现病史的关键信息总结见病例 11 表 1。

既往史：6年前曾因颈部疼痛而至外院骨科就诊，诊断为"颈椎病"，后转介至康复医学科行康复治疗，治疗内容不详，治疗后症状消失；吸烟20年，无饮酒史。关于既往史的关键信息总结见病例11表1。

病例 11 表 1　患者现病史和既往史中对临床决策有关的信息

关键信息：

从患者的主观资料收集中，获取与临床决策有关的关键信息：

1．症状在更换工作后出现，近日加重，提示症状可能与工作常用姿势有关；

2．症状集中在局部，主要为左手桡侧三指，在患者主观讲述中未提及放射或与其他相关症状，需进一步确认；

3．夜间症状持续存在，近日症状已对睡眠产生影响；

4．握手可减轻症状，使用鼠标（腕背伸）会加重症状；

5．症状已影响工作、家务和休闲活动，对个人照护无影响；

6．患者表达出对此问题的"担忧"，需考虑患者情绪问题；

7．患者20年吸烟史，干预中提示需要生活方式调整；

8．既往被诊断为"颈椎病"，提示鉴别诊断思路。

以上信息将用于下一步的检查和评估。

解读：

主观资料收集是接诊患者时的第一步，在收集主观资料的过程中，我们可以采用 ICF 模型中"结构、功能、参与、个人因素和环境因素"来收集需要的信息。首先需要了解患者现有症状的情况，包括症状部位、类型、持续时间、频率和强度；症状发作情况，如突然出现或逐渐出现；是否有夜间症状；影响症状的因素，如加重因素、减轻因素和其他情况。除当前症状的特性，还应包括患者的既往史以及曾行的可能与当前症状相关的既往医学或诊断性测试等。了解当前症状对个人功能的影响情况，如自我照护、做家务和其他对个人而言重要的能力。个体的工作情况、活动参与和工作经历也对疾病的发生、发展和恢复有重要影响。其他信息还包括如吸烟、饮酒等个人情况及环境因素。以上这些主观信息对下一步检查评估和做出临床推理及后续治疗计划制订起到重要作用，是临床医务人员务必关注的信息。

针对当前48岁的男性患者以"左手桡侧三指偶发麻木刺痛2年余，2日前加重并持续"为主诉就诊时，临床医护人员第一印象疑似"左侧腕管综合征"问题，或由左侧上象限相关结构引起的问题，需进一步验证。

体格检查：

一般医疗检查结果如下：

心血管和肺系统：体温36.6℃，脉搏73次／分，呼吸20次／分，血压120/70 mmHg。

表皮：左侧腕部及手部皮肤无皮疹或病变，皮温正常。

肌肉骨骼系统：颈部各方向活动范围无异常，左侧压顶试验（+）、加强（+），向左上肢放射，放射至肘部。左侧 $C_5 \sim C_8$ 皮节区感觉减退，余无明显异常；深部腱反射和病理反射均未引出。所有其他四肢的肌肉力量和活动度无异常。无脊柱畸形。

认知与沟通：沟通正常，宗氏焦虑自评量表 66/100 分。

与疑似腕管综合征（carpal tunnel syndrome ,CTS）相关的评估与检查结果：

视诊：左手大鱼际无明显萎缩。

疼痛特征：数字疼痛评分（numerical rating scale，NRS）左手静息时疼痛 5/10 分，伸腕时 8/10 分，疼痛频率和性质描述为持续性"烧灼痛"，握手时疼痛减轻至 2/10 分，左腕位置改变时症状也可缓解，无放射。其余关节无疼痛、肿胀或压痛。

特殊检查：左侧 Tinel 征（+）、Phalen 试验（+）、左侧腕部压迫测试（+）。

感觉检查：单丝测试左手桡侧三指指腹均为 3.66 mm；静态两点辨别觉左手中指指腹处为 4 mm。

肌力测试：徒手肌力检查左腕伸 4/5，左手拇指伸及外展 4/5 级，余正常；握力测试，左侧 26 kg，右侧 35 kg；三指捏力测试，左侧 7.5 kg，右侧 10 kg。

手部灵活性测试：普度钉板测试（Purdue Pegboard）左手 14，右手 17，双手 14，左手＋右手＋双手为 45，装配为 37。

特异性量表：波士顿腕管综合征问卷（Boston carpal tunnel syndrome questionnaire），症状严重性评分 51/55 分，功能状态评分 34/40 分。

体格检查对临床决策的关键信息总结，见病例 11 表 2。

病例 11 表 2　体格检查对临床决策的关键信息总结

关键信息：

从客观检查和评估中，可以获取以下关键信息用于临床决策：

1. 心血管系统和表皮系统一般检查无异常

2. 肌肉骨骼系统体格检查提示当前症状与颈部功能障碍不相关，皮节和肌节分布区无异常，深部腱反射和病理反射均未引出，进一步提示左腕和手部症状独立于颈部，支持对左侧腕手行进一步局部检查

3. 宗氏焦虑自评量表提示可能存在"中度焦虑"，是后续干预需要注意的问题

4. 疼痛为中重度疼痛；症状与腕部空间变化相关：伸腕时症状加重腕管空间减少下疼痛加重，握手时症状减轻提示腕管空间增加时症状减轻；疼痛性质为"烧灼痛"，提示神经为症状来源可能性大，下一步进行针对神经的特殊检查

5. 左侧 Tinel 征、Phalen 试验、左侧腕部压迫测试三个特殊检查阳性，也指向性提示与腕管处正中神经受压相关

6. 单丝测试提示左手桡侧三指指腹轻触觉下降；静态两点辨别觉左手中指指腹处为 6 mm，正常范围内。提示左侧正中神经支配区感觉受损

7. 肌力下降、左侧握力下降、三指捏力下降符合正中神经功能障碍的表现

8. 灵活性测试提示左手灵活性下降而右侧在正常范围内，双手协调性下降，作为结局测量之一，可作为基线，与治疗后评分做对比

9. 波士顿腕管症状问卷症状严重性评分提示当前症状重，作为结局测量之一，可作为基线，与治疗后评分做对比

综合以上检查和评估结果，支持"左侧腕管综合征"诊断，由于患者无明显大鱼际肌萎缩，但存在轻触觉改变，判定症状程度为中度。

解读：

根据从主观资料中获取的信息，检查与评估主要包括两大部分：一般体格检查和与疑似"腕管综合征"相关的特定检查。

一般体格检查，包括：

1. 心血管和肺系统（心率、血压等）

2. 表皮系统（营养变化、瘢痕、颜色改变、肿胀）

3. 肌肉骨骼系统（颈部和上象限运动分析、姿势评估、是否存在萎缩，尤其是鱼际）

4. 神经肌肉系统（上象限筛查，包括皮节和末端分支分布的感觉、肌节、深部腱反射和病理反射）

5. 认知和沟通

与疑似"腕管综合征"相关的特定检查，包括：

1. Phalen 测试、腕骨压迫测试、Tinel 征

2. 单丝测试

3. 静态两点辨别觉

4. 基线握力和三点或尖端捏力

5. Dellon 改良 Moberg 捡拾取测试或普度钉板测试来评估灵活性

6. 寻找以 3 项或更多项的测试组合：年龄 > 45 岁、握手可缓解疼痛、腕比 > 0.67、CTQ-SSS > 1.9、正中神经分布区轻触觉减弱

辅助检查：肌骨超声检查示左侧正中神经走行至腕管处受压，直径约 1.8 mm，腕管近端局部增粗，直径约 3.8 mm，横截面积约 0.31 cm²，神经束膜连续性尚可，结构层次不清晰。CDFI：可见少量血流信号。左侧肌电图显示正中神经运动、感觉传导波幅降低、潜伏期延长、波形离散，腕上下运动传导速度减慢至 16.2 m/s。

临床诊断：左侧腕管综合征。

功能诊断：①左腕手疼痛；②左侧手部肌力下降伴轻微萎缩；③工作参与能力下降；④中度焦虑。

二、诊疗经过

在入院检查及功能评定的基础上，康复方面的主要问题为疼痛和功能下降，并伴有一定程度焦虑。因此康复目标包括：

1. 患者特异性功能目标

（1）尽快重返工作岗位（0/10 分）。

（2）疼痛及不适不影响日常家务（1/10 分）。

2. 短期治疗目标　缓解左手疼痛、恢复左手活动性，通过活动和功能的恢复缓解患者焦虑情绪，通过对工作方式进行适当改良以减少工作对手部的损害。

3. 长期治疗目标　预防复发，增强手部的整体功能性，减少因病对工作参与度造成的影响。

经过详细的康复评估以及与患者沟通，确定为患者提供门诊康复治疗，3 次/周，共 2 周，结束后再评估。

4. 宣教

（1）指导有效鼠标使用策略和工作改良建议。

（2）使用敲击力度较轻的键盘处理文书工作。

（3）向患者宣教与"腕管综合征"相关的病理学、危险因素、症状的自我管理、可能加重症状的姿势及活动、预防复发策略等与当前疾病相关的知识。

5. 护具　左腕在夜间佩戴中立位支具 1 周，以缓解症状并提升功能；患者在第 2 次就诊时反馈症状减轻不明显，调整为全日佩戴 1 周。

6. 物理因子治疗

（1）短波：于左腕，对置，无热量 - 微温量，8 分钟/次，3 次/周；缓解症状并消除局部无菌性炎症。

（2）干扰电：于左腕，交叉放置，15 分钟 / 次，3 次 / 周；缓解疼痛。

（3）手法治疗：于正中神经潜在卡压处行软组织松动术，颈椎牵伸及松动术。

经过两周治疗，静息时疼痛由 5/10 分降低至 1/10 分，伸腕时疼痛由 8/10 分降低至 2/10 分，波士顿腕管症状问卷症状严重性评分由 51/55 分下降至 13/55 分，功能状态评分 12/40 分。患者已经重返工作并在工作中使用工作改良策略。

三、病例特点及讨论

从患者的主观资料收集中，获取与临床决策有关的关键信息：

1. 症状在更换工作后出现，近日加重，提示症状可能与工作常用姿势有关。

2. 症状集中在局部，主要为左手桡侧三指，在患者主观讲述中未提及放射或与其他相关症状，需再进一步确认。

3. 夜间症状持续存在，近日症状已对睡眠产生影响。

4. 握手可减轻症状，使用鼠标（腕背伸）会加重症状。

5. 症状已影响工作、家务和休闲活动，对个人照护无影响。

6. 患者表达出对此问题的"担忧"，需考虑患者情绪问题。

7. 患者 20 年吸烟史，干预中提示需要生活方式调整。

8. 既往被诊断为"颈椎病"，提示鉴别诊断思路。

以上信息将用于下一步的检查和评估。主观资料收集是接诊患者时的第一步，在收集主观资料的过程中，我们可以采用 ICF 模型中"结构、功能、参与、个人因素和环境因素"收集需要的信息。首先需要了解患者现有症状的情况，包括症状部位、类型、持续时间、频率和强度；症状发作情况，如突然出现或逐渐出现；是否有夜间症状；影响症状的因素，如加重因素、减轻因素和其他情况。除当前症状的特性，还应包括患者的既往史，以及曾行的可能与当前症状相关的既往医学或诊断性测试等。了解当前症状对个人功能的影响情况，如自我照护、做家务和其他对个人而言重要的能力。个体的工作情况、活动参与和工作经历也对疾病的发生、发展和恢复有重要影响。其他信息还包括如吸烟、喝酒等个人情况及环境因素。以上这些主观信息对下一步检查评估和做出临床推理及后续治疗计划制订起到重要作用，是临床医务人员务必关注的信息。

针对当前 48 岁的男性患者以"左手桡侧三指偶发麻木刺痛 2 年余，2 日前加重并持续"为主诉就诊时，临床医务人员第一印象疑似"左侧腕管综合征"问题，或由左侧上象限相关结构引起的问题，需进一步验证。

从客观检查和评估中，可以获取以下关键信息用于临床决策：

1. 心血管系统和表皮系统　一般检查无异常。

2. 肌肉骨骼系统体格检查　提示当前症状与颈部功能障碍不相关，皮节和肌节分布区无异常，深部腱反射和病理反射均未引出，进一步提示左腕和手部症状独立于颈部，支持对左侧腕手行进一步局部检查。

3. 宗式自评量表　提示可能存在"中度焦虑"，是后续干预需要注意的问题。

4. 疼痛为中重度疼痛　症状与腕部空间变化相关。伸腕时症状加重腕管空间减少下疼痛加重，握手时症状减轻提示腕管空间增加时症状减轻；疼痛性质为"烧灼痛"，提示神经为症状来源可能性大，下一步进行针对神经的特殊检查。

5. 左侧 Tinel 征、Phalen 试验、左侧腕部压迫测试三个特殊检查阳性，也指向性提示与腕管处正中神经受压相关。

6. 单丝测试　提示左手桡侧三指指腹轻触觉下降；静态两点辨别觉左手中指指腹处为 4 mm，正常范围内。提示左侧正中神经支配区感觉受损。

7. 肌力下降、左侧握力下降、三指捏力下降　符合正中神经功能障碍的表现。

8. 灵活性测试　提示左手灵活性下降而右侧在正常范围内，双手协调性下降，作为结局测量之一，可作为基线，与治疗后评分做对比。

9. 波士顿腕管症状问卷　症状严重性评分提示当前症状重，作为结局测量之一，可作为基线，与治疗后评分做对比。

综合以上检查和评估结果，支持"左侧腕管综合征"诊断，由于患者无明显大鱼际萎缩，但存在轻触觉改变，判定症状程度为中度。最后结合临床实践指南选择证据等级较高的治疗方案，根据患者情况选择合适的治疗强度。

此案例强调了腕管综合征根据病史及体格检查进行临床推理的必要性。体现在疾病诊断、疾病分类、功能状态以及治疗方案选择等多个方面。通过临床推理得出的治疗方案，可以更好地贴合患者的疾病情况，满足患者的康复需求。

四、相关问题及分析

根据以上病例资料，我们总结了 2 个关于腕管综合征康复的具体代表性问题进行讨论，希望有助于提高对类似病例的诊治水平和服务质量。

（一）如何根据患者病史及检查结果进行临床推理？

本案例以手部疼痛和感觉损害为主诉，发现患者存在功能障碍，明确患者目标，在明确诊断后根据既往证据为患者提供有针对性的治疗，能够在最少治疗干预的前提下获得最大的治疗效益。可根据以下线索顺序进行临床推理（病例 11 图 1）。

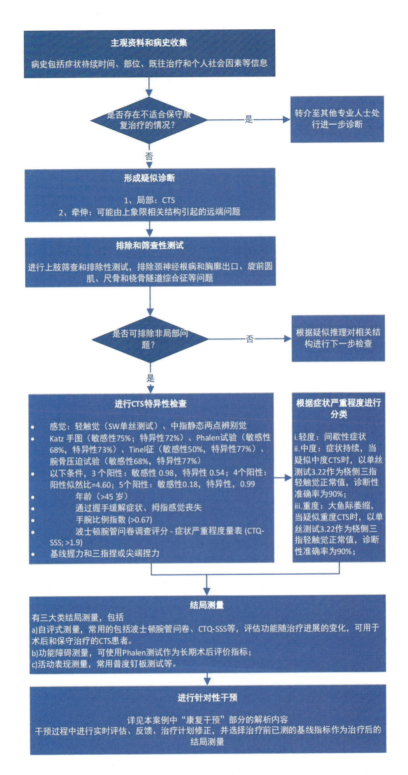

病例 11 图 1 临床推理路径

1. 主观资料收集　需要收集与案例和症状影响相关的主观资料，以为进一步客观评估和检查提供指导方向，同时排除可能存在的不适合康复治疗的其他严重情况。

2. 诊断和分类　根据对临床发现的评价，形成 CTS 的诊断与分类。

（1）诊断

1）详细的病史，包括症状持续时间、部位和严重程度及既往治疗等。

2）进行上肢筛查并排除颈神经根病和胸廓出口、旋前圆肌、尺骨和桡骨隧道综合征。

3）Semmes-Weinstein 单丝测试（SWMT）：使用 2.83（敏感性 98%）或 3.22（特异性 97%）单丝评估轻触觉。

4）中指静态两点辨别觉（特异性与敏感性相比更高）。

5）Katz 手图（敏感性 75%、特异性 72%）、Phalen 试验（敏感性 68%、特异性 73%）、Tinel 征（敏感性 50%、特异性 77%）、腕骨压迫试验（敏感性 68%、特异性 77%）。

6）年龄（＞45 岁）、通过握手缓解症状、拇指感觉丧失、手腕比例指数（＞0.67）、波士顿腕管问卷调查评分 - 症状严重程度量表（CTQ-SSS ＞ 1.9）。前述条件中存在：3 个阳性：敏感性 98%，特异性 54%；4 个阳性：阳性似然比＝ 4.60；5 个阳性：敏感性 18%，特异性 99%。

7）基线握力和三指捏或尖端捏力。

（2）分类：分为 3 类，不同类型对应不同治疗方式。

1）轻度：间歇性症状。

2）中度：症状持续，当疑似中度 CTS 时，以单丝测试 3.22 作为桡侧三指轻触觉正常值，诊断性准确率为 90%。

3）重度：大鱼际肌萎缩，当疑似重度 CTS 时，以单丝测试 3.22 作为桡侧三指轻触觉正常值，诊断准确率为 90%。

3. 结局测量　有 3 大类结局测量，包括：

（1）自评式测量：常用的包括波士顿腕管综合征问卷、CTQ-SSS 等，评估功能随治疗进展的变化，可用于术后和保守治疗的 CTS 患者。

（2）功能障碍测量：可使用 Phalen 测试作为长期术后评价指标。

（3）活动表现测量：常用普度钉板测试等。

（二）如何将指南证据转化为治疗方案？

根据指南建议，针对腕管综合征的有效保守治疗策略包括：

1. 宣教

（1）鼠标使用的影响和替代策略。

（2）使用敲击力度较小的键盘。

（3）病理学、风险识别、症状自我管理、加重姿势／活动。

2. 护具

（1）夜间佩戴中位腕矫形器，用于短期缓解和功能性改进；如果仅夜间使用无效，则轻度至中度 CTS 建议白天有症状时或全天使用。

（2）如果没有缓解，增加掌指关节制动或改良腕关节位置。

（3）建议怀孕期间患有 CTS 的女性进行产后随访。

3. 物理因子

（1）浅表热疗：短期症状缓解。

（2）微波或短波透热疗法：短期缓解轻度至中度疼痛和症状。

（3）干扰电：短期缓解疼痛。

（4）超声波药物导入：缓解轻至中度 CTS 的临床症状。

4. 手法治疗　轻度至中度 CTS 的短期缓解，可以包括潜在正中神经卡压部位的软组织松动及颈椎的伸展和活动。

5. 矫形器／拉伸计划　用于短期缓解轻度至中度 CTS 症状，针对无鱼际萎缩且两点辨别觉正常者，根据既往证据，以下方法在治疗中不推荐使用。

（1）低能量激光或其他类型的非激光性光疗。

（2）针对轻至中度腕管综合征患者使用有热量超声波治疗。

（3）针对轻至中度腕管综合征患者使用离子导入。

（4）使用磁疗。

五、病例点评

腕管综合征是最常见的周围神经卡压综合征，临床上常被误诊为颈椎病而延误治疗。因此，明确诊断很重要。一般来说，结合病史（尤其是夜间手指"麻"醒病史）、临床表现（桡侧 3 个半指刺痛、麻木；查体：Phalon 征、Tinel 征阳性等）可诊断，确诊可借助辅助检查（超声下正中神经在腕管受压及电诊断）。治疗包括急性期支具使用、非甾体类消炎药、物理因子治疗、正中神经滑移松动等可取得较好临床效果。对于症状重、上述治疗效果不佳者，可行超声引导下神经水分离治疗。

该病例病程2年余，左手麻痛症状持续、出现肌力下降、工作中使用改良策略、参与受限，分析原因可能与既往未诊治或诊断不明确、治疗措施不恰当有关。现经患者教育、支具使用、物理因子治疗2周即获得良好疗效，提示明确诊断、全面康复评定、针对性的综合康复治疗的作用至关重要。康复评定基于ICF框架从结构和功能、活动、参与进行，康复治疗依据患者康复评定及指南推荐，应用了患者教育、支具使用、神经滑移、物理因子治疗，说明规范、个体化康复是该病例治疗成功的关键。

（病例提供者：朱　毅　郑州大学第五附属医院）

（病例点评者：叶超群　中国人民解放军空军特色医学中心）

参考文献

[1]Erickson M, Lawrence M, Jansen CWS, et al.Hand pain and sensory deficits：Carpal tunnel syndrome：Clinical practice guidelines linked to the international classification of functioning, disability and health from the academy of hand and upper extremity physical therapy and the academy of orthopaedic physical therapy of the American physical therapy association[J].Journal of Orthopaedic & Sports Physical Therapy, 2019, 49（5）：CPG1-CPG85.

[2]Erickson M, Lawrence M, Stegink Jansen C, et al.Carpal tunnel syndrome: A summary of clinical practice guideline recommendations-using the evidence to guide physical therapist practice[J].J Orthop Sports Phys Ther, 2019, 49（5）：359-360.

病例 12　马蹄足内翻畸形的康复

一、病历摘要

患者男性，15 岁。

主　诉：车祸伤致四肢活动受限伴言语障碍 8 个月余。

现病史：8 个月前患者不慎被车撞倒，当即昏迷不醒，呼之不应，无活动性出血。急诊就诊于当地医院，行头颅 CT 提示：颅内出血，于急诊下行"颅内钻孔引流术"治疗，术后转至重症监护室对症支持治疗，病情相对平稳后出院，因仍呈昏迷状态，家属为求进一步促醒治疗，遂于 8 月 13 日就诊于我院行促醒、营养神经、高压氧、经颅磁刺激、物理治疗等综合康复治疗，经治疗后于 2 月 19 日患者神志清醒，意识恢复后遗留记忆力减退，言语不清，双上肢可抬举，双手可抓握，双踝关节僵硬畸形，呈马蹄内翻状，不能独坐，不能站立及步行，日常生活大部分依赖，为系统康复治疗就诊于我科，以"颅脑损伤 恢复期"收住院。

既往史：继发性癫痫、双肺感染、泌尿系感染病史，目前口服丙戊酸钠抗癫痫治疗。

专科查体：体温 36.3℃，脉搏 70 次 / 分，呼吸 18 次 / 分，血压 111/66 mmHg，心肺腹无特殊。神清，混合性失语，查体欠配合。双侧额纹对称，眼睑无下垂，双侧瞳孔等圆等大，直径约 4 mm，左侧对光反射稍迟钝，右侧对光反射灵敏。双侧眼球各向运动可。双侧鼻唇沟大致对称，示齿口角向右歪斜，吹气鼓腮可，伸舌右偏，悬雍垂居中，咽反射正常。皮肤软组织无肿胀，双下肢可见对称性肌肉萎缩。感觉检查患者不能配合。左侧肱二头肌腱反射、肱三头肌腱反射、桡骨膜反射（++），左侧膝腱反射、跟腱反射（+++）。左侧踝阵挛（+）。双上肢肌力 4+ 级，双下肢肌力 3+ 级。双下肢肌张力高。双侧巴氏征（+），余病理征未引出。四肢肢体指鼻试验欠稳准。

康复评定：

1. 徒手肌力检查　双上肢肌力 4+ 级，双踝背屈 - 胫骨前肌肌力 3 级，跖屈 - 腓肠肌肌力 3 级，比目鱼肌肌力 3 级，内翻 - 胫骨后肌肌力 3 级，外翻腓骨短肌肌力 3 级，腓骨长肌肌力 3 级。左侧踝被动关节活动度检查：左侧踝关节背屈

0°～5°，跖屈 0°～10°，内翻 0°～5°，外翻 0°～5°，活动受限。双下肢疼痛：VAS 评分 7 分。改良 Ashworth 分级：双侧上肢屈肌张力 1 级，伸肌张力 1 级，双侧下肢胫骨前肌张力 2 级，腓肠肌、比目鱼肌张力 2 级。

2．双侧 Brunnstrom 分期　上肢 V 期 - 手 V 期 - 下肢 III 期。左侧肱二头肌腱反射、肱三头肌腱反射、桡骨膜反射（++），左侧膝腱反射、跟腱反射（+++）。左侧踝阵挛（+），简化肢体运动功能 Fugl-Meyer（FMA）评分 18 分。言语功能评定：混合性失语。日常生活能力改良 Barthel 指数评分 40 分。

辅助检查： 2023 年 8 月 30 日颅脑 CT：双侧额叶软化灶；右侧额部少量硬膜下积液；较前无明显变化。2023 年 8 月 30 日双踝关节 DR（病例 12 图 1）：考虑双侧马蹄足内翻。

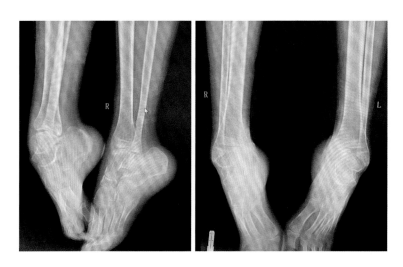

病例 12 图 1　双侧马蹄足内翻畸形 DR

临床诊断： ①重型颅脑损伤 恢复期；②颅脑损伤后继发性双侧马蹄足内翻。

功能诊断： 四肢运动功能障碍、言语功能障碍、中枢性面瘫、平衡功能障碍、疼痛、日常生活活动能力受限。

目前情况： 患者双侧继发性马蹄足内翻畸形，示齿口角向右歪斜，言语不清，不能进行简单对答，反应稍迟钝，吹气鼓腮可，伸舌右偏。

二、诊疗经过

经过详细康复评估，该患者为青少年男性，外伤致昏迷时间较长，卧床时间长达 6 个月,双下肢制动时间久,现患者清醒后出现功能障碍主要为:双足内翻畸形、双下肢运动功能障碍、言语障碍、平衡功能障碍。整体康复目标分为短期、中期和长期,短期重在通过治疗提高关节活动度,矫正畸形,缓解疼痛,增强平衡感和协调性训练。中期为逐步增强负重步行能力,改善步态和姿势调整,增强本体感觉和神经肌肉控制,预防并发症。长期则着重于恢复患者的日常生活活动自理能力及社会参与水平。本患者康复治疗分为两个阶段:第一阶段在常规康复治疗基础上,采用针对继发性马蹄足内翻畸形的康复方案:运动疗法、神经肌肉电刺激、物理治疗等;矫正畸形治疗方面,首先采取 A 型肉毒毒素注射治疗(效果欠佳:患者于 3 月 19 日在超声引导下行 A 型肉毒毒素注射治疗,双侧胫骨后肌、趾长屈肌肌张力无明显改善),联合采取足踝矫形支具佩戴。因患者对生活要求高,故联系骨科行手术矫正,术后继续第二阶段康复治疗。治疗后双踝关节被动关节活动 VAS 评分从入院时的 7 分降至 1 分,双侧关节活动范围和功能得到显著改善。改良 Barthel 指数评分由入院时的 40 分提升至 70 分(病例 12 表 1),表明患者在日常生活能力上的明显进步。

病例 12 表 1　改良 Barthel 指数评分

	VAS 评分	关节活动度	Barthel 指数评分
治疗前	7 分	受限	40 分
治疗后	1 分	改善	70 分

三、病例特点及讨论

该患者是一例颅脑损伤患者长期卧床导致双侧继发性马蹄足内翻畸形病例(病例 12 图 2)。同时有言语功能、面神经功能障碍等。本次着重讨论该患者双侧马蹄足内翻畸形的康复治疗。在脑外伤恢复期足内翻畸形为常见并发症,该并发症的发生是由于下肢张力增高,肌肉牵张反射功能紊乱,或进入痉挛期,并出现联合反应和共同运动,而张力高或易产生痉挛的肌群多在小腿的内后侧或足底部,如胫骨后肌、趾长屈肌、蹶趾屈肌、比目鱼肌和蚓状肌、趾短屈肌等,而与之拮抗的肌群,尤其是胫骨前肌、腓骨长、短肌肌力较弱,故胫骨前肌失去相互抑制,引起足内翻。此外，髋关节的外旋、小腿外旋也可以引起足内翻。足内翻虽然有一定的行走能力，但肌肉长期处于高张力状态，相末期足外缘侧着地，迈步疼痛，长期力学对线偏移导致足外侧缘损伤，势必阻碍患者正常步行模式的建立，影响患者步行能力的恢复。故纠正足内翻，对纠正异常步态、恢复正常运动模式、改善生活质量均具有重要意义。

针对该患者出现较为严重的双足内翻的原因可能有以下几点：①该患者针对功能障碍，并没有制订一个个体化、全面的循序渐进的综合治疗方案，导致患者下肢畸形严重，影响步行功能的恢复；②早期体位姿势摆放不良和关节被动活动不及时：应尽早可能少用仰卧位，患侧卧位是目前较提倡的一种体位，可伸展患者肢体，减轻或缓解痉挛，同时对抗患者肢体痉挛，同时要注意，不要在同一姿势上停留过久，2～3小时更换一次，踝关节处于功能位：踝关节背伸90°中立位；③支具佩戴时间不及时：早期（发病2周内）加用矫形足踝关节托保持双足的正常功能位，进行康复训练时脱下，其余时间坚持穿戴，若严重影响行走时，也可在行走时佩戴踝足矫形器进行行走训练；④康复介入时间过晚：该患者是颅脑损伤恢复期收入我科治疗，在急性期未进行早期促醒、一般康复治疗，导致患者出现并发症较多，创伤后功能障碍较多。并且，该患者针对功能障碍，并没有制订一个个体化、全面的循序渐进的综合方案，导致患者下肢畸形严重，影响步行功能的恢复。

针对该患者存在的下肢功能障碍，我科制定了积极、全面的康复方案。针对下肢运动障碍，该患者肌力3+级，但由于双侧马蹄足内翻畸形，如果不进行矫正，即便患者肌力逐渐恢复，也会影响行走功能，故在提高肌力的同时，抗痉挛，矫正畸形同样重要。因此，我科采取以下康复手段。

1. 抗阻运动疗法　对于患侧下肢，进行下肢屈曲、外展、内旋的抗阻运动。治疗师对患者的足背施加阻力，引导患者进行大腿屈曲、外展、内旋动作，并在一定角度下进行等长收缩抗阻。当患者出现足背屈外翻反应时，鼓励患者进行足背屈外翻动作，并在收缩终末加入牵张刺激。此方法有助于强化患者的主动肌肉收缩能力，提高足背屈外翻动作的控制能力。

2. 运动再学习　在斜坡上进行横行上下斜坡运动，患腿在斜坡的向上一侧进行牵伸内翻肌肉的训练。

3. 关节松动训练　松解踝关节周围软组织，双侧踝关节PROM训练，踝关软组织牵伸训练等。

4. 支具治疗　早期使用矫形踝关节托保持患足的正常功能位，进行康复训练时脱下，其余时间坚持穿戴。若严重影响了行走时，也可在行走时佩戴踝足矫形器进行行走训练。最新研究显示，功能性电刺激的同时行踝足矫形器步态训练可显著改善下肢功能，增加关节活动度。

5. 肉毒素注射　对于严重足内翻的患者，可以使用 A 型肉毒毒素进行局部肌肉注射，以缓解肌肉紧张和痉挛。注射剂量需要根据患者体重、靶肌数目及体积的大小、畸形的严重程度来确定。注射后配合康复治疗，以提高治疗效果。该患者入院后我们对其进行肉毒素注射，但效果欠佳。

6. 物理治疗　神经肌肉电刺激术、生物反馈、应用中频治疗仪、气压治疗等。

7. 传统中医治疗　针灸治疗：针灸治疗可以调和阴阳、疏通经络为主，电针治疗：针刺复溜、阳陵泉、足三里、阳辅、丘墟、悬钟、外丘等穴位后，加以断续波刺激，以调节肌张力平衡，兴奋拮抗肌，抑制共同运动，扩大关节活动范围，从而矫正足内翻。此外，推拿疗法也是康复治疗的一种有效方法，可以缓解肌肉紧张和疼痛，促进血液循环，提高治疗效果。

第一阶段、第二阶段治疗后，如病例 12 图 3 所示。

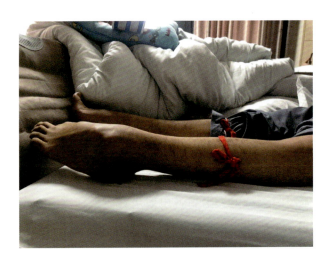

病例 12 图 2　入院时

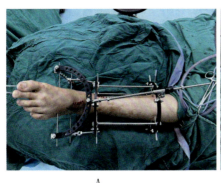 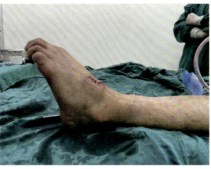

A　　　　　　　　　　　　B

病例 12 图 3　治疗后

注：A. 第一阶段治疗后；B. 第二阶段治疗后。

该患者在我科康复治疗分为两个阶段：第一阶段行康复治疗后，效果显著，双下肢肌力较前提高。徒手肌力检查：双上肢肌力 4+ 级，双踝背屈－胫骨前肌肌力 4- 级，跖屈－腓肠肌　肌力 4- 级，比目鱼肌肌力 4- 级，内翻－胫骨后肌肌力 4- 级，外翻腓骨短肌肌力 4- 级，腓骨长肌肌力 4- 级。左侧踝被动关节活动度检查：左侧踝关节背屈 0°～15°，跖屈 0°～35°，内翻 0°～10°，外翻 0°～10°。改良 Ashworth 分级：双侧上肢屈肌张力 1 级，伸肌张力 1 级，双侧下肢胫骨前肌张力 2 级，腓肠肌、比目鱼肌张力 2 级。双足内翻较前好转，考虑患者青年，有强烈愿意行走，故联系足踝外科行矫形手术。术后继续转入我科行第二阶段康复治疗。现患者可支具佩戴下行走。

四、相关问题及分析

根据以上病例资料，我们总结了关于继发性马蹄内翻足畸形康复的具有代表性的几方面问题进行讨论，希望有助于提高对类似病例的诊治水平和服务质量。

1. 对于马蹄足内翻畸形，排除先天畸形因素，对于脑卒中、颅脑损伤等长期卧床制动患者发病原因是什么？

足内翻是脑外伤常见的病态症状，是高级中枢失去对低级中枢的控制导致肌张力异常增高的现象；表现为胫骨前肌的张力增加伴内翻，特别是腓骨短肌的肌力减弱，患侧足向下向内扭转，内翻角度大于零度，当全身紧张或肌张力增加时足内翻更加明显。足内翻可伴有足下垂，但足内翻对足底关节的损害更大，通过生物力学分析发现足内翻患者在步行时足触地部位主要是足前外侧缘，特别是第5趾骨基底部，常有承重部位疼痛，导致踝关节不稳，进而影响全身平衡。足内翻影响行走能力，有时严重的足内翻甚至使患者丧失步行能力。因此对于足内翻患者来说纠正此问题是改善脑外伤患者步态的第一要素。

2. 继发性马蹄内翻足畸形如何完全康复，正常行走？

马蹄足内翻的康复应是合理的、有针对性的，这对恢复、改善行走步态有着十分重要的意义，正确的主动训练有利于正常运动模式的建立。

（1）一般康复治疗：一般康复治疗包括康复治疗技术及运动功能训练等，如Bobath、Brunnstrom、PNF等，以促进患者运动控制能力与功能活动。研究表明早期正确的良肢位摆放可以减少并发症，防止肌肉挛缩，缓解肌肉紧张与过度牵张，从而减轻和预防足内翻，促进功能恢复，减轻并发症，降低经济成本等。陈增等发现肌内效贴布结合康复治疗可明显改善足内翻症状，增强踝关节稳定性，矫正畸形，安全、无不良反应。华何柳等发现常规康复治疗结合BIODEX多关节等速力量测试训练能提高下肢功能，改善中风后下肢痉挛状态与平衡及步行功能等。

（2）药物治疗：局部注射肉毒素可显著降低肌张力，改善步态，防止痉挛性挛缩且全身副作用小。但肉毒毒素的注射对于剂量的选择尚没有统一的标准和指导原则。关晨霞等用利多卡因联合A型肉毒毒素注射治疗中风后足内翻并下垂患者，发现效果显著，且患者日常生活能力、运动功能等长期疗效优于单纯注射A型肉毒毒素治疗，表明联合使用利多卡因药物治疗可提高疗效、缩短疗程。

（3）物理因子治疗：脑损伤后足内翻的物理因子治疗以功能性电刺激最典型，易被接受，是以低频电流刺激肌肉产生运动功能的能力。王桂丽等发现根据足内翻严重程度以功能性电刺激胫骨前肌、腓骨肌等，并结合常规康复训练可纠正步行中常见足内翻畸形，提高中风后患者的运动功能。Ma等对8例患者进行振动触觉穿戴生物反馈治疗，通过分析足底部受力情况，发现生物反馈治疗使患肢足内翻程度明显减轻，足底接触面积和足底内侧压力增加，改善了中风后足内翻等导致的异常步态。此外，局部冲击波治疗、经颅磁刺激、脑机接口等新技术的运用在颅脑损伤患者也颇有成效。

（4）矫形器治疗：矫形器是以各种低温热塑板材料制成，中风后足内翻患者采用踝足矫形器，从小腿到足底对踝关节运动进行控制，牵伸小腿后侧肌群，使足部维持在正常位置。

（5）手术治疗：对踝足部的骨骼、关节、肌肉、韧带进行手术修补，主要用于张力持续性增高且长时间足内翻而导致足踝关节挛缩变形的重度足内翻患者。目前使用手术矫正已被证明是一种安全、永久和有效的方法，可改善行走能力并减少矫形器的使用。

此外中西医结合治疗方面，刘刚等电针拮抗肌联合 Bobbath 疗法治疗中风后足内翻患者，发现两种方法治疗均有效，但综合训练优于单纯的治疗，可明显改善中风后足内翻患者的下肢痉挛程度，纠正足内翻，提高下肢运动功能，表明中西医结合康复治疗足内翻效果更佳。中医治疗有针灸、推拿、中药等方法。

五、病例点评

马蹄足内翻是脑外伤后常见的功能障碍，常因患者踝周肌张力增高失衡，以及意识障碍、主动运动功能丧失、早期康复未及时介入导致踝关节挛缩有关。其治疗包括物理因子治疗、手法治疗和运动治疗以缓解疼痛、降低肌张力、松解粘连、松动关节、增强肌力，以及 A 型肉毒毒素注射以降低肌张力。上述方法无效或效果不佳时需行手术治疗。

该病例属于脑外伤后遗症，合并多种问题，如疼痛、四肢运动功能障碍（肌张力增高、肌力降低）、言语功能障碍等，处理时应综合分析，依据患者功能和需求，明确短期和长期康复目标，制订全面、个体化的康复计划。如在康复治疗的第一阶段，在常规康复治疗改善其他功能的基础上，重点针对继发性马蹄足内翻进行运动疗法、神经肌肉电刺激、物理治疗、A 型肉毒毒素注射治疗，疗效不佳时请骨科行手术矫正。第二阶段重点针对踝关节进行术后康复，取得了较好疗效，实现短期康复目标，为后期康复提供了基础。该病例成功康复体现了全面康复与个体化康复策略的统一，以及多学科协作康复模式的重要性和必要性。

（病例提供者：惠志蓉　贵州省人民医院）

（点评专家：叶超群　中国人民解放军空军特色医学中心）

参考文献

[1]Everaert DG, Stein RB, Abrams GM, et al.Effect of a foot-drop stimulator and ankle-foot orthosis on walking performance after stroke: a multicenter randomized controlled trial[J].Neurorehabilitation and Neural Repair, 2013, 27 (7): 579-591.

[2]赵娟，刘培乐，华艳，等．功能性电刺激、足踝矫形器对脑卒中后足下垂内翻患者即刻步行能力的影响 [J]. 上海医药，2018，39 (11)：31-34.

[3]Le Bocq C, Rousseaux M, Buisset N, et al.Effects of tibial nerve neurotomy on posture and gait in stroke patients: a focus on patient-perceived benefits in daily life[J].Journal of the Neurological Sciences, 2016, 366: 158-163.

[4]陈增，陈晓庆，车伟军，等．肌内效贴布治疗脑卒中后足内翻临床疗效观察 [J]. 蚌埠医学院学报，2017，42 (12)：1650-1652.

[5]华何柳，刘娟，何毅娴，等.BIODEX 多关节等速力量测试和训练系统在脑损伤后偏瘫足内翻中的治疗效果 [J]. 中外医疗，2016，35 (34)：19-21.

[6]关晨霞，郭钢花，李哲．利多卡因诊断性阻滞在脑卒中患者足下垂内翻 A 型肉毒毒素注射治疗中的应用 [J]. 中国康复医学杂志，2013，28 (3)：224-228.

[7]王桂丽，贾杰．功能电刺激治疗脑卒中足下垂合并内翻的疗效观察 [J]. 中国康复，2016，31 (6)：434-437.

[8]Ma C ZH, Zheng YP, Lee WCC.Changes in gait and plantar foot loading upon using vibrotactile wearable biofeedback system in patients with stroke[J].Topics in Stroke Rehabilitation, 2018, 25 (1): 20-27.

[9]刘刚，龚鹏，刘洋，等．电针拮抗肌结合 Bobath 疗法治疗中风后足内翻的临床研究 [J]. 针灸临床杂志，2017，33 (12)：9-12.

[10]许凤娟，倪朝民，刘孟，等．踝足矫形器对脑卒中偏瘫患者步行时足底压力及步行能力的影响 [J]. 中国康复医学杂志，2019，34 (1)：67-69，86.

病例 13　半月板损伤后康复

一、病历摘要

患者男性，41 岁。

主　诉：滑雪扭伤右膝后疼痛 9 个月。

现病史：患者 9 个月前滑雪时被人侧向撞倒，后出现关节疼痛肿胀，不能负重。自行冰敷并休息，1 周后疼痛肿胀渐轻，但行走 500m 以上即出现右膝不适，伤后 3 周完善 MRI 检查示内侧半月板体部撕裂。患者间断外用非甾体类消炎药、局部短波等理疗，症状逐渐缓解，但不能恢复受伤前运动，如跑步、跳绳等。长距离步行（3 km 以上）仍可诱发右膝内侧疼痛，伴有弹响，无绞锁，右膝屈伸活动不受限。自觉右大腿围减小。精神可，饮食正常，睡眠正常，大小便正常，体重无明显下降。

既往史：既往体健。无吸烟、饮酒史。

家族史：否认家族遗传病史及类似疾病史。

体格检查：体温 36.1℃，脉搏 80 次 / 分，呼吸 14 次 / 分，血压 130/75 mmHg。神志清楚，营养中等，步入诊室。双肺呼吸音清，未闻及干湿啰音，心脏及腹部检查未见明显异常。

专科查体：目测步态正常，双下肢等长，右膝无明显畸形，右侧股四头肌肌肉萎缩，右膝不肿，皮温不高，右膝脂肪垫、内侧关节间隙压痛。双膝 AROM 伸 0°～130° 屈曲，PROM 伸膝 0°～135° 屈曲，右侧股四头肌肌力 5- 级，余下肢肌力 5 级。双下肢围度：右侧髌中较健侧大 1 cm，右侧大腿围较健侧小 2 cm，小腿围等长。浮髌试验（-），磨髌试验（-），过伸过屈痛（-），右膝半月板摇摆试验（-），McMurray test（+），研磨试验（-），内侧侧方应力试验（+），开口感（-），前抽屉试验（-），后抽屉试验（-）。功能评定：立位平衡 3 级，Berg 平衡量表评分 60 分。VAS 评分静息时 0 分，运动后 4 分，夜间 0 分。IKDC 79 分。

辅助检查：右膝 MRI 示内侧半月板体部撕裂，关节少量积液（病例 13 图 1）。

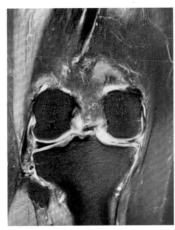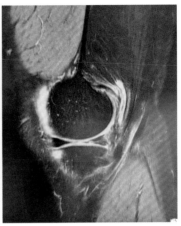

病例 13 图 1　矢状面及冠状面 MRI（T2）

临床诊断：①半月板撕裂；②肌肉萎缩；③滑膜炎。

功能诊断：①疼痛；②肌力下降；③社会参与能力下降。

二、诊疗经过

患者于门诊完善等速肌力评估后，发现在 60°/s 角速度的情况下，患侧股四头肌力为健侧的 64%，腘绳肌力为健侧的 82%，H/Q 值（腘绳肌与四头肌的肌力比值）为 82%，等速肌力测试过程中患者出现膝关节疼痛，VAS 评分 3 分，可耐受，测试后胀痛感持续 4～6 个小时缓解。患者慢性膝关节疼痛，出现肌力下降、肌萎缩，影响运动能力，制订康复目标分为短期和长期，短期重在通过物理因子治疗减轻关节炎症状态，促进积液吸收，通过肌力训练逐步强化患者下肢力量。长期则着重于恢复患者的文娱爱好能力及社会参与水平。在常规物理因子抗感染治疗的基础上，尝试了关节腔富血小板血浆注射治疗。肌力训练以多角度等长肌力训练，气动抗阻蹬踏为主，还增加了平衡仪及全身振动训练提升本体感觉。患者于门诊完成 2 个月治疗，复查等速肌力测试，股四头肌达到健侧 81%，腘绳肌达到健侧 90%，H/Q 值为 68%。患侧单腿跳达到健侧 85%。患者下肢肌力及关节功能明显改善。

三、病例特点及讨论

该患者 9 个月前外伤导致半月板撕裂，反复疼痛肿胀影响运动能力。尝试多种物理因子治疗可缓解肿痛症状，但运动能力无明显提高，且运动诱发肿痛发作频率无明显改善。分析原因，可能有以下几点：①康复目标制订不当。合理的康复目标应分别制订近期目标和远期目标，康复目标要与患者的功能需求相符合，或当不能实现患者过高期望时要通过与患者的有效沟通来实现康复目标的合理调和。患者前期治疗着眼于控制关节炎症反应，减轻肿痛，而忽视了患者长期的运动需求，在患者肿痛减轻后没有进行合理的关节运动训练，导致患者提高运动强度后关节肿痛反复发作；②肌力训练。膝关节运动损伤所致慢性疼痛多数会引起股四头肌肌肉力量的下降，如需提高关节功能，减少疼痛复发频率，肌力训练必不可少。患者前期未进行规范的肌力训练，导致就诊时肌力较健侧差36%。在这类患者的肌力训练中，抗阻练习应循序渐进，尽可能减少肿痛的诱发，可考虑多以等长及闭链运动形式进行；③本体感觉训练。失用在导致肌肉萎缩的同时也会引起本体感受器数量的减少，关节功能的恢复还需要进行本体感觉训练，平衡仪和全身振动是两种比较有效的模式。

四、相关问题及分析

根据以上病例资料，我们总结了关于半月板损伤慢性期康复的具有代表性的几方面问题进行讨论，希望有助于提高对类似病例的诊治水平和服务质量。

1. 半月板的非手术的分期治疗及建议手术治疗的指征是什么？

半月板急性期损伤后一般会有疼痛肿胀，如果没有交锁，可以应用夹板或直腿支具固定2～3周，并口服非甾体类消炎药及物理因子治疗止痛，股四头肌静力性收缩。如不再出现症状，可继续运动训练康复治疗，直至达到所需运动强度。

慢性期患者中，稳定型半月板纵裂、裂口＞10 mm，或非全层撕裂（＜50%）可以保守治疗。慢性期的康复治疗包括膝部肌力训练、负重、关节活动的恢复、治疗性运动和神经肌肉电刺激或生物反馈等。

如患者有明显的关节绞锁或所需体育运动项目需做扭转动作较多，应考虑早期手术。通常45岁以上多考虑半月板成形术，有研究表明半月板成形术较保守治疗相比，长期功能无明显差异。

2. 肌力训练的时机和方式是什么？

炎症是肌力训练的禁忌证，任何抗阻肌力训练都会导致关节内压升高诱发炎症加重。因此在半月板损伤的患者中，如患者处在关节肿痛的炎症期，则优先控制炎症。炎症控制有效后，再行肌力训练。

如患者病程较长，肌肉萎缩明显，关节肿痛易反复发作，推荐采用等长肌力训练和闭链运动模式。

等长肌力训练中的多角度等长训练借助治疗设备，在整个关节活动范围内，选取不同角度进行等长收缩训练（一般角度间隔为20°～30°），适用于关节活动中有固定角度疼痛的患者，可以避开出现疼痛的角度进行肌力训练，通过生理溢流效应覆盖疼痛角度的肌力训练效应。同理，短弧的等速肌力训练也可避开痛弧或痛点。本例患者主要是内侧半月板后角撕裂，等速训练也可以通过限制屈曲角度进行短弧训练，根据患者痛点，应用避开痛点或痛弧的短弧等速训练。

闭链运动指肢体远端固定而近端关节活动的运动，是典型的多关节参与的负重运动。闭链运动存在于远端肢体固定的人体运动，如上楼梯或蹲下活动。闭链运动施加负荷于肌肉、骨、关节，以及诸如韧带、肌腱和关节囊等非弹性软组织。闭链实际上是将开链的旋转运动转换成线性运动，因此在运动时不增加关节的剪切力，对关节有保护作用，更接近功能性康复。对于某些疾患如膝关节前交叉重建或松弛的关节，闭链运动提供了早期、安全、有效的康复手段。

如患者抗阻训练不会诱发疼痛，可尝试采用等速肌力训练。等速运动时的角速度恒定，阻力随着主动用力的变化而变化，在关节运动的各个角度都可以给到足够的阻力。等速运动中的峰值力矩与角速度负相关。同时还可利用等速设备进行向心和离心的抗阻运动，等速运动能在所有的关节活动范围内提供最大抗阻。

3. 本体感觉训练的方法有哪些？

下肢本体感觉训练有多种方式，常采用的有关节位置重现、平衡仪训练、全身振动训练等。其中全身振动训练是在设备上实现不同频率下的垂直振动，即可刺激本体感觉的恢复，还可通过兴奋肌梭引起肌肉的收缩，同时实现肌肉训练的目的。

五、病例点评

半月板损伤是最常见的运动损伤之一，常导致膝痛、弹响、绞锁、无力、膝关节功能障碍，影响患者运动和娱乐活动。Ⅰ度、Ⅱ度半月板损伤患者一般采取康复治疗，包括支具、物理因子治疗、运动疗法，尤其是针对患者膝关节功能障碍的包括改善膝关节活动度、膝关节周围肌肉力量以及神经肌肉训练的运动疗法是改善患者功能的关键。但少部分患者因康复介入延迟、康复治疗措施不恰当或缺乏适时调整而影响疗效导致病情迁延、症状反复发作、功能障碍加重，严重影响患者生活质量。

该病例为半月板体部撕裂慢性期，早期主要采取冰敷、休息、理疗、外用非甾体类消炎药，虽使症状减轻，但合并滑膜炎，存在慢性疼痛，右侧股四头肌肌力下降，膝关节功能障碍，步行 3kg 即出现症状，无法完成伤前运动。原因可能与存在滑膜炎、疼痛以及早期未进行系统运动疗法导致肌肉萎缩、膝关节功能障碍有关。针对目前疾病和功能状态，明确近期和远期康复目标，针对性给予物理因子治疗以消炎止痛，进行系统运动疗法以改善肌力、平衡、本体觉及膝关节功能，同时给予富血小板血浆（platelet rich plasma，PRP）注射以进一步消炎止痛促进软骨修复，获得良好疗效。提示基于全面、适时康复评价的系统、个性化康复治疗对于半月板损伤患者的康复重要性，尤其是运动疗法在改善患者功能中具有重要作用。

（病例提供者：谷　莉　北京大学第三医院）

（点评专家：叶超群　空军特色医学中心）

参考文献

[1] 傅德杰，杨柳，郭林. 半月板损伤与下肢力线 [J]. 中国矫形外科杂志，2021，(4)：330-333.

[2] 叶致宇，李思敏. 基于肌肉能量技术的康复训练护理对半月板损伤术后功能康复的影响 [J]. 中国医药导报，2020，17 (29)：171-174.

[3] 余文杰，柯孟成，程凌. 本体感觉神经肌肉促进技术结合康复训练对膝关节半月板损伤患者康复的影响 [J]. 中国医学创新，2020，17 (27)：129-132.

[4] Nadhir Hammami, Amani Mechraoui, Soukaina Hattabi, et al. Concentric Isokinetic Strengthening Program's Impact on Knee Biomechanical Parameters, Physical

Performance and Quality of Life in Overweight/Obese Women with Chronic Meniscal Lesions[J]. Healthcare (Basel, Switzerland), 2023, 11 (14): 2079.

[5]Scott, Alexander, Sibley, Kathryn. Knee Pain and Mobility Impairments: Meniscal and Articular Cartilage Lesions Revision 2018: Using the Evidence to Guide Physical Therapist Practice[J]. The Journal of orthopaedic and sports physical therapy, 2018, 48 (2): 123-124.

[6]Elhussein E Mahmoud, Amany S Mawas, Alsayed A Mohamed, et al. Treatment strategies for meniscal lesions: from past to prospective therapeutics[J]. Regenerative medicine, 2022, 17 (8): 547-560.

[7]Ibrahim Akkawi, Maurizio Draghetti, Hassan Zmerly. Degenerative meniscal lesions: Conservative versus surgical management[J]. Acta bio-medica: Atenei Parmensis, 2022, 92 (6): e2021354.

[8]Bahns C, Bolm-Audorff U, Seidler A, et al. Occupational risk factors for meniscal lesions: a systematic review and meta-analysis[J]. BMC musculoskeletal disorders, 2021, 22 (1): 1042.

[9]Rotini M, Papalia G, Setaro N1, et al. Arthroscopic surgery or exercise therapy for degenerative meniscal lesions: a systematic review of systematic reviews[J]. Musculoskeletal surgery. 2023, Vol. 107 (No. 2): 127-141.

[10]Shurong Zhang, Gang Chen, Ruixin Li, et al. Guidelines on the Diagnosis and Treatment of Lateral Meniscal Lesions: A Consensus Statement by the Chinese Society of Sports Medicine[J]. Orthopaedic journal of sports medicine, 2022, Vol. 10 (No. 12): 23259671221138082.

病例 14　前交叉韧带重建术后关节僵硬的康复

一、病历摘要

患者女性，31 岁，汉族，异地医保。

主　诉： 右下肢活动受限伴疼痛 10 个月余，右膝二次术后 5 个月余。

现病史： 患者 10 个月前骑电动车时摔倒，右膝着地，致右膝肿痛、活动受限。急往当地医院骨科检查，诊为 "右胫骨髁间嵴骨折、右膝前交叉韧带断裂、右膝内侧副韧带损伤、右膝半月板撕裂"。于伤后 5 天在腰麻下行 "右膝关节镜探查清理、外侧半月板修补、前交叉韧带重建术"。术后右膝伸膝位支具固定 1 个月，之后开始居家关节功能训练，右膝活动明显受限。术后 3 个月于当地医院康复科行手法治疗、运动疗法、冷疗、针灸等综合康复治疗，功能恢复仍不理想。于术后 4 个月再次入当地医院骨科，在腰麻、神经阻滞麻醉下行 "右膝关节镜探查清理，粘连松解术"，术后转回康复科继续康复治疗，功能有所改善，但关节活动仍受限，明显影响长途步行、跑跳等日常活动。于二次术后 5 个月余来到我科诊治。

手术记录 1：

麻醉方式：腰麻。

手术时间：伤后 5 天。

手术名称：右膝关节镜探查清理、外侧半月板修补、前交叉韧带重建术。

手术过程（摘取重点内容）：术中见患者外侧半月板体部及后角呈复合撕裂，前交叉韧带于胫骨止点完全撕裂，内侧半月板、后交叉韧带可。使用 2 组 FastFix 半月板缝合套件缝合外侧半月板，前交叉韧带（anterior cruciate ligament，ACL）重建，胫骨侧应用 1 枚带线锚钉固定，肌腱尾端使用可吸收线缝合加强固定。活动夹板于伸直位固定伤肢。

手术记录 2：

麻醉方式：腰麻、神经阻滞。

手术时间：第一次术后 4 个月。

手术名称：右膝关节镜探查清理，粘连松解术。

手术过程（摘取重点内容）：术中见髌上囊及内外侧间沟大量纤维瘢痕组织，质韧，刨刀切断粘连带，分离内外侧间沟，清理髌上囊，重建切带位置及张力好，关节软骨光滑，术中松解后手动关节屈至120°，伸膝情况不详。

既往史：既往体健，无特殊。

个人史：文员，本科，右利手，住楼房，有电梯。爱好看书，无运动爱好。性格温和。

月经史、婚育史、家族史：无特殊。

体格检查：生命体征平稳。一般体格检查无特殊。

专科查体：患者步入病房，步态跛行。右膝可见多处手术瘢痕，愈合良好。右膝及右下肢无明显肿胀，右大腿可见肌肉萎缩。右膝皮温不高，内、外侧脂肪垫压痛（+），髌腱下段压痛（+）。髌骨活动度差。右膝浮髌试验（-），磨髌试验（-），Lachman 试验（-）。右膝 AROM：伸 20°～屈 90°，PROM：伸 10°～屈 95°；左膝 AROM：伸 0°～屈 140°，PROM：伸 0°～屈 150°。下肢长度（L/R）：80 cm/81 cm。下肢围度（L/R）：髌上 10 cm 为 38.5 cm/35.5 cm，髌中 35 cm/35 cm，髌下 10 cm 为 32.5 cm/30 cm。右下肢肌力：髂腰肌肌力 5- 级，股四头肌肌力 5- 级，腘绳肌肌力 5- 级，余肌力 5 级。左下肢诸肌群肌力 5 级。坐位平衡 3 级，立位平衡 3 级。NRS 评分：静息 0 分，活动 3 分，夜间 0 分。吃饭、穿衣、如厕、转移、行走、上下楼梯、洗澡均可自理，上下楼梯时需缓慢侧身。

辅助检查：

右膝关节 CT 示：右胫骨平台骨折，关节腔及髌上囊积液。

右膝关节 MRI 示：右胫骨近端骨折累及髁间，股骨髁骨髓水肿；前交叉韧带断裂，内侧副韧带损伤，外侧半月板撕裂；关节积液。

右膝关节 CT 示：右胫骨平台骨折愈合期改变；右膝关节骨质疏松。

右膝关节 MRI 示：右膝前交叉韧带重建术术后改变，右膝关节积液，周围软组织肿胀。

右膝关节 MRI 示（病例 14 图 1）：右膝关节术后改变，关节对位可，胫骨可见人工固定物影，位置可。股骨、胫骨可见骨道影，周围未见明显异常信号。重建前交叉韧带假体部分模糊，T_2 信号略高。内外侧半月板可见少许长 T_2 信号影。关节腔少量积液。髌下脂肪垫、髌上脂肪垫压脂序列信号减低，见斑片及条索影。髌腱可见少许长 T_2 信号影。

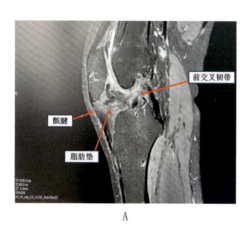

A

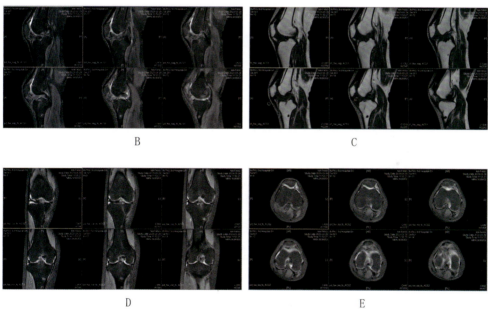

病例 14 图 1　二次术后 5 个月余 MRI

双膝关节 X 线片示：右膝术后改变，双膝关节退行性改变，髌骨轴位片示双膝髌股关节内侧间隙增大，外侧间隙缩小（病例 14 图 2）。

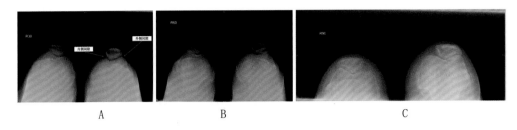

病例 14 图 2　双膝髌骨 30°、60°、90° 轴位片

注：A. 30°；B. 60°；C. 90°。

临床诊断：①右膝前交叉韧带重建术后；②右膝关节粘连松解术后；③双膝关节骨性关节炎。

功能诊断：①右膝关节活动受限；②右膝相关肌群肌力减弱；③疼痛；④平衡功能障碍；⑤步态异常；⑥日常生活能力受限或障碍；⑦社会参与能力下降或障碍。

康复目标：

近期目标：提高右膝关节活动度，改善右下肢运动功能，改善步态，正常上下楼梯。

远期目标：改善生活质量，恢复简单运动，回归家庭及工作。

二、诊疗经过

通过康复评价会总结出患者的主要问题，确定近、远期康复目标之后，为其制订康复方案如下：医师组时刻关注患者的症状、体征变化，及时复评，根据患者情况决定是否需要注射治疗，必要时组织多学科会诊，讨论是否需要再次手术。物理因子治疗组予患者右膝关节光疗，右膝脂肪垫、髌腱超声波治疗、超声药导治疗。物理治疗组予患者关节松动术、PNF 等手法治疗，辅以关节可调式牵伸训练、冷疗；单腿支撑、单腿提踵等平衡训练；股四头肌等长肌力训练，闭链末端伸膝训练，髋周肌群肌力训练等。护理组关注患者的关节活动情况，为患者宣讲可能诱发疼痛的不良姿势，指导患者积极配合治疗；为患者补充功能锻炼及饮食相关知识，配合指导患者自我训练；指导患者避免跌倒的注意事项；为患者进行疼痛评估，提供疼痛时分散注意力的方法；关注患者的关节僵硬后心理护理。经过为期两周的住院治疗以及为期 1 个月的门诊治疗，患者膝关节功能明显改善，右膝

AROM：伸 5°～屈 105°，PROM：伸 10°～屈 115°，立位平衡、步态均显著改善，经与患者讨论，暂不考虑再次手术，转往当地医院继续康复治疗（病例 14 图 3）。

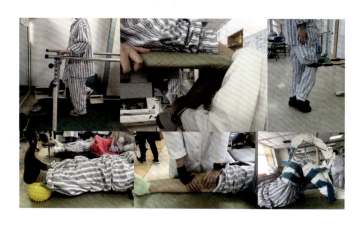

病例 14 图 3　康复治疗图片

三、病例特点及讨论

　　该病例为典型的 ACL 重建术后关节僵硬患者，曾进行过一次关节松解术。该患者在伤后 5 天手术，术后曾行直腿支具固定 1 个月，这是导致其关节僵硬最直接的因素。1 个月的时间，关节内粘连带早已形成，关节囊、皮肤、肌肉、肌腱等关节周围组织也已出现不同程度的挛缩，也就是说，导致关节僵硬发生的关节内因素和关节外因素都已出现。而术后 1 个月开始关节功能训练时首先选择居家康复，居家康复方案是否科学？即使科学，依从性好不好？这些问题的不确定也都是促进关节僵硬进展的因素。患者于一次术后 3 个月来到当地康复科进行康复治疗，即使效果不理想，也不能认为当地康复科的诊疗水平不够。各类骨科及运动医学手术术后早期进行康复介入是预防各类远期并发症最重要的手段之一，"有花堪折直须折，莫待无花空折枝"，有些患者的关节僵硬一旦形成，在哪家医院进行康复治疗也未必能达到满意的效果。患者第二次术后 5 个月余，经过系统康复治疗之后，关节功能水平虽然有了明显改善，但仍没有达到健侧的水平，为什么没有考虑再次手术治疗？一方面，患者本人对现有功能满意，不愿意再次手术；另一方面，再次手术之后，关节僵硬再发的概率也会增加，关节功能未必优于目前。

　　本病例还暴露出一个问题：手术医师的康复意识不足。首先，手术记录中对关节功能情况没有描述。第一次手术记录中完全没有描述术中关节活动情况；第二次手术记录中描述了屈膝的情况，没有写伸膝的情况，说明手术医师对关节功能关注不足，也并不清楚伸膝和屈膝对于人类的不同意义。其次，手术医师在术后要求患者制动 1 个月，说明其完全不知道术后早期康复介入的意义和内容。这提示我们在进行骨科康复临床实践时，一定要关注手术医师这一环节，对手术医师的宣教在整个围手术期康复过程中起着至关重要的作用。

四、相关问题及分析

根据以上病例资料，我们总结了关于关节僵硬的几个代表性问题进行讨论，希望有助于提高对类似病例的诊治水平和服务质量。

1. ACL 重建术后关节僵硬的发生率？

关节僵硬是膝关节前交叉韧带重建术后的常见并发症之一，文献报道的发生率从 4% 到 38% 不等，这可能与不同研究中对膝关节僵硬的定义不同以及纳入的患者中 ACL 的损伤程度不同有关。有研究显示，单纯 ACL 损伤患者发生关节僵硬的概率为 3.5% ～ 6.5%，而多韧带联合损伤患者发生膝关节僵硬的概率可高达 21.5%。在一篇回顾性研究中，单纯 ACL 损伤的患者中，最终有 3.7% 因发生膝关节僵硬而接受了膝关节松解术；而在多韧带联合损伤的患者中，这一比例高达 38.2%。

2. 膝关节僵硬的危险因素有哪些？

目前尚无公认的可以预测在膝关节手术后发生膝关节僵硬风险的相关方法或指标。一项回顾性研究纳入了 121 例接受膝关节韧带手术的患者，其中有 26 例患者发生关节僵硬，在年龄、体质指数、相关伤势、机制、外固定使用或手术时间（急性 vs 慢性）方面，僵硬组和未僵硬组之间均无显著差异。有意义的危险因素包括膝关节脱位和对 3 个或更多韧带进行手术干预。也有研究提出合并伸膝装置损伤、石膏制动时间超过 60 天、清创术次数较多、无康复训练等是发生膝关节僵硬的危险因素。

3. 膝关节僵硬的治疗方法有哪些？

膝关节僵硬的治疗方法包括非手术治疗和手术治疗。

非手术治疗包括药物治疗和物理治疗。药物治疗主要为非甾体类抗炎药的使用，以减少膝关节局部炎症反应的产生，以及缓解治疗过程中产生的疼痛。有研究显示，接受术后罗非昔布治疗的患者在全膝关节置换术后能够获得更好的关节活动度，且所需物理治疗的总时间也更短。物理治疗主要为关节被动活动和牵伸，可与夹板结合使用。关节活动可以有效防止关节粘连，预防关节纤维化的产生，但是目前对于各种膝关节手术后关节被动活动和牵伸的开始时机、强度等仍无大规模循证医学证据。

对于膝关节术后出现关节僵硬，且物理治疗无效的患者，麻醉下推拿是首选的手术治疗方法。对于麻醉下推拿术中膝关节活动的最佳角度范围，伸膝要求尽可能伸直，屈膝在不同研究中介于 80°～110°。医生应根据患者主观僵硬感受以及客观的膝关节活动角度进行个体化评估，还应考虑患者的文化背景、运动需求和宗教因素等，不同患者对于膝关节跪姿或盘腿坐姿等的要求可能大不相同。松解手术是膝关节僵硬的终极治疗手段之一。虽然既往研究显示，在没有后续手术干预的情况下，术后 12 个月关节僵硬的发生率也可显著下降至 5%。但是，仍有很多研究建议在 ACL 术后 6～8 个月及时进行粘连松解术。

五、病例点评

膝前交叉韧带损伤是最常见的意外伤害（运动损伤、交通事故等），早期手术是前交叉韧带完全断裂的最佳治疗选择，术后及时、循序渐进的系统康复治疗是功能恢复的关键。

该病例情况较为复杂，受伤时右膝前交叉韧带断裂伴右胫骨髁间嵴骨折、右膝内侧副韧带损伤、右膝半月板撕裂，伤后 3 个月继发右膝骨质疏松、5 个月继发双膝骨关节炎；先后行 2 次手术治疗：伤后 5 天行关节镜下半月板修补、前交叉韧带重建术，术后 4 个月因右膝关节僵硬行右膝关节粘连松解治疗术。右膝关节僵硬、骨质疏松、双膝骨关节炎均与第一次术后制动、早期未行系统康复治疗有关；第二次术后康复治疗介入，虽膝关节功能有所改善，但关节活动仍受限，明显影响长途步行、跑跳等日常活动，原因与继发双膝骨关节炎、疼痛、右膝相关肌群肌力减弱、平衡功能障碍、步态异常有关。经给予包括物理因子治疗、手法治疗、运动疗法的多学科协作模式康复治疗后功能明显改善，提示膝前交叉韧带损伤术后早期系统全面康复的重要性，以及"骨科 - 康复"一体化协作模式的必要性。

（病例提供者：杨延砚　祁文静　北京大学第三医院）

（点评专家：叶超群　空军特色医学中心）

参考文献

[1]Robertson GAJ, Coleman SGS, Keating JF. Knee stiffness following anterior cruciate ligament reconstruction The incidence and associated factors of knee stiffness following anterior cruciate ligament reconstruction[J]. The Knee , 2009, 16 (4) 245-247.

[2]Robertson GA, Coleman SG, Keating JF. The surgical treatment of knee stiffness following anterior cruciate ligament reconstruction[J]. Scottish Medical Journal, 2011, 56 : 156-160.

[3]Seper Ekhtiari etc. Arthrofibrosis after ACL reconstruction is best treated in a step-wise approach with early recognition and intervention : a systematic review[J]. Knee Surgery, Sports Traumatology, Arthroscopy, 2017, 25 (12) : 3929-3937.

[4]Ekhtiari S, Horner NS, de Sa D, et al. Arthrofibrosis after ACL reconstruction is best treated in a step-wise approach with early recognition and intervention : a systematic review[J]. Knee Surg Sports Traumatol Arthrosc Off J ESSKA,2017,25(12): 3929-3937. doi : 10. 1007/s00167-017-4482-1

[5]Noyes FR, Berrios-Torres S, Barber-Westin SD, et al. Prevention of permanent arthrofibrosis after anterior cruciate ligament reconstruction alone or combined with associated procedures : a prospective study in 443 knees[J]. Knee Surg Sports Traumatol Arthrosc Off J ESSKA, 2000, 8 (4) : 196-206. doi : 10. 1007/s001670000126

[6]Freedman KB, D' Amato MJ, Nedeff DD, et al. Arthroscopic anterior cruciate ligament reconstruction : a metaanalysis comparing patellar tendon and hamstring tendon autografts[J]. Am J Sports Med, 2003, 31 (1) : 2-11. doi : 10. 1177/03635465030310011501

[7]Hanley J, Westermann R, Cook S, et al. Factors Associated with Knee Stiffness following Surgical Management of Multiligament Knee Injuries[J]. J Knee Surg, 2017, 30 (6) : 549-554. doi : 10. 1055/s-0036-1593624

[8]Zaffagnini S, Di Paolo S, Meena A, et al. Causes of stiffness after total knee arthroplasty : a systematic review[J]. Int Orthop. 2021 ; 45 (8) : 1983-1999. doi : 10. 1007/s00264-021-05023-3

[9]Buvanendran A, Kroin JS, Tuman KJ, et al.Effects of perioperative administration of a selective cyclooxygenase 2 inhibitor on pain management and recovery of function after knee replacement: a randomized controlled trial[J/OL].JAMA, 2003, 290 (18): 2411-2418. https://doi.org/10.1001/jama.290.18.2411

[10]Issa K, Banerjee S, Kester MA, et al.The effect of timing of manipulation under anesthesia to improve range of motion and functional outcomes following total knee arthroplasty[J/OL].The Journal of Bone and Joint Surgery. American Volume, 2014, 96 (16): 1349-1357. https://doi.org/10.2106/JBJS.M.00899

病例 15 后交叉韧带损伤后康复

一、病历摘要

患者女性，26 岁。

主　诉：车祸伤致左膝关节肿痛伴活动受限 2 个月余。

现病史：患者于 2 个月余前，由于骑电动车追尾摔倒致左膝关节前侧受力出现膝关节肿痛伴活动障碍。遂就诊于当地医院，给予消肿对症治疗，此后患者康复训练中发现膝关节不稳，为求进一步诊疗来我院骨科就诊，行 MRI 检查提示：膝关节后交叉韧带（PCL）损伤，结合病史、体格检查及影像学检查结果，明确诊断"左膝关节后交叉韧带损伤"。于 2024 年 1 月 8 日行关节镜下自体半腱肌、股薄肌肌腱后交叉韧带重建术，术后使用膝关节可调节支具保护。此后患者为求进一步康复治疗，于 2024 年 2 月 20 日来到康复医学科就诊。

既往史：既往体健。

专科查体：患者一般状态可，乘坐轮椅，左膝关节可调节支具保护，拆除支具，可见多处小切口手术瘢痕，切口愈合可，已拆线，左膝关节略肿胀，局部压痛阳性。左下肢肌力Ⅲ级，左膝关节屈伸主动活动范围 5°～45°，被动活动范围 0°～70°，双下肢等长，无明显肌肉萎缩，皮温及感觉无异常，左膝关节后抽屉试验阴性，侧方应力试验阴性。余查体未见异常。

辅助检查：左膝关节 MRI 提示（病例 15 图 1）：后交叉韧带损伤；左膝关节后交叉韧带重建术后，如病例 15 图 2 所示。

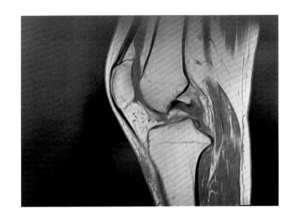

病例 15 图 1　左膝关节 MRI

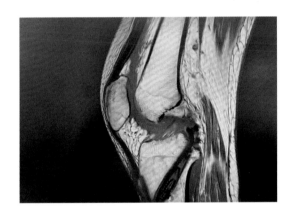

病例 15 图 2　左膝关节后交叉韧带重建术后

临床诊断：①左膝关节后交叉韧带损伤；②左膝关节后交叉韧带重建术后。

功能诊断：①左膝关节运动障碍；②左膝关节僵硬。

二、诊疗经过

1. 入院评估

（1）一般情况：左膝关节略肿胀，可见手术入路切口瘢痕，愈合良，局部压痛阳性，后抽屉试验阴性，半月板研磨试验阴性。

（2）入院专科评估：后交叉韧带强度评定（KT-2000）于膝关节屈曲 30° 用

15、20、30 磅的拉力，双侧对比测量胫骨移位 2 mm；肌力评定，等速肌力腘绳肌／股四头肌（H/Q）为 70%；肢体围度测量，左髌骨上缘 10 cm 处大腿周径为 28 cm，右髌骨上缘 10 cm 处大腿周径为 33 cm，左髌骨下缘 10 cm 处小腿周径为 23 cm，右髌骨下缘 10 cm 处小腿周径为 28 cm，膝关节周径为左 37 cm，右 32 cm；膝关节活动范围为：主动屈曲范围 5°～45° 被动屈曲范围 0°～70°，主动伸 -15° 被动伸 -10°；疼痛 VAS 评分 5 分；Hoffer 步态评估 1 级；Berg 平衡功能 6 分；膝关节关节功能 Lysholm 评分为 26 分。

2. 近期目标　控制术后疼痛、肿胀，ROM 达到 90°～110°，防止股四头肌抑制，提高髌骨活动度，独立进行家庭康复训练计划。

3. 远期目标　ROM 达到 110°～120°，恢复正常步态，提高 ADL 耐力，提高下肢灵活性，恢复膝关节稳定性。

4. 注意事项　避免热敷，行走时支具锁定在 0°，避免抗阻屈膝练习，治疗训练避免疼痛，避免长时间站立及行走。

5. 康复治疗　入院后给予冷疗消肿，小腿垫枕被动伸膝，股四头肌再训练，肌肉训练时应用肌肉电刺激（EMS）；筋膜刀松解膝关节局部软组织，下肢 CPM 训练。步态训练：支具锁定在 0°，扶拐足尖着地负重行走，渐进性负重至 75%，髌骨松动术，辅助下主动伸膝／被动屈膝（ROM 为 0°～90°）；支具锁定在 0°，仰卧位／俯卧位直抬腿，各方向直抬腿，渐进性抗阻练习。术后 6～14 周膝关节活动度的变化，如病例 15 图 3、病例 15 图 4、病例 15 图 5。

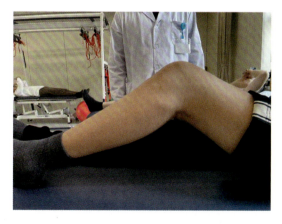

病例 15 图 3　术后 6 周（主动屈膝）

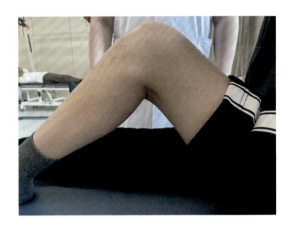

病例 15 图 4　术后 10 周（主动屈膝）

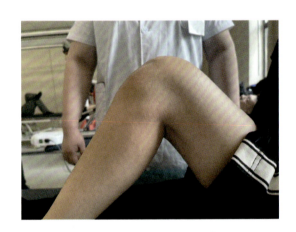

病例 15 图 5　术后 14 周（主动屈膝）

10～14 周当步行无痛时去掉拐杖进行标准功率自行车练习，辅助下主动 ROM 训练，本体感觉训练：多维支撑面上；逐步过渡到单腿负重、对侧弹力带练习干扰训练，开始向前上阶梯练习，继续关节松动训练，加强股四头肌 / 腘绳肌肌力训练；主动伸膝：60°～0°开链渐进性抗阻练习，注意不要进行主动开链腘绳肌练习，下阶梯训练，步态训练；家庭治疗计划和负重注意事项。

出院专科评估：后交叉韧带强度评定（KT-2000）于膝关节屈曲 30°用 15、20、30 磅的拉力，双侧对比测量胫骨移位 2 mm；肌力评定，等速肌力腘绳肌 / 股四头肌（H/Q）为 85%；肢体围度测量，左髌骨上缘 10 cm 处大腿周径为 32 cm，右髌骨上缘 10 cm 处大腿周径为 33 cm，左髌骨下缘 10 cm 处小腿周径为 26 cm，右髌骨下缘 10 cm 处小腿周径为 28 cm，膝关节周径为左 32.5 cm，右 32 cm；膝关节活动范围为：主动屈曲范围 0°～115°，被动屈曲范围 0°～120°，主动伸 -10° 被动伸 -10°；疼痛 VAS 评分 3 分；Hoffer 步态评估 4 级；Berg 平衡功能 42 分；膝关节关节功能 Lysholm 评分为 80 分。

三、病例特点及讨论

1. 后交叉韧带损伤通常是由高能量损伤引起的，如运动和机动车事故，车辆事故中最常见的损伤机制是仪表板碰撞和胫骨后方相对平移。屈曲过度是运动员受伤的常见原因，尤其是对前外侧束的影响。另一个常见的机制是膝关节过度伸展的突然冲击。其他的产生机制包括膝关节脱位或旋转合并内翻 / 外翻力。这些伤害在男性中更常见，单独或合并其他伤害，发生率（97%）明显高于女性（73%）。所以判断是多发损伤还是单纯后交叉韧带损伤是至关重要的。后交叉韧带损伤的分级系统是基于在后抽屉试验中观察到的胫骨后平移量。Ⅰ级损伤定义为与对侧膝关节相比，胫骨后平移增加 0～5 mm。Ⅱ级损伤定义为胫骨后平移增加 6～10 mm 的损伤。Ⅲ级损伤定义为胫骨后平移增加超过 10 mm 的损伤。还应注意是否存在一个稳定的终点。根据后抽屉试验胫骨后平移距离、膝关节 MRI 结果，即可明确诊断及判断是否手术治疗。目前后交叉韧带损伤的治疗包括非手术治疗及后交叉韧带重建术（PCL-R）。PCL-R 可分为单束重建、双束重建，移植物可为同种异体和自体肌腱，大部分术者主张取自体肌腱重建，远期膝关节功能优于同种异体肌腱，自体移植物可取腘绳肌肌腱、半膜肌肌腱等。据相关资料表明，双束重建比单束重建术式膝关节具有更好的稳定性。

2. PCL 重建后有各种各样的康复方案，本病例患者系年轻女性，左膝关节后交叉韧带自体双束重建术后，康复训练时间为术后 6 周介入。患者术后即开始行直腿抬高股四头肌肌力训练，踝泵训练，并使用拐杖进行渐进式负重训练，0～6 周患者一直给予支具伸直位 0° 锁定。该患者康复介入时机较晚，为术后 6 周，导致膝关节周围软组织挛缩粘连较重，若术后早期即给予康复治疗，如冷疗消肿，小腿垫枕被动伸膝，股四头肌等长收缩练习及腘绳肌等长收缩训练，微痛范围内的膝关节关节活动度训练，负重平衡功能训练（保护下站立，双足左右分立与肩同宽，缓慢左右、前后交替移动重心，逐渐增加患肢下肢的负重及用力程度，争取可达到患肢完全负重。5分钟/次，2次/组，每天2～3组，一般练习至可患侧单腿站稳1分钟，即可脱拐行走）等，患肢的关节挛缩粘连即可避免发生，关节活动度及下肢肌力、平衡稳定性也可以一定程度的增强，可明显的缩短患者的康复时间，康复的效果也可显著的提高。

针对患者患肢略肿胀继续 PRICE 原则治疗，同时给予超短波、超声波物理因子消肿治疗。术后6～8周开始进行可耐受负重和腘绳肌强化训练，此外还进行压腿训练，最大屈膝90°，然后逐渐发展到全范围，功率自行车练习膝关节稳定性。强化练习包括封闭式和开放式运动链练习，并伴有功能训练和稳定性练习。避免膝关节过伸训练；防止胫骨后移；全范围关节活动，6周后开始俯卧和仰卧关节活动度训练；始终佩戴 PCL 保护性支具；单腿静态肌力训练；增强肌耐力运动训练，3组，每组重复20次。8～12周：继续第6～8周的运动训练；腓肠肌牵伸与腘绳肌轻度牵伸；进阶性深蹲（深蹲→小腿抬高下蹲→重心转移下蹲）；静态弓箭步；伸膝时在球上做腘绳肌桥式运动；渐进性抗阻静态自行车；泳池中轻踢腿；倾斜跑步机步行（7%～12%的倾斜度）；本体感觉和平衡练习。12～24周：活动时始终佩戴 PCL 保护性支具；佩戴支具时能完全负重；持续前几个阶段的内容；平衡深蹲；单腿桥式运动；继续本体感觉与平衡训练；继续静态自行车抗阻与耐力训练。24～36周：脱离 PCL 保护性支具，继续力量和耐力练习，股四头肌和腘绳肌开链运动；直线慢跑运动。跑步训练完成后，继续进行单平面敏捷训练，然后进行多平面敏捷运动专项训练。综上通过上述训练，得到了满意康复效果。

3. 病例讨论　该患者术后6周介入康复，康复医师、治疗师、骨外科医师针对患者关节活动范围及膝关节稳定性进行了交流，骨外科医师建议给予迅速达到90°关节活动范围，之后短期逐渐过渡到全关节范围，尽早负重练习。我们采取了骨外科建议。当然这个患者膝关节功能恢复的相对比较理想，其实往往临床上韧带损伤重建术后能及时得到康复训练的患者还是少数的，大部分患者由于自身经济条件、骨科医师缺乏康复理念等，都术后回归家庭进行自身锻炼修复，最后的结局就是膝关节软组织粘连挛缩得比较严重，才来康复科就诊，这样既增加了恢复的时间，也加大了康复训练的难度，所以笔者认为尽早的介入康复治疗对于患者膝关节功能的恢复是至关重要的。同时我们也要同步和手术医师进行沟通交流，以此了解手术情况，如手术用的材料、膝关节周围软组织松解的情况、有哪些需要注意的问题等，这样我们才能更全面地了解患肢的情况，才能更精准地制订康复方案，也能避免一些继发性的膝关节损伤。国外 Michelle 等学者认为，早期负重可以潜在地刺激隧道愈合和移植物融合，促进滑膜液的产生，并通过步行增加稳定性。Pierce 等人认为康复重点应放在患股逐步承重，防止胫骨后移位和加强股四头肌肌力训练。适当的 PCL 康复的一般原则，无论是非手术还是术后，应包括早期固定、被动的活动，以防止对移植物或愈合组织施加过度的压力。Memmel 等人通过回顾性分析 120 例中只有 33 例在后交叉韧带重建（PCL-R）后使用了康复治疗方案。应用方案显示个体康复标准之间的巨大差异，特别是在承重的进展和运动范围方面。唯一标准化的建议是强制使用膝关节支具和立即限制负重和运动范围。PCL-R 术后缺乏公认的标准化康复治疗方案。在临床实践中，建议听取骨外科医生的意见和经验。在 PCL-R 之后，康复方案需要针对个体患者量身定制。Winkler 等人也认为在 PCL-R 之后，推荐在前 3～6 周使用膝关节支具提供后胫骨支持并锁定完全伸展，然后使用功能性支具长达 6 个月，以促进愈合并防止固定的胫骨后移位。Vaquero 等人在后交叉韧带的治疗进展中认为后交叉韧带损伤通常是由高能量损伤引起的，PCL-R 双束重建比单束重建稳定性高，更能防止胫骨相对股骨向后移位。将膝关节锁定在完全伸展的长腿支架中 3～6 周；患者在术后 4～6 周一直拄着拐杖，直到支架解锁。在第 4 周开始逐渐增加活动范围，在术后第 7 周开始负重，每周负重增加 25%。直到患者有足够的股四头肌力量和控制能力独立行走时，才停用拐杖。从第 11 周开始进行膝关节屈曲 45°～0° 的开放动力链（OKC）股四头肌锻炼，但 OKC 抗膝屈曲直到术后 6 个月才开始。根据力量、活动范围和本体感觉技能的恢复情况，允许在手术后 6～9 个月恢复运动。无论选择何种治疗方式治疗后交叉韧带损伤，治疗方案中都有特定的康复训练。与前交叉韧带康复方案不同，在后交叉韧带重建后立即让患者保持非负重状态对于防止移植物拉伤非常重要，因为后交叉韧带是膝关节的主要静态稳定器。该病例术后 9～12 个月，患者接受了功能测试，包括平衡、力量和耐力测试，以评估他恢复完全活动和运动的能力。患者得到了满意的效果。

目前 PCL-R 术后康复方案的唯一共识是在膝关节手术后戴保护性支具，以及术后立即限制负重和 ROM。然而，各种不同的康复程序，特别是关于负重和 ROM 的进展，表明标准化的术后康复方案在临床实践中是不可用的。相反，个体康复似乎是日常常规中目前的解决方案，这取决于适应证的时间，应用的手术技术，以及最重要的个体患者因素，如术前活动水平和康复阶段结束时的期望目标。该病例突破了以往观点认为6周迅速使膝关节到90°活动范围容易造成重建韧带的松动，经过定期后抽屉试验及膝关节MRI评估，韧带并没有松动，患者也取得了显著满意的膝关节功能，值得我们去进一步观察、随访。

四、相关问题及分析

1. 由于外伤造成左膝关节局部软组织挫伤水肿，同时也破坏了局部微循环导致膝关节屈伸活动受限。

2. 患者系年轻男性自体修复力较强及长期制动使膝关节周围软组织粘连严重进而导致膝关节屈伸活动受限。

3. 关节镜的手术入路瘢痕会引起局部软组织的粘连，影响膝关节屈伸功能。

4. 重建的双束韧带柔韧度尚未打开。

五、病例点评

膝关节后交叉韧带损伤发病率明显低于前交叉韧带损伤，但也并不鲜见，常发生于交通事故、高处坠落或重物压伤，尤其是骑车或乘汽车时后方车辆追尾导致膝前侧受前向后的应力使大腿固定情况下小腿向后方移动所致。早期手术治疗是膝后交叉韧带断裂的最佳治疗选择，术后及时、系统康复是恢复膝关节功能的关键。

由于膝关节后交叉韧带损伤后需固定4～6周，故也常发生膝关节功能障碍。该病例为典型的后交叉韧带断裂术后康复病例：明确的骑车时追尾摔倒致左膝关节前侧受力损伤机制，伤后行后交叉韧带重建术，术后伸膝位支具固定6周。6周后开始循序渐进康复治疗，尽管术后6周时存在患膝肿胀、疼痛、关节活动受限、肌力下降、功能障碍，但通过系统康复，如物理因子治疗以消肿止痛、刺激肌肉收缩，手法治疗松动膝关节和膝关节周围软组织，渐进肌力及肌耐力练习、功能性练习、负重练习、步态练习，尤其是在目前其康复程序存在争议情况下，采取6周时即支具保护下负重和屈膝达90°，后逐渐恢复全范围活动，并进行闭链和开链强化肌力练习、平衡和本体觉练习、多平面敏捷性练习等功能练习，患者恢复良好。

此病例提示，早期明确诊断、手术治疗、及时的康复治疗是重建膝关节稳定性和恢复功能的关键。

（病例提供者：许　卓　石洪峰　吉林大学中日联谊医院）

（点评专家：叶超群　中国人民解放军空军特色医学中心）

参考文献

[1]Kew ME, Cavanaugh JT, Elnemer WG, et al.Return to Play after Posterior Cruciate Ligament Injuries[J].Curr Rev Musculoskelet Med, 2022, 15（6）：606-615. doi：10.1007/s12178-022-09794-z.

[2]Memmel C, Koch M, Szymski D, et al.Standardized Rehabilitation or Individual Approach-A Retrospective Analysis of Early Rehabilitation Protocols after Isolated Posterior Cruciate Ligament Reconstruction[J].J Pers Med, 2022, 12（8）：1299. doi：10.3390/jpm12081299.

[3]Winkler PW, Zsidai B, Wagala NN, et al.Evolving evidence in the treatment of primary and recurrent posterior cruciate ligament injuries, part 2：surgical techniques, outcomes and rehabilitation[J].Knee Surg Sports Traumatol Arthrosc, 2021, 29（3）：682-693. doi：10.1007/s00167-020-06337-2.

[4]Wang D, Graziano J, Williams RJ 3rd, Jones KJ.Nonoperative Treatment of PCL Injuries：Goals of Rehabilitation and the Natural History of Conservative Care[J].Curr Rev Musculoskelet Med, 2018, 11（2）：290-297. doi：10.1007/s12178-018-9487-y.

[5]Vaquero-Picado A, Rodríguez-Merchán EC.Isolated posterior cruciate ligament tears：an update of management[J].EFORT Open Rev, 2017, 2（4）：89-96. Published 2017 Apr 27. doi：10.1302/2058-5241.2.160009.

[6]Pierce CM, O'Brien L, Griffin LW, Laprade RF.Posterior cruciate ligament tears：functional and postoperative rehabilitation[J].Knee Surg Sports Traumatol Arthrosc, 2013, 21（5）：1071-1084. doi：10.1007/s00167-012-1970-1\.

病例 16 肩袖损伤的综合康复治疗

一、病历摘要

患者，女性，50 岁。

主　诉：右肩疼痛伴右上肢稍无力半年，加重 1 周。

现病史：患者诉半年来右肩疼痛，活动后加重，自服止痛药，中药贴敷，能暂时缓解，但反复发作，一周前症状加重，关节活动受限，上举及摸背时疼痛明显，口服药物不能缓解，曾于门诊行局部注射治疗，患者疼痛及活动受限有所改善。现患者右肩疼痛、活动受限再次加重，为求进一步治疗，遂至我院门诊就诊，拟"肩袖损伤"收入我科。近 1 个月患者神清、精神可，饮食可，睡眠不佳，大小便如常，近期体重无明显变化。

既往史：患者平素身体健康。患糖尿病 1 年，现服用"二甲双胍，格列齐特"控制血糖。无高血压、冠心病等慢性疾病；无乙肝、肺结核等传染性疾病；无食物、药物过敏。2006 年行扁桃体切除术，2012 年行甲状腺结节切除术，2019 年行子宫肌瘤切除术，无输血史。预防接种史不详。

体格检查：体温 36.5℃，脉搏 70 次 / 分，呼吸 16 次 / 分，血压 123/68 mmHg，身高 168 cm，体重 60 kg。发育正常，神志清楚，精神状态好，表情自如，对答切题，步态稳健，查体配合。

专科查体：患者神清、精神可，查体配合。脊柱生理曲度存在，未见明显侧凸及后凸畸形，右肩关节局部无肿胀。颈胸腰椎棘突、棘间及棘突旁压痛（-）、叩击痛（-），肩峰下压痛（++），斜方肌上束压痛，僵硬。双侧肢体针刺觉对称存在，四肢肌张力正常，徒手肌力检测：右肩前屈肌力 3 级，外展肌力 4 级，后伸肌力 4 级，内旋肌力 5 级，外旋肌力 5 级。关节活动度：脊柱活动无明显受限，肩关节前屈主动 0°～ 90°、被动 0°～ 145°；外展主动 0°～ 70°，被动 0°～ 135°；后伸主动 0°～ 20°，被动 0°～ 25°，摸背高度至 S_1 椎体水平，VAS 评分 4 分。双侧 Hoffmann 征（-）、Babinski 征（-）、疼痛弧试验（+）、0° 外展抗阻试验（-）、空罐试验（+）、Neer 试验（+）。改良 Barthel 指数评分 100 分，完全自理。

辅助检查：外院 MRI 提示右肩关节肩袖损伤。肩关节超声可见肱二头肌长头肌腱少量积液，冈上肌肌腱滑膜面撕裂，肩峰下滑囊、喙突下滑囊增厚（病例 16 图 1）。

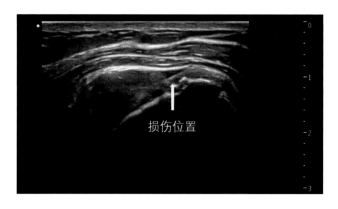

病例 16 图 1　超声下可见冈上肌肌腱撕裂

临床诊断：①右肩袖损伤（冈上肌肌腱滑膜面部分撕裂）；② 2 型糖尿病。

功能诊断：①右侧肩痛；②右肩关节活动受限。

二、诊疗经过

在全面的入院检查基础上，经过详细康复评估，发现该患者本次就诊，主要的康复问题仍是肩关节疼痛，活动受限，上肢无力。故短期康复目标为改善患者疼痛及增加关节活动度；长期康复目标为改善上肢肌力，恢复右上肢功能。患者初至门诊时，针对其肩关节疼痛症状，结合其外院 MRI 结果及超声扫查结果，采取超声引导下肱二头肌长头肌腱、肩峰下滑囊注射治疗。注射后患者疼痛显著缓解，VAS 评分下降至 1 分。后续患者疼痛复发入院，经进一步评估，采取超声引导下冈上肌腱、肩袖间隙 PRP 注射，结合针对性作业治疗及物理因子治疗。1 周后，患者疼痛明显缓解，VAS 评分下降至 0 分，关节活动度得到改善，患者自觉上肢无力症状稍好转。2 次 PRP 注射联合综合康复治疗结束后 1 个月，患者关节活动度进一步改善，上肢功能较前恢复。

三、病例特点及讨论

该病例右侧肩痛病程已有半年，初期以疼痛、上肢无力为主，后肩关节各方向活动度随病程进展逐渐下降。其间患者曾以"颈椎病"诊断，行推拿、针灸等传统医学治疗，后也曾以"肩袖损伤"至当地医院康复科进行康复治疗，但恢复进展缓慢，究其原因可能如下：①疾病诊断不明确。疾病初期，患者因右侧肩背部疼痛及上肢无力，诊断为"颈椎病"，并按"颈椎病"治疗方案进行治疗，以致贻误病情。在临床上，肩袖损伤与颈椎病均有可能出现受累侧肩背部疼痛及上肢不适的症状，应当仔细加以鉴别。首先，肩袖损伤常有外伤史，患者通常在跌倒、提重物、牵拉上臂等情况后出现疼痛。其次，肩袖损伤与颈椎病可以通过查体来鉴别，如若患者为冈上肌受伤，常常会出现外展疼痛弧试验、空罐试验等阳性；若患者为颈椎病，则其更有可能出现旋颈试验、椎间孔挤压试验等阳性，而肩部活动度无明显受限。最后，两种疾病的诊断可以通过影像学检查来鉴别，在治疗前，应当完善相关查体及影像学检查，明确诊断后方可进行治疗；②治疗部位欠精准。肩袖是由起于肩胛骨，止于肱骨的冈上肌、冈下肌、小圆肌和肩胛下肌4块肌肉的肌腱构成，经超声或MRI扫查，可进一步明确损伤部位，为治疗提供依据；③康复方案单一。针对肩袖损伤的不同类型、不同时期时，应采取不同的康复方案，选择合适训练及治疗项目，并根据患者的恢复情况，进行适当调整，尽量形成一套长期的、依从性高的方案，便于患者在院内与院外进行练习，以达到长期康复目标。

在本病例中，针对患者疼痛的问题，我们首先选择在超声引导下肱二头肌长头腱、肩峰下滑囊"得宝松2 mL ＋盐酸利多卡因注射液2 mL ＋盐水2 mL"混合镇痛液注射治疗。目的是尽快消除其损伤部位炎症，缓解疼痛。具体操作如下：患者取坐立位，局部常规消毒铺巾，使用高频线阵探头，超声扫查确定注射靶点及进针路径，针尖到达目标部位时，彩色多普勒显示注射部位无血流，回抽无血液，注射药物，观察患者有无不适（病例16图2至图4）。治疗第2日随访，患者表示疼痛显著减轻，VAS评分由4分下降至1分。由于注射激素类药物可导致患者血糖一过性升高，考虑到患者为2型糖尿病患者，故嘱患者定期监测血糖，调整降糖药物，治疗期间患者无不适主诉。

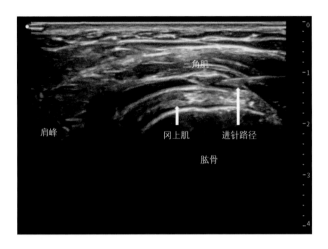

病例 16 图 2　超声引导下肩峰下 – 三角肌滑囊注射

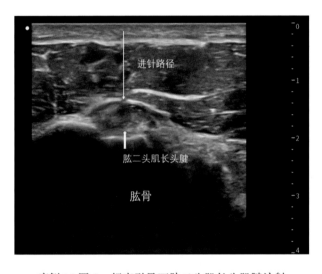

病例 16 图 3　超声引导下肱二头肌长头肌腱注射

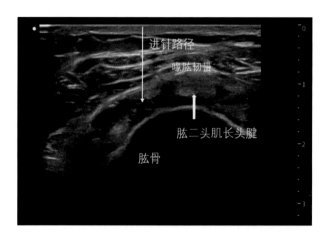

病例 16 图 4　超声引导下肩袖间隙注射

治疗结束一周后患者复诊，诉疼痛反复，VAS 评分回升至 4 分，且上肢活动度及无力症状未见明显改善，遂入院接受进一步治疗。经再次康复评定及诊治，我们选择超声引导下肩袖间隙、冈上肌肌腱注射富血小板血浆治疗。治疗后 24 小时，嘱患者在治疗师指导下进行康复训练及相应理疗。第 1 次富血小板血浆注射 1 周后随访，患者疼痛完全缓解，VAS 评分下降至 0 分，关节活动度得到改善——右肩关节前屈 AROM 改善 19°，外展 AROM 改善 10°，摸背高度由 S_1 椎体水平提高至 L_4 椎体水平，患者自觉上肢无力症状稍好转。2 次治疗结束后 1 个月对患者进行随访，患者关节活动度进一步得到改善，右肩关节前屈 AROM 0°～149°，PROM 0°～159°；侧屈 APOM 0°～90°，PROM 0°～150°。患者自觉上肢无力症状较前改善。

在本例患者的诊疗过程中，患者第 1 次注射镇痛混合液 1 周后，疼痛症状有所反复，且其余症状未见明显缓解，考虑为患者冈上肌肌腱损伤仍然存在，即诱发肩袖无菌性炎症的病灶未能得到有效治疗。针对这一问题，我们在患者入院后，经综合评估，予患者以富血小板血浆疗法。再结合患者疾病病程，给予右肩关节关节松动疗法、肩袖肌群肌力训练，辅以体外冲击波、低频电刺激等理疗。出院时，为患者制订针对性强、可行性高的家庭训练方案，在患者出院后的 1 个月内，嘱患者定时返院进行训练方法调整，积极随访，实时动态调整治疗方案，最终在治疗后 1 个月随访时，取得令患者较为满意的疗效。此案例体现了肩袖损伤治疗应具有诊疗准、治疗精、康复细的特点，并为该疾病超声介入结合康复治疗提供了宝贵的经验和依据。

四、相关问题及分析

从上述病例出发，我们总结肩袖损伤相关的代表性问题进行讨论，希望能对该疾病的精准诊疗提供帮助。

1. 如何进行肩袖损伤的诊断与鉴别诊断？

肩袖由四块独立的肌肉组成，即冈上肌、冈下肌、肩胛下肌和小圆肌，这四块肌肉的肌腱共同止于肱骨头的不同位置。它可以帮助维持肩部的位置，并在关节运动时保证关节的稳定性。盂肱关节是人体关节中运动范围最大的关节，因其关节盂与肱骨头接触的面积较小，所以更需要依赖肩袖来保证其运动的稳定性。肩袖损伤的症状表现较为多样，部分患者可能只有轻微的疼痛感，但也有一部分患者会进展至肩关节主、被动关节活动度的减少及肩胛带无力与肩关节功能障碍。由于其中的某些症状与其他疾病表现存在重合，故在诊断时，肩袖损伤应注意和肩周炎、盂肱关节炎、颈椎病等疾病进行鉴别，避免因误诊而贻误治疗时机。

肩袖撕裂的诊断应综合外伤史、疼痛表现、体格检查以及影像学检查来进行。过去通常认为肩袖损伤的患者都曾有明确的外伤史，但现有研究也发现，肌腱的退行性变也会继发肩袖损伤，从而导致首诊时患者因没有外伤史而被误诊。当怀疑患者肩袖损伤时，我们在体格检查时应当观察患者的主、被动关节活动度，若患者主、被动活动均受限，则更应当考虑肩周炎或盂肱关节炎的诊断。此外，在查体时，医师应当对患者进行如疼痛弧试验、空罐试验、Neer 征、Gerber 抬离试验等特异性检查，并进行一些鉴别诊断的特异性检查如椎间孔挤压试验、旋颈试验等，以进一步确定患者是否为肩袖损伤以及是否伴随其他疾病。当然，影像学检查对于肩袖损伤的诊断也至关重要，在高度怀疑患者为肩袖损伤时，应当建议患者进行 X 线、磁共振或是超声检查，以明确肩袖损伤的具体位置。虽然磁共振检查可以较为全面地展示肩袖损伤的情况，提供更多的临床信息，但是由于近年来肌骨超声相较于磁共振具有成本低、时间短的特点，使其也成为了肩袖损伤检查的新一线选择。一项荟萃分析研究表明，超声诊断肩袖损伤的特异性，与磁共振、关节造影等方式相似。不仅如此，超声检查还可以用于确定撕裂的大小、断端是否回缩等问题，在临床诊疗上发挥重要的指导作用。

2. 肩袖损伤的康复治疗方法有哪些？

（1）药物治疗：目前治疗肩袖损伤的药物，通常以缓解炎症、减少疼痛为目的。

可以选择的药物包括对乙酰氨基酚、非甾体类抗炎药、皮质类固醇等，但在需要患者长期服用这些药物时，医师需要考虑到药物的不良反应，并对患者做好管理与宣教。

（2）康复训练与物理因子治疗：对于肩袖损伤而言，不管是肌腱的部分撕裂或是全层撕裂，康复治疗是十分有效且必要的。肩袖损伤的康复训练应着眼于恢复肩关节的关节活动度，强化肩关节薄弱肌肉，以加强肩关节的控制与稳定性。在训练中，我们可以根据患者的情况，选择关节松动疗法等，通过主、被动运动，在保证安全的前提下扩大关节活动度。对于加强肩关节的稳定性，Bernhardsson等人研究表明，肩袖肌肉的离心力量训练可以显著降低肩关节的疼痛。而Levy等人的研究证据显示，肩袖撕裂较为严重的患者更应当加强三角肌肌力的训练。总而言之，训练的方法多种多样，但需要注意的是，我们在训练之前应当进行全面的评估与检查，避免训练给肩袖造成二次损伤等不良后果。

在物理因子治疗方面，超声波、体外冲击波、中频电刺激、经皮神经电刺激等理疗均在不同方面上促进肩袖损伤的愈合。

（3）超声介入疗法：随着肌骨超声技术的发展，超声介入治疗在肩袖损伤疾病中的作用逐渐被重视，成为非手术治疗的新选择。目前肩袖损伤超声介入常见的治疗靶点包括冈上肌和肩峰下三角肌滑囊、肩胛下肌和喙突下滑囊以及冈下肌和小圆肌，通常可以通过患者的损伤部位及症状来选择。在注射药物的选择方面，皮质类固醇联合局部麻醉剂、透明质酸钠、富血小板血浆等都可以作为局部治疗的药物。研究表明，在肩袖撕裂的炎症阶段或早期阶段进行单次局部皮质类固醇联合局部麻醉剂注射，可以有效缓解患者的疼痛并改善其功能。富血小板血浆则更有益于促进肩袖损伤部位的修复，并在中长期内更好地缓解疼痛、改善功能。

3. 如何进行肩袖损伤的再生治疗？

（1）PRP疗法：富血小板血浆是指通过高速离心的方法从自体血中抽提出来的血小板浓缩液。由于PRP可以促进骨关节和软组织修复，且无免疫排斥、制作简单，近年来逐渐被医学界接受并应用于多个学科治疗。

目前已经有多项基础研究表明PRP对于肌腱修复有积极作用。如Yu等人研究表明，在大鼠肌腱损伤模型中，PRP治疗通过刺激肌腱细胞增殖和胶原生成，同时抑制细胞凋亡和CD68+（ED1+）巨噬细胞浸润，以促进肌腱愈合。而Jo等人则发现，将PRP与从人退行性撕裂的肌腱中提取出来的肌腱细胞共培养，PRP可以促进肌腱细胞的增殖与基质的合成。在临床研究方面，一项综合了 33 项随机对照试验的荟萃分析显示，在肌腱损伤患者中使用超声引导下 PRP 注射治疗可以有效减轻疼痛、改善功能。虽然目前对于使用 PRP 治疗肩袖撕裂尚无确凿的证据支持，但 PRP 治疗肩袖损伤仍是一项值得尝试的治疗措施。

（2）间充质干细胞疗法：间充质干细胞是一组异质的多能细胞，可以分化为骨、软骨和脂肪细胞，其不仅可以加速血管生成，更是因其免疫调节特性可以调节损伤后的炎症过程，促进损伤后的抗炎修复。此外，由于其多能特性，间充质干细胞已在多项动物模型研究中，被发现其具有促进体内受损肌腱、骨骼愈合的效果。

间充质干细胞的出现为肩袖撕裂的治疗提供了新的选择。该技术目前主要的治疗靶点是肩袖肌腱或肩峰下滑囊。研究表明，与安慰剂相比，接受间充质干细胞治疗的患者，其疼痛和功能均有显著改善。目前干细胞疗法在我国仍属于临床试验阶段，但预计未来间充质干细胞治疗肩袖损伤将会是一项具有可靠疗效的选择。

五、病例点评

肩袖损伤是上肢运动损伤中常见病之一，常见于肩部外伤、运动损伤（如球类运动等）以及老年退变基础上的意外损伤等。常与粘连性肩关节囊炎、肩关节周围其他肌腱、韧带损伤和颈椎病、胸廓出口综合征等有着相似的临床表现，给临床诊断带来一定的困难。

该病例是一例比较典型的外伤后肩袖损伤的患者，患者有疼痛伴关节活动受限，同时疼痛弧试验、空罐试验、Neer 征、Gerber 抬离试验等具有阳性表现。该病例的特殊之处在于作者采用了可视化彩色多普勒超声进行评估，清楚显示了肩袖损伤具体部位（冈上肌不完全撕裂），在治疗方面也采用了超声引导精准地将药物注射到损伤部位。治疗也是分层次、分阶段进行，首先在局部注射激素类药物，起到消炎镇痛作用；接下来根据患者冈上肌撕裂的具体位置采用目前疗效比较好的富血小板血浆局部注射，起到一定的修复作用。并通过对该患者进行关节松动疗法，使关节主、被动活动范围明显改善，结合物理因子治疗技术进一步改善局部血液循环，促进炎症因子的吸收，使患者功能得到显著提升。

（病例提供者：马　超　刘黎嘉琪　中山大学孙逸仙纪念医院）

（点评专家：张长杰　中南大学湘雅二医院）

参考文献

[1]Bedi A, Bishop J, Keener J, et al.Rotator cuff tears[J].Nature Reviews Disease Primers, 2024, 10（1）.

[2]Millar NL, Silbernagel KG, Thorborg K, et al.Tendinopathy[J].Nature Reviews Disease Primers, 2021, 7（1）.

[3]Smith TO, Daniell H, Geere J, et al.The diagnostic accuracy of MRI for the detection of partial- and full-thickness rotator cuff tears in adults[J].Magnetic Resonance Imaging, 2012, 30（3）: 336-346.

[4]Roy J, Braën C, Leblond J, et al.Diagnostic accuracy of ultrasonography, MRI and MR arthrography in the characterisation of rotator cuff disorders: a systematic review and meta-analysis[J].British Journal of Sports Medicine, 2015, 49（20）: 1316-1328.

[5]Kuhn JE, Dunn WR, Sanders R, et al.Effectiveness of physical therapy in treating atraumatic full-thickness rotator cuff tears: a multicenter prospective cohort study[J].Journal of Shoulder and Elbow Surgery, 2013, 22（10）: 1371-1379.

[6]Song A, DeClercq J, Ayers GD, et al.Comparative Time to Improvement in Nonoperative and Operative Treatment of Rotator Cuff Tears[J].Journal of Bone and Joint Surgery, 2020 102（13）: 1142-1150.

[7]Bernhardsson S, Klintberg IH, Wendt GK.Evaluation of an exercise concept focusing on eccentric strength training of the rotator cuff for patients with subacromial impingement syndrome[J].Clin Rehabil, 2011, 25（1）: 69-78.

[8]Levy O, Mullett H, Roberts S, et al.The role of anterior deltoid reeducation in patients with massive irreparable degenerative rotator cuff tears[J].J Shoulder Elbow Surg, 2008, 17（6）: 863-870.

[9]Pang L, Xu Y, Li T, et al.Platelet-Rich Plasma Injection Can Be a Viable Alternative to Corticosteroid Injection for Conservative Treatment of Rotator Cuff Disease: A Meta-analysis of Randomized Controlled Trials[J].Arthroscopy, 2023, 39（2）: 402-421.

[10]Yu TY, Pang JS, Lin LP, et al.Platelet-Rich Plasma Releasate Promotes Early Healing in Tendon After Acute Injury[J].Orthop J Sports Med, 2021, 9（4）:

1813037801.

[11]Jo CH, Kim JE, Yoon KS, et al.Platelet-rich plasma stimulates cell proliferation and enhances matrix gene expression and synthesis in tenocytes from human rotator cuff tendons with degenerative tears[J].Am J Sports Med, 2012, 40（5）: 1035-1045.

[12]Masiello F, Pati I, Veropalumbo E, et al.Ultrasound-guided injection of platelet-rich plasma for tendinopathies: a systematic review and meta-analysis[J].Blood Transfus, 2023, 21（2）: 119-136.

[13]Samsonraj RM, Raghunath M, Nurcombe V, et al.Concise Review: Multifaceted Characterization of Human Mesenchymal Stem Cells for Use in Regenerative Medicine[J].Stem Cells Transl Med, 2017, 6（12）: 2173-2185.

[14]Bernardo ME, Fibbe WE.Mesenchymal stromal cells: sensors and switchers of inflammation[J].Cell Stem Cell, 2013, 13（4）: 392-402.

[15]Zou J, Yang W, Cui W, et al.Therapeutic potential and mechanisms of mesenchymal stem cell-derived exosomes as bioactive materials in tendon-bone healing[J].J Nanobiotechnology, 2023, 21（1）: 14.

[16]Jo CH, Chai JW, Jeong EC, et al.Intratendinous Injection of Autologous Adipose Tissue-Derived Mesenchymal Stem Cells for the Treatment of Rotator Cuff Disease: A First-In-Human Trial[J].Stem Cells, 2018, 36（9）: 1441-1450.

病例17　全髋关节置换术后活动障碍及无力的康复

一、病历摘要

患者女性，37 岁。

主　诉：双髋疼痛 3 年余，加重伴活动障碍 2 年。

现病史：入院前 3 年余，患者无明显诱因出现双侧髋关节疼痛，酸胀痛为主，左侧为甚，活动后、上下楼梯及久走后明显，卧床休息可缓解，无发热、盗汗、乏力，无腰背部疼痛，无关节畸形，无下肢麻木乏力，无尿频尿急及肉眼血尿，患者未正规诊治。2 年前患者自觉疼痛加重，伴有双髋关节活动障碍，左侧疼痛及活动障碍明显，于我院及外院多次就诊，考虑诊断为"双侧股骨头缺血性坏死"，予以口服止痛药物（具体不详）等治疗，症状无明显缓解。后于重庆医科大学附属第一医院住院诊治，于 2022 年 8 月 10 日在全麻下行"左侧全髋关节置换术"，术后恢复可，继续在我科行术后康复治疗，左髋疼痛、活动障碍及无力恢复较好。于 2023 年 2 月 24 日行"右侧全髋关节置换术"，术后因右髋疼痛、活动障碍及无力，再次入住我科行康复治疗。目前进食、修饰、洗澡、如厕、穿衣等日常生活小部分需要他人辅助。病程中，患者精神、食欲、睡眠可，大小便正常，体重无明显改变。

既往史：平素身体一般。否认肝炎、结核等传染病史；否认高血压、糖尿病、冠心病等基础疾病史。既往有贫血、慢性胃炎病史。自诉 4 年前因再生障碍性贫血口服甲泼尼龙（每次 20 mg，每天 2 次）治疗约 1 年。自诉类风湿关节炎病史 4 年，口服药物治疗（激素使用情况不详）。2022 年于我院风湿免疫科住院诊断为"系统性红斑狼疮、类风湿性关节炎"（曾间断使用激素，具体用量不详）。否认外伤史。

体格检查：体温 36.5℃，心率 81 次 / 分，呼吸 18 次 / 分，血压 111/77 mmHg。神志清楚，营养中等，拄双拐入病房，双肺呼吸音清晰，未闻及干湿啰音，心脏及腹部检查未见明显异常。

专科查体：双下肢不等长，右下肢较左下肢略长约 1 cm。双侧髋周压痛，双侧骶椎、脊旁及臀部多处压痛。右髋后外侧手术伤口清洁敷料固定，手术创面轻度肿胀，无渗血及渗液，愈合好；右髋"4"字试验阳性，右侧纵向叩击痛阳性，双下肢肢端末梢血循、感觉、运动可。VAS 评分 4 分。日常生活能力：改良 Barthel 指数评分 60 分。徒手肌力检查：左髋关节屈伸肌力 5 级，右髋关节屈伸肌力约 4 级。双下肢张力正常。髋关节活动度检查：双髋关节活动障碍，左髋主动及被动活动度：前屈 120°，后伸 10°，外展外旋 30°，内旋内收未测；右髋主动活动度：前屈 30°，后伸 0°，外展外旋 0°，内旋内收未测。平衡功能评定：坐位平衡 3 级，站立平衡 1 级，Fugl-Meyer 平衡量表评分 8 分。步行功能评定：暂无法完成。转移功能评定：转移功能评分标准 5 分，提示需要监护。

辅助检查：

髋关节 MRI（病例 17 图 1）：①双侧股骨头缺血坏死；②双侧髋关节囊积液并滑膜炎。

骨盆正位片（病例 17 图 2）：双侧人工髋关节置换术后：人工关节在位，位于人工髋臼窝内，未见确切松脱及折断征象。周围软组织稍肿胀。

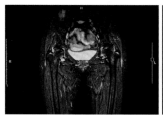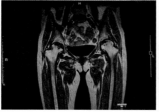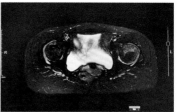

病例 17 图 1　髋关节 MRI

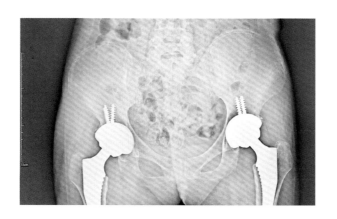

病例 17 图 2　骨盆正位片

临床诊断：①双侧全髋关节置换术后；②双侧股骨头缺血性坏死术后；③系统性红斑狼疮；④类风湿性关节炎。

功能诊断：①双髋关节功能障碍；②双髋关节疼痛；③日常生活能力受限；④社会参与能力下降。

二、诊疗经过

在全面的入院检查基础上，经过详细康复评估，发现该患者本次入院康复方面主要问题包括右侧全髋关节置换术后疼痛、右髋活动障碍、右下肢无力及双侧全髋置换术后双下肢站立、平衡、步态、转移功能的协调配合问题。整体康复目标分为短期和长期，短期通过康复治疗缓解疼痛（髋关节周围术前及术后的炎性反应所致）、扩大关节活动度、逐渐提高和恢复右下肢肌力；长期则着重恢复患者的日常生活自理能力及社会参与水平。具体如下：

在常规康复治疗基础上，采取针对性的康复方案：药物使用利伐沙班片行关节置换术后抗凝；硫酸羟氯喹片抗类风湿；塞来昔布胶囊消除无菌性炎症止痛；头孢呋辛酯片术后早期抗炎。安排双髋关节治疗：中药封包、贴敷疗法、低频、干扰电、蜡疗、隔物灸等每个项目每天 1 次，以减轻局部炎性反应、改善髋关节局部血液循环、减轻疼痛；等速肌力训练、关节松动训练、悬吊康复训练技术治疗每天 1 次，以维持及逐渐扩大髋关节活动度，提高髋关节周围肌群力量，并利用助行器、手杖或腋杖协助下渐进性步行，利用辅助装置（如弹力带、台阶等）强化髋关节周围肌群肌力训练，平衡盘及本体感觉训练仪协调双侧人工髋关节控制能力；筋膜刀技术、肌内效贴治疗每周 1 ～ 2 次松解手术瘢痕粘连、促进局部循环、减轻肿痛。双下肢肢体气压每天 1 次预防下肢深静脉血栓。通过以上治疗后 VAS 评分从入院时 4 分降至 1 分，关节活动范围和功能得到显著改善：左髋关节屈伸肌力 5 级，右髋关节屈伸肌力约 4+ 级。

髋关节活动度检查：①左髋主动及被动活动度：前屈 120°，后伸 10°，外展外旋 30°，内旋内收未测；②右髋主动活动度：前屈 120°，后伸 10°，外展外旋 30°，内旋内收未测。

平衡功能评定：坐位平衡 3 级，站立平衡 3 级，Fugl-Meyer 平衡量表评分 14 分。

步行功能评定：Holden 步行能力分级 4 级。

转移功能评定：转移功能评分标准 6 分，提示基本独立。

日常生活能力：通过训练步行、转移、上下楼梯、如厕、穿衣、洗澡能力等项目，改良 Barthel 指数评分从入院 60 分提升至 100 分，表明患者在日常生活能力上的显著进步。右髋关节活动障碍及右下肢力量得到明显改善，且双侧人工髋关节协调控制能力较好，达到全髋关节置换术后理想状态。

三、病例特点及讨论

该患者自身免疫性疾病较多，主要为系统性红斑狼疮、类风湿性关节炎，曾有服用激素治疗病史。2019 年开始出现双髋疼痛，程度较轻，未引起重视。之后程度逐渐加重，出现髋关节活动受限，左侧明显，其间使用口服药物治疗（具体不详）效果不佳，于 2021 年行髋关节 MRI 检查后，诊断"双侧股骨头缺血性坏死"明确。于重庆医科大学附属第一医院住院诊治，于 2022 年 8 月 10 日行"左侧全髋关节置换术"，2023 年 2 月 24 日行"右侧全髋关节置换术"。术后均在我科行康复治疗。

（一）分析患者发生股骨头缺血性坏死的原因

股骨头缺血性坏死是由于股骨头血液供应中断或受损，导致骨组织缺氧、营养不足和代谢障碍，最终引发骨坏死和塌陷。

1. 类风湿性关节炎（rheumatoid arthritis, RA）是一种慢性自身免疫性疾病，其主要特点是关节炎症、关节破坏以及关节功能障碍。这种疾病可以导致全身多个关节受累，包括髋关节。当类风湿性关节炎影响到髋关节时，可能会导致股骨头缺血性坏死。该疾病引起的股骨头缺血性坏死的主要原因有以下几点：①关节炎症：类风湿性关节炎引起的关节炎症可能导致关节滑膜增生，进而压迫股骨头血管，影响股骨头的血液供应；②血管炎：类风湿性关节炎还可能导致血管炎，进一步损害股骨头的血液供应；③长期卧床：类风湿性关节炎可能导致关节疼痛和活动受限，使患者长时间卧床或避免活动，从而导致股骨头压力增大和血液循环减慢；④药物治疗：类风湿性关节炎治疗过程中使用的某些药物，如激素类药物，可能增加股骨头缺血性坏死的风险。

2. 系统性红斑狼疮（systemic lupus erythematosus, SLE）是一种慢性自身免疫性疾病，可影响全身多个系统和器官。其中，股骨头缺血性坏死是系统性红斑狼疮患者可能出现的严重并发症之一。该疾病导致股骨头缺血性坏死的原因主要有以下几点：①血管炎：系统性红斑狼疮可引起血管炎，导致血管内膜和中膜增厚，血管腔狭窄或闭塞，从而影响股骨头的血液供应，导致缺血性坏死；②长期使用激素：系统性红斑狼疮患者通常需要长期使用激素类药物进行治疗。然而，长期使用激素类药物可导致骨质疏松和动脉硬化等副作用，从而增加股骨头缺血性坏死的风险；③凝血功能障碍：系统性红斑狼疮患者可能存在凝血功能障碍，导致血液在股骨头血管内形成血栓，阻断血液供应，引发缺血性坏死。

患者因此两种基础疾病，当处于急性炎性期时，需卧床休息，从而出现失用性肌肉萎缩、肌力下降等情况；同时也需要长期服用激素类药物控制症状。激素类药物，特别是糖皮质激素，确实可能增加股骨头缺血性坏死的风险。这种风险主要源于激素对脂质代谢的干扰以及对股骨头血液供应的影响。以下是一些关于激素类药物增加股骨头缺血性坏死风险的循证依据：①脂质代谢紊乱：激素类药物，尤其是糖皮质激素，可能导致脂质代谢紊乱。这种紊乱会使血脂增高，脂质在体内异常分布，进而可能导致微血管发生脂肪栓塞。这种脂肪栓塞会阻碍股骨头的微循环，导致缺血坏死；②骨内压增高：激素类药物还可能影响骨内压。一些研究指出，激素能够调节机体降低与骨生成有关的基因表达，同时提高机体内成脂基因的表达，这可能导致股骨头内脂肪细胞增多并堆积在髓腔内。随着髓腔压力的升高，它可能压迫周围的血管，导致股骨头血管微循环障碍，最终引发股骨头缺血性坏死；③激素对血液供应的影响：长期使用激素类药物会破坏股骨头的血液供应，导致局部血液供应减少甚至丧失。这种血液供应的减少会直接影响骨头的质量，使其更容易受到损伤和坏死。

基于上述机制，许多临床研究和病例报告都支持激素类药物与股骨头缺血性坏死之间存在关联。

（二）根据患者病情特殊性，分析全髋关节置换术后可能出现的问题

1. 了解全髋关节置换术后可能出现的并发症

（1）感染：是全髋关节置换术后最常见的并发症之一。感染通常可以分为早期感染和晚期感染。早期感染一般发生在术后几周内，而晚期感染则可能发生在术后数月或数年内。

感染的表现主要包括手术局部疼痛、红肿、切口部位渗漏甚至化脓性改变，局部压痛、关节活动障碍，以及早期全身表现如发热、乏力、食欲缺乏等。检查发现感染还会导致感染标志物如白细胞、中性粒细胞比例、血沉、C-反应蛋白等的升高，少数患者血培养阳性，大多数是革兰阳性菌。通过X线或CT检查，还可能观察到关节腔积液。如果出现化脓性骨髓炎，寒战、高热的症状会更加明显，甚至可能出现感染性休克。一旦发生感染，治疗通常包括根据细菌培养和药敏试验选择敏感的抗炎药物，以及在炎症稍减轻后取出髋关节部位假体，进行冲洗治疗。感染控制后，才考虑重新植入髋关节假体。

（2）血栓形成：全髋关节置换术后，尤其术后1～4天是血栓高发期。这种情况通常由于多种因素导致，如术后制动、局部血管内膜受损及血容量不足等。

（3）关节脱位：是全髋关节置换术后另一个常见的并发症。这通常是由于人工关节安装不当或术后护理不当导致的。关节脱位可能导致疼痛、肿胀和关节不稳定等症状。

（4）骨折：全髋关节置换术后，患者骨折的风险也可能增加。这通常是由于骨质疏松、术后护理不当或意外摔倒等原因导致的。

（5）人工关节松动或磨损：长期使用后，人工关节可能会出现松动或磨损的情况。这可能导致疼痛、关节僵硬和功能障碍等症状。

2. 系统性红斑狼疮和类风湿性关节炎为慢性自身免疫性疾病，引起的无菌性炎性反应会持续存在于全身，故此患者行全髋置换术后更容易出现且需要注意的问题，也比单纯股骨头缺血性坏死患者行全髋置换术后的问题更多更复杂。特别是感染、血栓形成及骨折这三个并发症的出现概率较常规患者更大。

3. 该患者为青年女性，常年饱受基础疾病的困扰，出现股骨头缺血性坏死后，为了提高生活质量，选择进行了全髋关节置换术，故对术后康复的需求和疗效预期值较高。我们结合患者的具体情况，总结出了术后康复治疗可能出现的问题，以及针对这些问题，采取针对性的康复方案。

第一，髋关节周围炎性反应引起的关节肿胀、疼痛。针对这个问题，除了使用消除无菌性炎症药物外，康复治疗时我科采取了"肌内效贴技术"用于治疗关节肿胀和疼痛。具体操作步骤：选取部位：髋关节手术瘢痕周围；方式：肌内效贴使用"爪形贴"；肌内效贴布沿着手术瘢痕两侧从肢体近端向远端方向进行贴扎；贴扎完毕后，嘱患者在髋关节允许活动度范围内进行屈伸活动，每组 20～30 次，每天 5～6 组。以此促进淋巴软组织循环，减轻关节肿胀及疼痛。

第二，全髋关节置换术后瘢痕增生，影响关节活动度恢复。针对这个问题，我科于患者手术瘢痕周围采用"筋膜刀技术"，软化瘢痕，增加瘢痕弹性。具体操作步骤：①准备工作：采取髋关节舒适体位，选取软硬适中、形状适配的筋膜刀头，选择轻柔的力度；②开始使用：在瘢痕及周围缓慢移动筋膜刀，从肢体近端至远端沿着肌肉纤维方向刮动，避免在关节和骨头处停留。注意力度，尽量保持轻柔而均匀的力度。同时，可以使用放松呼吸法帮助放松身体和心理状态。操作频率为每次 15～20 分钟，每周 2～3 次，持续 4～5 周为 1 个疗程，该患者进行了 4

周治疗；③治疗后：患者感到疼痛改善，瘢痕周围紧绷感减轻；④注意事项：避免使用过度力度，以免对身体造成伤害。使用前应先进行热身运动和拉伸，以避免肌肉抽筋或其他不适感。

第三，全髋关节置换术后，关节周围肌群力量训练。我们采取悬吊训练疗法（sling exercise therapy，SET），具体操作：主要采取臀桥方式，训练过程中，患者首先会被固定在悬吊装置上，通过调整悬吊装置的高度和角度，使患者的身体处于适当的悬吊状态。然后在康复治疗师指导下，通过收缩腰臀部、腹部和下肢的肌肉，将臀部抬离地面，并保持一段时间。通过主动训练和康复治疗，激活核心稳定性，增强整个肢体后侧链的力量。具体如下：早期的训练应以抗阻力等长收缩训练为主，减少关节活动度，尽量避免髋关节的内收、内旋及屈曲超过90°，中、后期再逐渐加强关节活动度的训练及抗阻力的主动关节运动。①梨状肌、臀中肌、臀小肌肌力训练：运动量可根据患者的年龄、身体素质、术后恢复时间长短酌情加减；每个动作运动量为：保持3～10秒/次，10～30次/组，2组/天；②髂腰肌、股四头肌的收缩训练：保持5～10秒/次，10～20次/组，2组/天；③臀大肌、股二头肌的等长收缩训练：保持5～10秒/次，20次/组，2～3组/天；④髋关节的抗阻力运动训练：对术后超过2个月的患者，根据患者的患肢肌力减退的程度，在上述等长收缩的基础上，可进行一些有针对性、有阻力的髋关节主动训练，具体方法有：髋屈曲抗阻力训练，此项训练可增强髂腰肌、股四头肌等的肌力；髋关节外展抗阻力训练，此项训练可增强臀中肌、臀小肌、阔筋膜张肌、梨状肌等的肌力；髋后伸抗阻力训练，此项训练可增强臀大肌、股二头肌肌力；髋外旋的抗阻力训练，此项训练可增强梨状肌、缝匠肌的肌力；⑤ PNF训练：在训练患者髋关节屈曲、外展、外旋肌力的同时应提高患者整体运动能力的协调性和稳定性。以上训练的阻力和运动量的大小，要根据患者身体状况而定，以所训练的肌肉在第2天无酸痛、无疲劳为度，以保证训练的持久性和持续性。

第四，全髋关节置换术后，为避免术后数天或数周内髋关节尚不稳定所造成的脱位，患者应避免术侧髋关节进行完全的关节活动度训练。患者为后外侧切口，髋关节应避免过多的屈曲和超过躯体中线的内收。在术后的早期训练，髋关节屈曲不能超过45°和超过躯体中线的内收。术后2～3周，允许屈髋至90°，我科根据这个要求，在训练站立时，采取左下肢略在前，右下肢略在后这个"一前一后"的方式进行，很好地避免了屈髋超过 90° 的问题。让患者从健侧转位；避免坐低、软的椅子，使用加高的马桶坐垫；从椅子上站起或捡地上的东西，不要让术侧髋关节过度的屈曲；不可翘"二郎腿"，睡眠时使用外展枕头，并避免术侧卧位，至少持续至术后 12 周。

第五，全髋关节置换术后，平衡协调能力的康复。该患者至我科进行康复治疗为术后第二阶段，针对患者具体情况，在去除辅助装置（如助行器等）协助下采取阶梯式训练方法，主要有：①重心转移训练：患者可以在站立状态下，将重心逐渐转移到患侧下肢，然后逐渐增加转移的幅度和时间。这可以帮助患者重新建立身体的平衡和稳定性；②单足站立训练：当患者可以稳定地转移重心时，可以尝试进行单足站立训练。患者可以先将健侧下肢抬起，让患侧下肢承受全部体重，然后逐渐延长站立时间。这可以帮助患者提高患侧下肢的支撑能力和稳定性；③原地交替小踏步训练：患者可以在站立状态下，双足交替进行小踏步动作。这可以帮助患者恢复髋关节的灵活性和协调性，提高身体的平衡能力；④平衡盘训练：患者双脚同时站在平衡盘上，双手可以放在身体两侧或抱住膝盖。然后，患者尝试保持身体平衡，尽量不让平衡盘晃动。每次保持平衡的时间可以逐渐增加，重复进行 3～4 组。待患者维持平衡较好之后，再进一步行简单抛接球训练，增加平衡稳定能力。以上每个步骤，都是环环相扣，所有的治疗性训练和功能性活动均应根据患者的耐受性及能力循序渐进地开展。

第六，全髋关节置换术后，后期步行能力的康复。在平衡协调能力较好的基础上，开始进行步态训练。①行走训练：初始阶段，可以在平坦的地面上进行短距离的行走，为进一步强化肌力，具体训练时，可在踝关节处捆绑适当重量沙袋，进行负重步行，且逐渐增加步行的距离和时间。注意保持正确的姿势和步态，避免过度前倾或后仰，保持患侧和健侧步长的一致性；②上下楼梯训练：首先，从较低的楼梯（约 10 cm 高度）开始，逐渐提高难度，如增加楼梯的高度（逐步进展到 20 cm 高度）。具体可采取分解上下楼梯动作的方式，降低难度，分步骤进行训练：可先左脚上一节楼梯，右脚跟着上去；接着左脚继续负重，右脚下一节楼梯恢复原位，最后左脚再下一节楼梯恢复原位。如此循环练习，患者将上下楼梯步骤每一步巩固练习的较好之后，再予双下肢固定弹力带增加迈腿阻力，原地进行迈腿练习，增加屈髋肌群力量。

该患者在我科采取以上康复治疗训练后，逐渐恢复正常的步行功能，术后关节功能恢复佳，完美达到康复预期目标，更好地回归社会及家庭生活。

四、相关问题及分析

根据以上病例资料，我们总结了关于全髋关节置换术后康复的具有代表性的几方面问题进行讨论，希望有助于提高类似病例的诊治水平和服务质量。

（一）全髋关节置换术，如何分阶段进行有效的康复治疗提高其功能水平？

1. 术前训练阶段

时间：术前数日。

目标：教导患者髋关节术后防范，指导患者术后安全的活动，避免脱位；告知患者术后康复的基本计划。

许多医院已经开始对患者进行术前康复指导，以此提高患者的信心和减少术后住院时间。这类康复训练可以在医院康复科开展，也可以由康复科代理的健康中介在患者家中开展。宣教的影像资料作为辅助手段已经被广泛使用。

术前康复需要对患者有全面的评估，包括患者的肌力（含极限值和潜在值）、关节活动度、髋部神经状态、生命体征、耐受性、功能水平和安全意识。任何现有的水肿、挛缩、下肢长度差异都需要引起注意，同时也需注意患者的瘢痕愈合能力。如果在患者家中进行评估，则应同时检查楼梯、走廊、人行道、电梯等设施，并建议患者做出必要的调整（比如调整家具和电器的位置等）。评估是否需要耐用的医疗设施，比如淋浴座椅、助行器和床头洗手台等。

全髋关节置换的术后防范应在术前训练中即开展，并有必要在术后的康复过程中反复强调。

2. 全髋关节置换术后康复流程

（1）术后第一阶段：急性治疗期（第1至第4天）：①独立的转移训练及安全地上下床/坐椅/马桶；②使用手杖或腋杖在平地及台阶上独立走动；③独立进行家庭训练计划：踝泵、股四头肌及臀肌等长练习、仰卧位髋关节屈曲至45°、髋关节内旋至中立位；如果患者已处于髋关节中立位或内旋位，则后面的练习应推迟进行，并指导患者在外旋状态下进行上述练习。治疗训练可以从基本的动作逐步过渡到坐位膝关节伸直及坐位髋关节屈曲，同时注意髋部禁忌动作。站立训练包括髋关节后伸、髋关节外展及膝关节屈曲；④了解并遵守全髋关节置换术的注意事项：在术后防范中，后外侧入路的患者髋关节屈曲禁止超过90°，内收禁止超过身体中线，禁止内旋。前外侧入路的患者应遵循治疗原则，避免关节外旋（尤其是屈曲状态下）。如果患者采用的是非骨水泥假体，则需要进行非负重训练。在整个康复过程中患者必须同时遵守负重要求和活动度的限制；⑤独立进行基本的日常生活活动。

（2）术后第二阶段：早期柔韧性及肌力强化训练（第2至第8周）：①最大限度降低疼痛；②无辅助装置下使步态正常化；③髋关节后伸0°～15°；④控制水肿；⑤独立进行日常生活活动。

（3）术后第三阶段：进一步强化肌力及恢复功能（第9至第14周）。①交替性上下台阶；②能够独立地完成下身穿戴，包括穿脱鞋袜；③功能范围、定时起立行走时间、单脚站立时间，所有这些测试结果均应在相应年龄组正常值范围内；④恢复特殊的功能性活动。

（二）全髋关节置换术后，下肢无力的有效康复治疗有哪些？

全髋关节置换术后，下肢无力是一种常见的症状，可以通过多种康复治疗方法来改善。以下是一些建议的康复治疗方法。

1. 肌力训练　进行针对性的肌力训练，特别是针对腰臀部及下肢肌肉的训练，如髂腰肌、臀大肌、臀中肌、臀小肌、梨状肌、股四头肌、股二头肌、腘绳肌等。通过逐渐增加训练强度，提高肌肉力量和耐力，从而改善下肢无力的症状。

2. 关节活动度训练　关节活动度受限也可能是导致下肢无力的原因之一。这种活动受限可能是由于多种因素导致的，包括但不限于炎症、损伤、残障及年龄因素等。首先，炎症可能导致关节疼痛及关节周围组织水肿，周围肌肉的保护性痉挛和关节结构被破坏，从而引起关节活动度受限。其次，肌肉、骨骼和关节的损伤，如扭伤、挫伤、骨折、关节脱臼复原后没及时锻炼、慢性劳损、骨折长期固定、股骨头缺血性创伤性与非创伤性坏死等，也往往会导致受伤肢体的关节活动度受限。此外，随着年龄的增长，人体的肌肉和神经系统会逐渐退化和衰老，导致肌肉力量减弱，这也是老年人常常出现下肢无力的一个重要原因。当关节活动度受限时，身体的正常运动范围和幅度可能会受到限制，这可能导致下肢肌肉无法得到充分的锻炼和使用，从而引起下肢无力。同时，关节活动度受限还可能影响神经和肌肉的正常传导和收缩功能，进一步加剧下肢无力的症状。因此，进行关节活动度训练，特别是针对髋关节的活动度训练，可以帮助恢复关节的正常功能，提高下肢的活动能力。

3. 平衡训练　平衡训练可以帮助提高身体的平衡能力，从而减轻下肢的负担。通过进行平衡训练，如单脚站立、行走等，可以增强下肢肌肉的协调性和稳定性，改善下肢无力的症状。

4. 物理因子治疗　治疗方法如针灸、电子生物反馈、磁疗、电刺激等，可以预防肌肉萎缩、促进肌肉无力的恢复和增强肌肉力量。这些方法可以在医生的指导下进行，以帮助改善下肢无力的症状。

5. 日常生活活动能力训练　鼓励患者进行日常生活活动能力训练，如穿脱鞋袜、上下楼梯等。这些活动可以帮助提高下肢肌肉的耐力和协调性，从而改善下肢无力的症状。

结合该患者的具体病情，康复治疗效果，主要归功于我们的正确治疗思路。利用悬吊训练技术（sling exercise therapy，SET），对患者进行适当强度的抗阻训练，激活核心稳定性，加强肢体后侧链力量。从而通过一系列康复治疗具体措施，达到理想康复目标。

悬吊康复治疗技术（SET）是通过全身性悬吊及独特的主动治疗方式进行的核心稳定性训练。这是一项以运动系统疾病得到持久的改善及修复为目的的全新的治疗技术，一项现今主要的康复治疗的最大补充疗法。体系技术应用层面由技术开发者命名为"Neurac 技术"，概念包括诊断和治疗系统。诊断系统涉及神经肌肉控制能力的测定，主旨在开链运动和闭链运动模式下不断增加运动负荷来实现。治疗系统包括肌力训练、ROM 训练、牵引、训练稳定肌系统、感觉运动的协调训练、渐进抗阻训练等。悬吊运动治疗旨在恢复感觉和运动的控制能力、肌力、耐力及心血管功能运动中的关节稳定性，需要精密的控制和肌肉的协同工作以提高运动系统的整体协同功能。Neurac 技术认为关节周围的疼痛与关节局部稳定性下降有关，而其主要原因包括局部稳定肌的萎缩、失活及局部稳定肌与外围大协同肌群之间的协调紊乱等原因。前期的 Neurac 技术强调恢复中枢神经系统对肌肉的控制能力，再恢复肌肉的整体功能，即先激活"神经"，再练"肌肉"，而根据训练理论，这一进阶过程应在闭链运动模式下，从静态的姿势保持到动态的闭链运动过渡，从低负荷向高负荷过渡。另外，在训练的中后期即"肌肉训练阶段"，也应根据渐进抗阻的训练原理，交替使用闭链和开链运动，不断增加训练难度及负荷。阶梯式渐进式训练原则是选择合适的训练负荷，尤其在早期进行闭链静态或动态训练时，如果患者不能正确完成动作或在训练时出现疼痛，治疗师应降低难度及训练负荷。在较低的难度级别上开始训练，正确的方法往往是先进行弱链测试，训练通常在略低于导致弱链测试阳性的负荷水平上开始以保证无痛，并在训练中根据患者的反应不断提高级别，一般每个动作完成 3 组，每组 5 次，通常下一组的训练负荷应高于上一组，如此可在一节训练课中迅速提高中枢神经系统对肌肉的控制水平，使患者的疼痛症状迅速缓解。

悬吊运动治疗技术则强调激发人体自身的潜力，重点在于整体治疗、主动治疗。我科全髋关节置换术后的患者，在术后的神经肌肉激活恢复、关节活动度提高及持续稳定有着质的改变。

五、病例点评

全髋关节置换术后的康复在临床上较常见，常容易忽视个性化治疗的重要性，大多数患者使用常规的药物、物理疗法及定制的康复计划可以获得显著改善，但少部分患者可能因康复计划不够针对性或缺乏适时调整疗效不佳。因此，针对患者病情的个体化及需求调整康复方案，以及跨学科团队的密切合作，对于促进患者康复非常重要。

该患者属于全髋关节置换术后早期患者，且合并自身免疫类疾病"类风湿性关节炎"和"系统性红斑狼疮"，此两种疾病会伴随患者终身，虽一直使用药物系统治疗，但炎性反应会存在于全髋关节置换术康复前后，对康复疗效有直接影响。同时，患者为双侧全髋关节置换，两次术后康复的注意事项以及康复措施均需个体化。患者经历了多重挑战，每一项康复治疗措施处理时都进行综合分析。应用"肌内效贴""筋膜刀""悬吊（SET）"等特色技术，达到很好的预期疗效。总体来说，这个病例展示了全面个性化康复计划和跨学科团队合作的重要性，是一个成功的病例。

（病例提供者：王义亮　袁　柯　重庆大学附属三峡医院百安分院）

（点评专家：张长杰　中南大学湘雅二医院）

参考文献

[1]Fontana TL, Richardson CA, Stanton WR. The effect of weight-bearing exercise with low frequency, whole body vibration on lumbosacral proprioception：a pilot study on normal subjects[J]. Aust J Physiother, 2005, 51（4）：259-263.

[2] 于红妍，王虎，冯春晖，等. 核心力量训练与传统力量训练之间关系的理论思考——核心稳定性训练［J］. 天津体育学院学报，2008，（6）：55-57.

[3] 关骅，张光钧. 中国骨科康复学［M］. 北京：人民军医出版社，2011：306.

[4] 张福金. 改善关节活动范围的训练方法［J］. 武汉：华中科技大学同济医学院出版社，1998，18（4）：181-182.

[5] 王聪，郭险峰. 悬吊训练治疗慢性非特异性腰痛的疗效观察［J］. 中国康复医学杂志，2012，27（8）：760-762.

[6] 高宝龙，荣湘江，梁丹丹，等. 悬吊运动技术对运动引起的腰痛的疗效分析［J］. 中国康复医学杂志社，2008，23（12）：1095-1097.

[7]Lisa Maxey, Jim Magnusson. 骨科术后康复［M］. 蔡斌，蔡永裕，译. 北京：人民卫生出版社，2017：349-356.

[8] 陆廷仁，袁克俭，张长杰，等. 骨科康复学［M］. 北京：人民卫生出版社，2007：806-809.

[9]JeMe Cioppa-Mosca, Janet B. Cahill, John T. Cavanaugh, et al. 骨科术后康复指南［M］. 陆芸，周谋望，李世民，译. 天津：天津科技翻译出版社：2009：4-16.

[10] 励建安，黄晓琳. 康复医学［M］. 北京：人民卫生出版社，2016：386-399.

病例 18　膝关节置换术后疼痛、僵硬、功能障碍的康复

一、病历摘要

患者女性，62 岁。商人，长期居住在内蒙古，家住 4 楼。

主　诉：双膝疼痛，活动受限 6 年余，加重 1 个月。

现病史：患者自诉入院前 6 年余无明显诱因下出现双膝部疼痛，活动受限，左膝为主，无伴有发热咳嗽、潮热盗汗、局部红肿、身体消瘦等不适，行走时疼痛加重，休息可缓解，在当地医院及北京就诊，行口服、外用等药物治疗，具体不详，症状缓解不明显，疼痛逐渐加重；1 个月余前，患者无明显诱因下出现左膝部疼痛加重，行走及上坡时疼痛明显，偶有静息痛。现患者为求进一步治疗至我院就诊，门诊拟"双侧膝关节骨关节炎，左侧重"收入我科进行治疗。

既往史：平素身体健康，10 年余前在当地医院诊断为"类风湿性关节炎"，未抗风湿治疗。高血压 7 年余，血压最高 160+ mmHg，现口服苯磺酸氨氯地平片及替米沙坦控制血压，自诉血压控制可。否认糖尿病、冠心病等慢性病史；否认肝炎、结核、菌痢、伤寒等传染病史。10 年前在包头市第三人民医院行"子宫全切术"。无外伤史、输血史。否认食物、药物过敏史。预防接种史不详。

体格检查：跛行步态，双膝部未见明显肿胀，肤温、肤色正常，未见局部破溃、窦道及皮疹，双侧腘窝未扪结节或肿大；左膝关节髌周、内侧间隙压痛，膝关节关节活动度受限（屈曲 5°～100°），髌骨研磨试验（+），Apley 挤压试验（+），抽屉试验（-），内外翻应力试验（-）；右膝关节髌周、内侧间隙压痛，膝关节关节活动度受限（屈曲 0°～110°），髌骨研磨试验（+），Apley 挤压试验（-），抽屉试验（-），内外翻应力试验（-），余肢体关节活动度尚可；四肢肌力、肌张力正常，肢端感觉、血循、活动良好，生理反射存在，病理反射未引出。

辅助检查：DR 片示（病例 18 图 1）：双侧膝关节缘骨质增生硬化，关节间隙变窄。

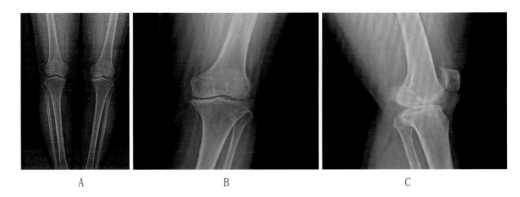

病例 18 图 1　术前双下肢全长负重位拼接 DR 片（A）、术前左膝关节正位（B）、

侧位 DR 片（C）

临床诊断：①双侧膝关节骨性关节炎（KLIV，左侧重）；②类风湿性关节炎；③高血压病 2 级。

功能诊断：①关节运动功能障碍；②下肢肌力不足；③平衡功能障碍；④步态异常；⑤日常生活活动功能障碍。

二、诊疗经过

（一）功能障碍分析

1. 术前屈伸终末端活动受限，手术疼痛、肌力不足导致活动受限。

2. 术后疼痛卧床，肌肉萎缩影响肌力。

3. 关节置换后本体感觉障碍进一步影响平衡与协调。

4. 本体感觉影响平衡与协调，肌力不足导致步态功能受限。

5. 患者术后关节功能受限，膝关节美国特种外科医院膝关节评分（Hospital for Special Surgery, HSS）评分和 ADL 评分不达标。

（二）康复目标

1. 短期目标　消炎止痛，预防并发症，改善双膝关节活动功能。

2. 长期目标　改善右踝、右膝、左腕功能及下肢肌力，提高下肢活动能力，提高日常生活能力。

（三）手术治疗

入院后积极完善相关检查，经综合评估后，患者知情同意选择手术治疗，予以膝关节置换手术,术中见:关节面大量骨赘形成,半月板磨损,前后交叉韧带磨损,股内侧软骨面磨损,胫骨平台内侧骨质缺损,局部骨质硬化明显,平台内后侧数个游离体形成。手术予清理髌骨周缘增生的骨赘,清除关节腔内异常增生、充血肥厚的滑膜,探查并清理关节周围游离体,去除胫骨平台周围、股骨内、外、后髁骨赘,再松解后方关节囊及紧张挛缩的侧副韧带,适度松解髂胫束鹅足肌腱后外侧角复合体,平衡关节间隙。麻醉状态下过伸 3°、屈膝 140°、外翻 5°,畸形予以彻底纠正,安放相应型号股骨假体,完成手术。患者术后 DR 片见(病例 18 图 2)。

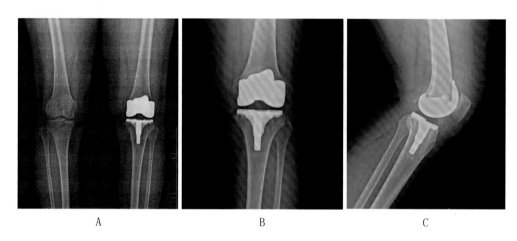

病例 18 图 2　术后双下肢全长负重位拼接 DR 片(A)、术后左膝关节正位(B)、侧位 DR 片(C)

（四）围手术期康复方案

1. 围手术期评定　　VAS 评分:8 分;左膝关节活动度 70°～ 5°～ 0°;伸膝肌群肌力 1 级,屈膝肌群肌力 2- 级,伸髋肌群肌力 2- 级,屈髋肌群肌力 2+ 级,髋外展肌群肌力 2 级,髋内收肌群肌力 2 级;HSS 评分 35.625 分;ADL 评分 36 分;简化麦吉尔 McGill 疼痛问卷评定(Short form McGill pain questionnaire,PRI 疼痛评级指数)评分 3 分;现时疼痛强度(present pain intensity,PPI)评分 5 分。

2. 围手术期康复方案

(1)术后第 1 天:当患者麻醉消退后,进行踝泵训练(2 次 / 日,100 个 / 日,维持 10 秒 / 个,上午、下午各 50 个);伸膝压床训练(2 次 / 日,20 个 / 日,维持 10 秒 / 个,上午下午各 20 个);压膝训练:用 10 斤米压膝(2 次 / 日,2 ～ 3 个 / 日,维持 10 ～ 20 分钟);膝关节床上拖动训练(2 次 / 日,3 ～ 5 个 / 次,维持 10～20 秒）；冰敷 2～3 次，20 分钟 / 次。

（2）术后第 2 天：在第 1 天训练的基础上，进行体位转移训练，即床上 - 床边坐起训练、床边坐位 - 床旁站立训练、重心转移训练、站到坐凳椅 / 马桶等的转移训练、步行训练（助行器：先助行器 - 再患肢承重 - 最后健肢；拐杖：先双拐 - 再患肢承重 - 最后健肢；上床训练：移动过程中，健侧辅助患侧移动到床上）。

注：患者站和坐的时间每次不要超过半小时，以防止下肢肿胀。

（3）术后第 3 天：上述训练基础上，若屈膝角度未到 90°，则继续进行关节活动度训练：主动 / 助动屈膝训练（2 次 / 日，3～5 个 / 次，维持 10～20 秒）；主动 / 助动压膝训练（2 次 / 日，3～5 个 / 次，维持 10～20 秒）；终末伸膝训练（2 次 / 日，10～15 个 / 日，每个维持 10 秒）。

（4）术后第 4 天：在确保伸膝状态基本贴附床面后，循序渐进训练肌力。髋关节四方位抬腿训练（2 次 / 日，5～10 个 / 次，维持 10 秒），见病例 18 图 3；臀肌训练（2 次 / 日，5～10 个 / 次，维持 10 秒）；床边抬腿训练（2 次 / 日，5～10 个 / 次，维持 10 秒）；足跟压床训练（2 次 / 日，5～10 个 / 次，维持 10 秒）；腘绳肌、小腿三头肌、臀肌牵伸训练（2 次 / 日，5～10 个 / 次，维持 10 秒）。

（5）术后 5～6 天：继续强化下肢整体肌肉力量，逐渐加入日常生活活动训练，如站立髋关节训练：髋关节前屈、外展、内收、后伸抬腿训练；上下楼梯训练（上楼：先上健侧，再上患侧；下楼：先下健侧，再下患侧）。

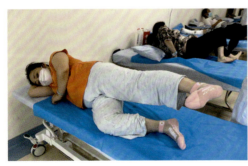 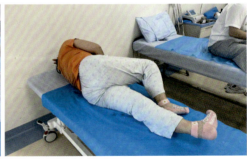

A   B

病例 18 图 3　髋关节四方位抬腿训练，髋外展（A），髋内收（B）

（五）住院康复诊疗经过

1. 首次康复评定

左膝肿胀程度：重度；左膝皮温升高：重度；左膝关节间隙压痛：重度；VAS评分 6 分；左膝关节活动度：AROM：90°～0°～0°，PROM：95°～0°～0°；伸膝肌群肌力 2+ 级，屈膝肌群肌力 3 级，伸髋肌群肌力 2+ 级，屈髋肌群肌力 3+ 级，髋外展肌群肌力 3 级，髋内收肌群肌力 3+ 级；HSS 评分 41.275 分；ADL 评分 51 分；PRI 评分 3 分；PPI 评分 4 分。

2. 康复治疗方案

（1）肌力训练：卧位四方位直腿抬高训练：15 个（维持 5 秒）/ 组，共 5 组；踝泵训练：15 个（维持 5 秒）/ 组，共 5 组；膝关节抗阻屈伸训练：15 个（维持 5 秒）/ 组，共 5 组；卧位股四头肌静力性收缩训练：15 个（维持 5 秒）/ 组，共 5 组。

（2）关节活动度训练：患肢床上拖动训练：10 个（维持 15 秒）/ 组，共 3 组；床旁垂腿训练：10 个（维持 15 秒）/ 组，共 3 组；患肢仰卧位前屈训练：10 个（维持 15 秒）/ 组，共 3 组。

（3）中期康复评定：左膝肿胀程度：中度；左膝皮温升高：中度；左膝关节间隙压痛：中度；VAS 评分 3 分；左膝关节活动度：AROM：100°～0°～0°，PROM：110°～0°～0°；伸膝肌群肌力 3 级，屈膝肌群肌力 3+ 级，伸髋肌群肌力 4- 级，屈髋肌群肌力 4 级，髋外展肌群肌力 3+ 级，髋内收肌群肌力 4 级；HSS 评分 48.575 分；ADL 评分 60 分；PRI 评分 2 分；PPI 评分 3 分。

（4）康复治疗修改方案：继续初期康复方案，主动联合被动活动髌骨关节。

1）负重训练：扶椅重心转移训练：1 分钟 / 个，共 5 个 / 组，2 组 / 天；扶梯上下转移训练：1 分钟 / 个，共 5 个 / 组：2 组 / 天。

2）平衡训练：双脚踩平衡垫训练：1 分钟 / 个，共 5 个 / 组，2 组 / 天。

3）肌力训练：渐进性抗阻终末伸膝：30 个（维持 5 秒）/ 组，共 5 组；四分之一下蹲：15 个（末端维持 1 秒）/ 组，共 3 组。

4）步态训练：水中行走：1 分钟 / 个，共 5 个 / 组，3 组 / 天。

（5）末次康复评定 / 结局：左膝肿胀程度：轻度；左膝皮温升高：轻度；左膝关节间隙压痛：轻度；VAS 评分 2 分；左膝关节活动度：AROM：105°～0°～0°，

PROM：115°～0°～0°；伸膝肌群肌力 4 级，屈膝肌群肌力 4+ 级，伸髋肌群肌力 4+ 级，屈髋肌群肌力 5 级，髋外展肌群肌力 4+ 级，髋内收肌群肌力 4+ 级；HSS 评分 57.875 分；ADL 评分 77 分；PRI 评分 1 分；PPI 评分 2 分。

三、病例特点及讨论

从 1990—2019 年，全球膝骨关节炎的患病率提升了 48%。全球有近 1 亿人因该病致残，伤残损失健康生命年达 1890 万人，占全球所有疾病负担的 2.2%，是第 4 大致残疾病。我国症状性膝骨关节炎的患病率为 8.1%，伤残损失健康生命年达 197 万人，女性高于男性，已成为致残最常见的疾病之一。

全膝关节置换术（total knee arthroplasty, TKA）被认为是治疗严重或终末期膝关节病变最有效的方法之一。近年来由于假体设计、手术方法及围手术期管理不断优化，大多数患者术后膝关节畸形、疼痛情况得到缓解，其关节活动功能及日常生活能力均明显提高。但仍有高达 19% 的患者术后效果较差，主要功能障碍包括术后残留持续性疼痛、关节僵硬以及日常生活活动受限等。本案例是在四川省骨科医院确诊为重度膝骨关节炎，症状较重，通过保守治疗无法获得长期疗效的患者，患者最后选择全膝关节置换。现就本例患者在骨科康复一体化模式下的康复经验与病例特点，将从术前预康复、术后加速康复、住院康复、居家康复等方面对案例进行阐述。

本例患者是中老年女性，职业是商人，长期居住在北方寒冷地区，家住在 4 楼，绝经期后出现了爬坡上楼梯时膝关节疼痛、无力，休息后症状缓解，查体发现膝关节髌周、内侧间隙压痛，活动受限，髌骨研磨试验（+），Apley 挤压试验（+）。X 线片显示：膝关节缘骨质增生硬化，关节间隙变窄。以上症状和影像学表现是膝骨关节炎的典型特征。患者数年前就发生了膝关节疼痛不适，多次保守治疗后症状缓解不明显，本次就诊时症状加重。此类患者往往是双侧膝关节受累，一侧膝关节症状较重。患者自诉 10 年余前在当地医院诊断为"类风湿性关节炎"，本次住院期间查血类风湿因子 47.6 U/mL（参考范围 0～25 U/mL）。本例患者患高血压病史 7 年余，规律口服降压药物，血压控制良好，故对手术和康复训练影响不大。行全膝关节置换术的膝骨关节炎患者往往术前会有膝关节屈伸活动受限，本例患者也不例外，我们需要在术后早期开始处理伸直受限。

处理此类病例，全程康复概念很重要。从患者入院康复，贯穿全程的康复理念指导，是最后取得良好康复效果的关键。和手术医师团队密切配合，康复前移至术前，通过手术疗效的判定，预康复的学习，围手术期康复的训练，术后康复的随访，居家康复计划的执行，确保患者获得良好的康复效果。

在实际康复过程中，疼痛的控制是影响康复计划执行的关键因素。除了手术操作本身外，尤其是现代医学中"无痛病房"的建设，"无痛康复"理念的普及，也为康复效果的提升带来帮助。本例患者，本身有较好的康复意识，通过围手术期预康复的宣教，较好地掌握了术后康复训练的要点。手术积极配合，出院后坚持随访，居家康复计划执行较好。相比于其他术前预康复重视不够，术后康复训练坚持不好，术后居家康复执行不力的患者，其疗效明显更优，也体现了早期康复、全程康复、延伸康复的意义。

四、相关问题及分析

1. 如何进行术前预康复？

在过去很长一段时间人们对于 TKA 手术的关注点都集中在手术成功与否及术后康复锻炼，而对于术前康复锻炼则很少提及，实际上术前康复锻炼与术后康复锻炼同样重要。通过术前肌力训练可增强膝关节稳定性，术前膝关节主、被动锻炼可改善局部血液循环。预防术后并发症发生，并能减轻患者心理应激，缩短患者住院时间，有利于患肢功能尽早恢复。

（1）术前康复评定：骨科医师、康复医师、康复治疗师共同参与患者术前查房和讨论，对患者进行术前评定。特别是术前膝关节活动度的评定，患者术前膝关节活动度越好，TKA 术后往往能获得更好的功能改善。

（2）术前康复宣教：使患者及其家属对手术和术后相关并发症、康复训练有初步的了解，增强患者的自信心，康复治疗师指导患者术前进行踝泵运动训练，股四头肌、腘绳肌、臀肌等长收缩训练，直腿抬高运动训练，体位转移训练，心肺功能锻炼等，同时指导其正确使用助行器或拐杖。

2. 如何进行术后加速康复治疗？

加速康复理念最早在 2001 年由丹麦外科医生 Kehlet 等提出，目前该理念被广泛应用于临床治疗中，近些年在骨科（尤其是关节外科）领域取得了令人振奋的疗效，加速康复强调详细充分的术前教育、术后早期下床活动、早期功能锻炼以及关节置换后强化功能锻炼，让患者积极、主动进行功能训练，尽早达到术前制订目标，但这些都需建立在良好镇痛措施及多学科合作基础上。随着关节置换术手术价值及术后并发的关节功能障碍日益受到重视，加速康复治疗作为一种安全有效的干预方案，对需要接受关节置换术的患者具有重要意义。

在术后加速康复治疗阶段，我们不主张激进的康复治疗，也不主张患者完全制动，而是需要在患者疼痛接受范围内，进行系统化的康复治疗。因为早期大范围活动会增加关节腔及关节周围出血，这是后期发生关节僵硬的危险因素。而完全制动或者长期不动容易使关节周围肌腱、韧带、关节囊出现挛缩，最终导致关节僵硬。

术后有效镇痛是患者敢于进行康复训练的基础，多模式镇痛是将不同作用机制（如外周、中枢）、不同使用途径（如口服、肌内注射、静脉滴注、外用等）的镇痛药物联合应用。从而减少单一药物使用剂量及副作用，延长镇痛时间，增强镇痛效果。物理因子也可起到镇痛、消肿、止血等目的，目前常用的包括：冷疗、TENS 等。

对于术后并发症方面，接受 TKA 手术的患者往往年龄比较大，术后并发症相对较多，术后下肢肿胀的发生率可以高达 70%，肢体肿胀可能会导致下肢深静脉血栓的发生，如踝泵运动、股四头肌静力性收缩都可以预防下肢深静脉血栓。体位性低血压也是常见的并发症，因此在体位转变过程中需要循序渐进，由卧到坐，由坐到站。

对于术后加速康复阶段的康复训练时间及强度，我们的经验是手术结束患者恢复意识后便可以开始进行踝泵运动，膝关节的活动我们常常在术后第 2 至第 3 天疼痛控制后进行，也可避免关节周围的大量积血。在康复训练强度上，虽然相关文献报道 TKA 术后介入渐进式高强度康复训练安全有效，但笔者认为该方案的选择与否应参考患者年龄、身体功能状态以及耐受能力等具体条件而定。患者早期进行康复训练时可借助生物反馈肌电仪增强患者神经肌肉控制能力。

3. 康复科住院期间如何进行康复治疗？

患者转到康复科住院是在生命体征稳定，手术切口无渗血渗液，疼痛得到有效控制的基础上，时间大约在术后一周左右。该阶段康复的主要侧重点在于强化膝关节功能，增加下肢各关节协调性和灵活性，逐渐回归日常生活活动。

患者的康复评定应该贯穿整个住院周期，特别是转到康复科后需要对患者进行全面系统的康复评定，从局部到整体的原则，包括关节活动度、膝关节周围肌群肌力、疼痛评分、大腿小腿周径，整体功能包括平衡测试、步态分析、起立-行走计时测试、6分钟步行试验、上下楼梯测试等，VAS、HSS、ADL、PRI、PPI等。

关节活动度练习和膝关节周围肌肉肌力训练应该在术后加速康复基础上继续加强和巩固。此外加强机体核心稳定性有利于维持下背部功能，因为躯干肌群的肌肉活动与下肢运动功能密切相关，躯干功能对于步行过程中的平衡控制非常重要。

近年来研究指出TKA手术对膝关节本体感觉系统的破坏作用不容忽视，即使在保留后交叉韧带的情况下，长期骨关节炎引起的退行性变及手术损伤均会对患者平衡功能产生不良影响，因此本体感觉重建是回归日常生活活动之前的重要一环。

作业疗法也是全膝关节置换术患者回归家庭，回归生活过程中重要的一环，膝关节在整个下肢起到承上启下的作用，若膝关节发生功能障碍将严重影响体位转移、行走、如厕等，因此术后需要对患者进行专门的上下床训练、步行训练、站到坐凳椅/马桶等的转移训练，从而减少患者在日常生活过程中意外跌倒的风险。在此案例中，我院选择是在术后第2天开始对患者进行体位转移、助行器使用训练等作业疗法，也有专家建议在术前即可开始练习床上转移和床椅转移、教育患者使用助行器具、平地步行和上下楼梯训练等。

4. 如何进行居家康复训练？

患者从康复科出院后逐渐回归家庭生活，但是其康复治疗却仍未结束，患者需要按照康复治疗师在出院时为其制订的运动处方进行康复训练，不同于医院，家里没有专业人员指导康复训练，动作往往没有在住院时标准，遇到问题时没办法及时得到解答，这样会导致患者产生恐惧心理，这无疑对患者的康复起到一定负面影响。在骨科康复一体化模式中很重要的一环就是利用网络对出院的患者进行管理，可以通过建立微信群或者线上问诊的方式让康复治疗师参与患者的居家康复，为患者提供运动指导，解答疑惑。患者也要定期到康复医生和骨科医生门诊复诊，对于即将发生或已经发生功能障碍的患者，应及时到康复科干预，建立闭环式康复模式。

五、病例点评

膝关节退行性骨关节炎是中老年常见病和多发病,且随着我国进入老龄化社会,未来将持续呈上升趋势。膝关节置换是治疗膝关节退行性骨关节炎的终极方法,规范正确的康复是确保膝关节置换术后疗效的关键。膝关节置换术后的常见功能障碍包括疼痛、关节僵硬、活动受限、步态异常等。究其原因,多与手术操作本身、术后康复及时性、规范性等有很大关系。因此,手术操作本身、规范合理及时的康复计划,尤其是早期康复的介入,对患者的恢复意义重大。

本例患者是老年女性,术前已有膝关节屈伸活动受限,术前做好预康复,术后早期开始规范康复。强调加速康复外科理念,做好围手术期的全面科学管理,也是骨科术后康复取得良好效果的重要因素。

（病例提供者：张 鑫 四川省骨科医院）

（点评专家：张长杰 中南大学湘雅二医院）

参考文献

[1] 中华医学会物理医学与康复学分会,四川大学华西医院.中国膝骨关节炎康复治疗指南(2023版)[J].中国循证医学杂志,2024,24(01):1-14.

[2]Neuprez A, Neuprez A H, Kaux J F, et al.Early Clinically Relevant Improvement in Quality of Life and Clinical Outcomes 1 Year Postsurgery in Patients with Knee and Hip Joint Arthroplasties[J]. Cartilage, 2018, 9 (2): 127-139.

[3]Flierl MA, Sobh AH, Culp BM, et al.Evaluation of the Painful Total Knee Arthroplasty[J].J Am Acad Orthop Surg, 2019, 27 (20): 743-751.

[4]Kehlet H.Multimodal approach to control postoperative pathophysiology and rehabilitation[J].Br J Anaesth, 1997, 78 (5): 606-617.

[5]张阳,倪朝民,吴鸣,等.早期系统化康复训练对全膝关节置换术后出血量和出院功能转归的影响[J].中华物理医学与康复杂志,2020,08(42):734-737.

[6]Sporer S M, Rogers T.Postoperative Pain Management After Primary Total Knee

Arthroplasty:The Value of Liposomal Bupivacaine[J].J Arthroplasty,2016,31（11）:2603-2607.

[7]Ni SH, Jiang WT, Guo L, et al.Cryotherapy on postoperative rehabilitation of joint arthroplasty[J].Knee Surg Sports Traumatol Arthrosc, 2015, 23（11）:3354-3361.

[8]Li K, Ackland DC, McClelland JA, et al.Trunk muscle action compensates for reduced quadriceps force during walking after total knee arthroplasty[J].Gait Posture, 2013, 38（1）:79-85.

[9]Blasco JM, Igual-Camacho C, Roig-Casasus S.In-home versus hospital preoperative balance and proprioceptive training in patients undergoing TKR;rationale, design, and method of a randomized controlled trial[J].BMC Musculoskelet Disord, 2017, 18（1）:518.

[10] 中国老年医学学会康复分会.全膝关节置换围手术期康复干预中国专家共识[J].中华物理医学与康复杂志,2024,46（2）:97-104.

病例19　股四头肌肌腱重建术后合并膝关节复合损伤康复

一、病历摘要

患者女性，42岁，已婚。

主　诉：外伤后左膝活动受限近3年，股四头肌重建术后8周。

现病史：患者3年前外伤后出现左膝关节疼痛伴活动受限，行膝关节MRI检查发现左膝前交叉韧带、内侧副韧带及半月板损伤，于当地医院行"左膝关节前交叉韧带重建、内侧副韧带修复、半月板修补手术"。术后左膝支具固定6周，病情平稳后行康复治疗。经治疗半年后，左膝活动部分改善，仍有左膝屈曲受限，能独立行走。2年前活动时不慎出现髌骨骨折、髌腱断裂、胫骨上段骨折，予膝踝长支具固定1个月余及物理因子治疗，出现左膝屈伸受限明显（自述屈曲20°～100°），当时尚可短距离行走，行走缓慢，伴左膝关节疼痛，活动时弹响，遂就诊于外院，并于 2023 年 6 月行膝关节黏连松解手术。术后行康复治疗，膝关节活动明显改善（屈曲 0°～130°），可短距离行走，疼痛较明显，左膝伸直不能。1 个半月前于外院行"左股四头肌肌腱重建、髌骨软骨病灶清理、滑膜部分切除、髌骨成型及膝关节粘连松解术"，术后左膝支具伸直固定 8 周，未予负重。目前患者左膝屈伸活动受限明显，活动时疼痛，膝关节伸直位，转移、如厕、洗澡等日常生活动作需部分辅助。

既往史：体健。否认烟酒史。否认激素、喹诺酮类等药物使用史。

个人史：文员，本科。右利手，住楼房，有电梯。无运动爱好。性格温和。

月经史、婚育史、家族史：无特殊。

体格查体：体温 36.6 ℃，脉搏 85 次 / 分钟，呼吸 20 次 / 分，血压 123/75 mmHg。心律齐，双肺呼吸音清。腹软，无压痛、反跳痛。

专科查体：左膝关节前部、内部可见手术伤口，愈合好。左膝关节轻度肿胀，皮温升高，股四头肌肌肉萎缩。膝周皮肤弹性下降，左膝关节下方压痛（+），左下肢纵向叩击痛（-）。膝关节周围肌力因活动受限查体不能配合，左踝背屈、跖屈肌肌力 5 级。左膝关节被动活动活动度：屈曲 10°，伸展 0°。左膝关节主动屈曲 5°，主动伸展 0°。髋关节被动活动度：屈曲 90°，伸直 20°，外展 40°，内收 30°。双侧踝阵挛（-），双侧 Babinski 征（-）。足背动脉搏动正常。左膝前侧感觉减退。活动时 VAS 评分 3 分。日常生活能力 Barthel 指数评分 60 分。

辅助检查：本次住院后膝关节 CT（病例 19 图 1）：左股骨远端及胫骨近端见骨道影，胫骨远端后外侧缘见金属致密影。左膝关节对位关系可，股胫关节间隙略窄，骨质增生，关节面下骨质硬化。胫骨结节、髁间嵴旁见点片状高密度影，关节积液。左膝关节骨关节病。

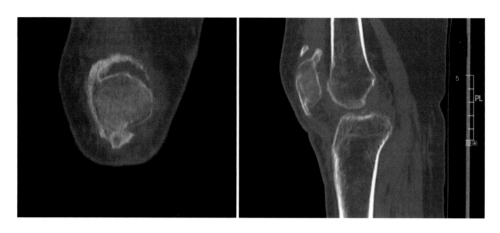

病例 19 图 1　膝关节 CT

膝关节 MRI（病例 19 图 2）：内侧股胫关节间隙变窄，关节软骨略变薄，关节缘、髁间棘及髌骨缘骨质增生硬化。内侧半月板信号略增高，外侧半月板体部及后角变薄。股四头肌肌腱近髌骨处连续性差伴信号明显增高。关节少量积液，见滑膜增生。髌骨周围及脂肪垫皮下软组织信号增高。

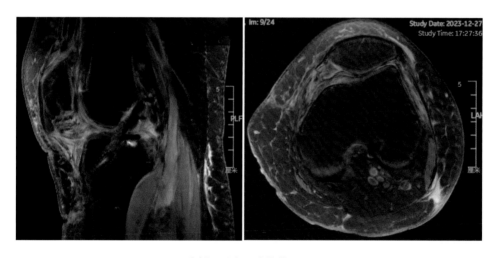

病例 19 图 2　膝关节 MRI

临床诊断：①左股四头肌肌腱重建术后康复；②陈旧性髌骨骨折；③左膝关节前十字韧带完全断裂重建术后；④左膝关节内侧副韧带损伤修复术后；⑤左膝半月板损伤修补术后；⑥左膝关节松解术后；⑦左膝关节软骨损伤。

功能诊断：①身体功能方面：关节疼痛、关节活动受限（膝关节、髌股关节）、股四头肌抑制、感觉障碍、下肢运动功能障碍、步行功能受限；②身体结构方面：软组织肿胀、关节囊纤维化、组织粘连、肌肉组织柔韧性异常、肌腱损伤、半月板及韧带损伤、关节退变、关节软骨损伤；③活动参与方面：日常生活活动能力受限；社会参与功能障碍。

二、诊疗经过

在全面康复评定基础上，因患者目前膝关节僵硬明显，考虑康复难度较大，既往多次手术病史，膝关节功能障碍明显，关节退变严重，考虑远期愈合较差，同时患者肌腱重建术后，组织僵硬明显，弹性下降，考虑肌腱损伤风险较高，建立康复医师、运动疗法治疗师、物理因子治疗师、护理形成康复治疗小组，召开评价会。同时组织院内骨科、放射科 MDT 团队讨论，制订康复目标及治疗方案。

康复目标：①近期目标：改善关节肿胀，缓解疼痛；改善肌肉及组织紧张度；改善膝周深浅感觉；改善髌骨活动度及膝关节活动度；提高股四头肌激活度及力量；日常生活大部分自理；②远期目标：3 个月膝关节活动度 120°；恢复下肢肌力；提高下肢运动功能；恢复独立步行能力；日常生活完全自理；回归社会。

制订治疗方案：

1. 物理因子治疗　①脉冲式超声波疗法：提高结缔组织弹性，软化瘢痕、松解粘连、缓解肌肉挛缩，同时镇痛、消肿；②低能量激光疗法：改善组织血液循环，缓解疼痛肿胀，加速组织修复；③神经肌肉电刺激：激活肌纤维，促进肌肉收缩，增强肌力，有利于运动功能恢复；④冰敷：关节松动及运动疗法后关节红热时进行，刺激血管收缩，减轻组织水肿，改善局部炎症反应。

2. 运动治疗　①徒手淋巴引流治疗，改善左膝及周围组织水肿；②软组织松解，包括股四头肌、髂胫束、腘绳肌、腘窝区域、髌骨韧带等，瘢痕松解，改善组织延展度及肌肉柔韧性；③关节松动术，髌骨股骨关节及膝关节活动度训练；④促通感觉训练，本体感觉训练，肌力训练，等长训练；⑤遵循无痛康复训练，逐渐负重训练。

3. 作业治疗　提高患者日常生活能力，改善社会参与能力，包括 ADL 能力训练、平衡功能训练等。

4. 康复辅具　室内可借助腋杖步行，长时间转移时借助低靠背轮椅。

5. 心理治疗　给予心理疏导和支持。

6. 药物治疗　关节松动时联合股神经阻滞治疗，缓解局部疼痛，避免反射性肌肉紧张。

7. 康复护理　对患者进行康复知识教育，包括关节活动度训练、肌力训练自我方法及无痛活动原则，跌倒及再损伤预防。

康复治疗 2 周后，患者左膝活动度增加，下肢可部分负重。左膝无明显红肿，皮温基本正常。康复治疗后左膝关节被动活动度：屈曲 80°，伸展 0°。左膝关节主动屈曲 40°。左侧股四头肌肌力 4 级，腘绳肌肌力 4 级。ADL 70 分。

因左膝被动活动仍有受限，联合骨科会诊讨论，全麻下行膝关节松解治疗，术中屈髋位下左膝屈曲 130°，术后继续康复治疗。经治疗后 8 周，患者室内独立步行，监护下可上下台阶，无明显疼痛。左膝无明显红肿，左膝关节屈曲活动度：被动 0°～120°，主动 0°～100°。左侧股四头肌肌力 4 级，腘绳肌肌力 4 级。

患者康复治疗前、康复后 6 周及康复 8 周后活动对比，如病例 19 图 3 所示。

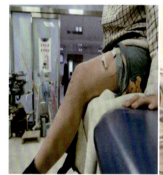 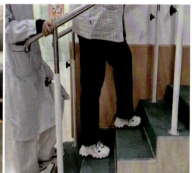

治疗前　　　　　　　　康复后 6 周　　　　　　　康复后 8 周

病例 19 图 3　康复治疗前后对比

三、病例特点及讨论

股四头肌肌腱断裂重建术后最常见的并发症是关节活动度丧失。通常装置修复术后需要使用支具严格制动 6 周或更长时间。早期关节活动度练习可以促进组织再生、塑形以及修复部位胶原纤维的强化。对于复合损伤、复杂修复、延迟修复和依从性差的患者，需延长制动时间。延长膝关节制动时间的危害包括软骨营养不良、肌肉萎缩、瘢痕组织形成和韧带组织薄弱。

本例患者中由于复合性损伤，膝关节支具固定8周，膝关节局部僵硬明显。同时由于既往多次手术外伤病史，复合损伤、延迟修复，表现为局部组织粘连、肿胀、关节囊纤维化、肌肉组织柔韧性异常、股四头肌抑制、感觉障碍。康复方面除常规关节活动度训练外，应注意强化软组织筋膜松解，注意范围需包括股四头肌、髂胫束、腘绳肌、腘窝区域、髌骨韧带等，采用一种轻柔而持久的手法，通过横向滑动的方式，促进组织滑动能力和弹性恢复，改善关节的活动度。

骨科术后多出现局部肿胀疼痛，可能由于淋巴管及部分血管受损，导致淋巴液滤出增加和回流减少，组织间隙内的液体异常滞留，严重影响关节活动。常用方法包括：药物治疗、抬高患肢、冰敷疗法、运动治疗方法等。在本病例中除常规康复手法外，联合局部徒手淋巴引流方法，先驱空阻塞部位以上正常区域引流淋巴结群，沿集合淋巴管向心方向徐徐地按揉，增强运输功能，再根据淋巴收集运行方向引流肿胀部位，可有效改善疼痛。同时康复训练后可予局部对贴扎部位皮肤进行清洁后，在膝关节四周肿胀明显处贴扎两条爪形肌内效贴布，"锚"分别从患肢股骨内、外上髁发出，向下自然延伸，发出的多尾呈两手交叉形状重叠于膝周，以减轻关节松动治疗后的局部肿胀情况。对于疼痛明显患者，如药物及物理因子治疗无效，可采用术后早期联合股神经阻滞方法，缓解疼痛。

同时本病例中的股四头肌肌腱损伤是由于膝关节僵硬后暴力活动所致。患者膝关节前交叉韧带重建术后半年时，仍有膝关节明显受限，此时关节周围组织粘连、瘢痕形成明显，康复保守治疗效果不佳，暴力活动关节极易造成周围韧带、肌腱损伤，对于此类患者应及时骨科介入治疗，可包括早期麻醉下手法松解术和关节镜下松解术，后期出现关节外广泛粘连时进行股四头肌成形术。

股四头肌肌腱重建患者术后膝关节需保持伸直位制动，术后6周时肌腱愈合正常者应尽快开展关节活动度训练，可根据术中肌腱情况适当提前关节活动时间。本例患者术后自行膝关节支具佩戴8周，造成组织粘连明显，早期活动时疼痛、肿胀、关节僵硬剧烈。对于骨科患者，应形成骨科康复一体化关节，加强患者宣教，尤其注意关节活动强度及下肢负重等早期康复方面，以提高手术疗效，促进功能改善。

综上所述，该患者股四头肌肌腱重建术后，合并多发软骨、组织损伤，应综合考虑多种因素制订个性化治疗方案，同时联合局部徒手淋巴引流及软组织松解技术，形成康复医师-骨科医师-治疗师-护理团队工作模式，以促进关节功能恢复，提高运动功能。

四、相关问题及分析

1. 股四头肌肌腱重建术后关节制动及负重时间如何制订？

股四头肌肌腱是前交叉韧带重建的移植物选择之一，因为它几乎与髌腱一样强壮。股四头肌肌腱断裂是罕见的损伤，发病率仅为 1.37/100 000，但这类损伤可能对患者造成毁灭性的影响，主要是因为伸肌机制的连续性丧失会显著影响患者的功能。常见于 40 岁以上的患者，通常是由股四头肌在膝盖弯曲位置快速偏心收缩所引发的。在治疗方面，通常早期采用经骨髌骨缝合线，或骨腱连接处断裂的缝合。有研究表明，延迟手术超过 6 周可能导致断端间肌腱钙化、挛缩，不容易进行复位，从而导致骨肌肉处愈合不良，关节僵硬。

值得注意的是，股四头肌肌腱断裂更常见于有基础内科疾病的患者，如自身免疫性疾病、糖尿病、肾脏疾病、肥胖和长期使用皮质类固醇，这些全身性疾病可能会加速髌腱和股四头肌肌腱的退行性变，从而增加双侧肌腱断裂的风险。对于合并上述问题患者康复治疗时应注意康复训练强度。

既往股四头肌肌腱重建术后通常建议 6 周内限制负重和膝关节屈曲角度，以确保修复部位得到保护并促进愈合。然而，随着外科手术技术更新进展，最新的研究结果表明，早期功能性活动和完全负重与传统限制性康复方案在功能恢复方面可能并无显著差异，甚至可能为患者带来更好的恢复效果。早期功能性康复鼓励患者在术后 2 ～ 4 周即开始膝关节的被动活动，并逐步增加负重。研究显示，这种康复策略有助于促进肌腱愈合，增强肌腱的抗拉强度，并改善关节生物力学。与传统限制性康复相比，可减少患者住院时间，加速功能恢复，并降低并发症风险。

2. 股四头肌肌腱重建术后康复计划如何制订？

针对伸膝装置术后（包括股四头肌肌腱及髌腱）患者，进行及时有效的康复治疗，早期康复介入，以提升他们的功能恢复水平，主要步骤如下。

（1）术后 0 ～ 4 周：在最初的 2 ～ 4 周，支具要一直锁定在 0° 伸直位；指导患者使用杖/步行器保护下肢负重，在承受范围内，逐渐增加负重，可从体重的 20% 开始；手术切口愈合后瘢痕组织和髌骨的松动（避免过度上下方运动）；股四头肌激活训练,防止伸膝迟滞;可利用神经肌肉电刺激(NMES)促进股四头肌的激活,行直腿抬高训练。

(2)术后 4～12 周:该阶段以恢复运动和逐渐增加负重为主,逐渐增加膝关节活动度训练,注意训练强度,不应太暴力和引起疼痛,应避免俯卧位下膝关节活动训练;注意联合本体感觉,促进关节功能恢复,本阶段目标为膝关节活动度 6 周时可达 90°,12 周时可达 125°,患侧肢体可完全负重。

(3)术后 12～18 周:该阶段以渐进到功能性活动为主,加强股四头肌的力量,进阶到功能性动作模式训练,可开始离心运动训练及单腿平衡训练。康复过程中要仔细监测疼痛、骨擦音和髌骨异常运动轨迹,通过判断肌肉疲劳度和膝关节水肿程度来调整训练强度。

(4)术后 18 周后:该阶段以进阶活动为主,包括敏捷性训练、增强式训练、跑步及其他专项运动,逐步恢复跑步、冲刺跑、跳跃和专项运动。重新回到运动场的标准包括在等速股四头肌和腘绳肌肌力评定中肢体的对称指数＞90%,可以完成单腿跳跃测试。

对于复合损伤、复杂修复、延迟修复和依从性差的患者,可能需要延长制动时间,具体的康复计划应根据患者的具体情况和手术医生的建议进行个性化制订。

五、病例点评

股四头肌肌腱是膝关节伸肌装置的核心部分,对于维持日常活动(ADLs)至关重要。发生肌腱断裂时可严重影响运动功能,通常需要手术联合康复治疗以促进关节运动恢复。遵循基于功能评估的康复计划,能够确保整个康复过程的安全有效,并最大程度地减轻疼痛和水肿。术后早期进行被动运动被证实为促进肌腱愈合和改善关节功能的有效手段。尤其是早期膝关节的屈曲运动结合逐步增加的负重训练,与传统的康复方法相比,展现出了更佳的效果和安全性。

在本案例中,多种治疗方法如徒手组织松解、淋巴引流、关节松动联合物理因子、神经阻滞治疗等方法,可有效改善术后患者疼痛、肿胀情况,提高关节活动度。同时,康复医师、物理治疗师与手术医师之间应密切沟通,有助于更全面地了解手术效果及可能存在的并发症,这对于制订康复计划至关重要。在临床实践中，医生应根据患者的具体病情和康复需求，制订个性化的康复计划，以最大限度地提高手术后恢复。

（病例提供者：杨　绯　北京清华长庚医院）

（点评专家：周谋望　北京大学第三医院）

参考文献

[1] Langenhan R, Baumann M, Ricart P, et al. Postoperative functional rehabilitation after repair of quadriceps tendon ruptures: a comparison of two different protocols[J]. Knee Surg Sports Traumatol Arthrosc, 2012, 20 (11): 2275-2278.

[2] Xue X, Lv X, Ma X, et al. Postoperative pain relief after total knee arthroplasty: A Bayesian network meta-analysis and systematic review of analgesic strategies based on nerve blocks[J]. J Clin Anesth, 2024, 3096: 111490.

[3] Carlson Strother CR, LaPrade MD, Keyt LK, et al. A Strategy for Repair, Augmentation, and Reconstruction of Knee Extensor Mechanism Disruption: A Retrospective Review[J]. Orthop J Sports Med, 2021, 9 (10): 23259671211046625.

[4] Coladonato C, Hanna AJ, Patel NK, et al. Risk Factors Associated With Poor Outcomes After Quadriceps Tendon Repair[J]. Orthop J Sports Med, 2024, 12 (2): 23259671241229105.

[5] Xu H, Ying J. A mini-invasive procedure for treating arthrofibrosis of the knee[J]. Acta Orthop Traumatol Turc, 2016, 50 (4): 424-428.

[6] Green Andrew, Hayda Roman, Hecht Andrew C. Postoperative Orthopaedic Rehabilitation[M]. Lippincott Williams & Wilkins (LWW), 2017.

病例 20　骨关节炎康复

一、病历摘要

患者男性，61 岁。

主　诉：右膝疼痛 5 年余，左膝疼痛 2 年余，加重 1 个月余。

现病史：5 年余前患者因旅行久行后，出现右膝关节疼痛，表现为关节内胀痛感，无刺痛、无卡顿等症状。上下楼、走远路、下蹲疼痛加重，休息并自行口服布洛芬后缓解。之后右膝疼痛间断发作，休息后可缓解，行走后加重。2 年余前，患者无诱因出现左膝疼痛，休息并自行口服布洛芬后缓解。之后疼痛反复出现，未行规律治疗。1 个月余前，患者因小区电梯问题反复上下楼后出现明显双膝疼痛，疼痛程度较前剧烈，疼痛的持续时间较前增加，上下楼梯及下蹲受限。于当地医院就诊，行 X 片检查发现"双膝髁间嵴骨质增生、内侧间隙稍变窄"。经针灸及药物治疗（具体不详），症状无明显缓解。为求进一步治疗到我院就诊，门诊以"双膝骨关节炎"收入院。患者自患病以来，精神、饮食、睡眠可，大小便正常，体重未见明显减轻。

既往史：患者既往体健。否认有高血压、糖尿病、心脏病等慢性病史；否认有手术史、输血史及药物过敏史。

个人史：出生于成都，居住于市区。规律运动（每周至少 6 次，每次约 1 小时，主要为游泳）。本科文化程度，性格平和。经济状况可，家住 7 楼。

体格检查：体温 37℃，心率 80 次 / 分，呼吸 20 次 / 分，血压 116/78 mmHg。一般情况良好，神志清楚，语言流利。皮肤黏膜无黄染、出血点及瘀斑。浅表淋巴结未触及肿大。双肺呼吸音清，未闻及干湿啰音。心界不大，心率 80 次 / 分，律齐，无杂音。腹部平软，无压痛及反跳痛，肝脾未触及肿大。双下肢无水肿。

专科查体：双膝稍肿胀、无明显发红，皮温正常；双膝内侧局部压痛，左侧较重；左膝活动痛、活动时疼痛明显加重且活动受限，右膝活动痛但活动度正常；双下肢肌力及肌张力正常；浮髌试验阳性；双侧腱反射正常；病理反射未引出。

辅助检查：实验室检查未见异常；X 片示左膝髁间嵴骨质增生、内侧间隙稍变窄（病例 20 图 1），X 片示右膝髁间嵴骨质增生、内侧间隙稍变窄（病例 20 图 2）。

临床诊断：双膝骨关节炎。

康复评定：

1. 结构评定　双膝髁间嵴骨质增生、内侧间隙稍变窄，K-L 2 级。

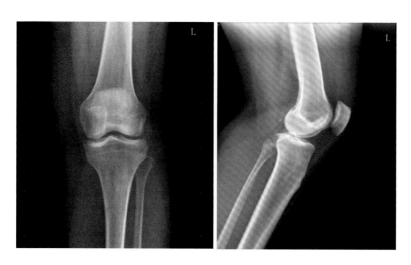

病例 20 图 1　影像学检查

注：X 片示左膝髁间嵴骨质增生、内侧间隙稍变窄。

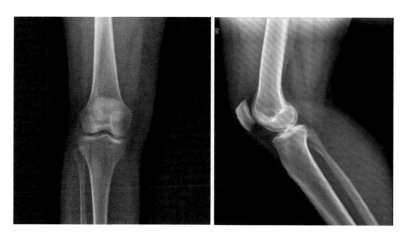

病例 20 图 2　影像学检查

注：X 片示右膝髁间嵴骨质增生、内侧间隙稍变窄。

2. 活动评定　采用 MBI 量表，ADL 得分 90 分。其中上下楼梯 5 分，如厕 5 分，其余均为满分。

3．参与评定　患者已退休，职业无影响。大学文化程度，生活规律，经常体育锻炼，喜欢游泳。患病以来休闲、娱乐明显受限。

4．环境与个人因素

（1）患者居住市区，购物方便，家住7楼，有电梯，电梯故障时户外活动受限。

（2）大学文化，性格温和，依从性较好，配合度较好。

5．功能诊断

（1）感觉功能受限：主要表现为双膝静息时轻度疼痛，活动时重度疼痛，VAS评分8分。

（2）运动功能受限：主要表现为双膝因疼痛屈伸受限，ROM 0°～120°。伸膝肌力因疼痛，均下降。

（3）平衡功能受限：站位平衡三级，轻度受限。

（4）心理功能障碍：焦虑状态。

综上所述，患者的功能诊断：双膝感觉功能受限、运动功能受限、平衡功能受限、心理功能受限、日常生活能力受限、社会参与水平受限。

康复目标：

1．近期目标　缓解双膝关节疼痛，恢复伸膝肌力；恢复站立平衡功能，消除焦虑情绪；改善上下楼及如厕能力。

2．远期目标　恢复上下楼、如厕能力；恢复休闲、娱乐能力；延缓双膝关节退行性变。

二、诊疗经过

在全面康复评定基础上，发现患者从对骨关节炎的认知到日常运动，从防护到治疗都需要系统指导，我们给予患者以下治疗。

1．物理治疗

（1）物理因子治疗：① TENS：有效缓解膝OA患者疼痛，防止肌肉失用性萎缩；②短波：通过热效应和非热效应进行治疗，具有改善血液循环，消炎、消肿和镇痛的作用；③低强度聚焦超声波疗法：缓解疼痛、促进修复、松解粘连、消除炎症水肿；④低能量激光疗法：具有提高痛阈、消炎消肿、促进组织修复的作用。

（2）运动疗法：①有氧运动：生理活动范围内做低负荷主动等张运动，如游泳、功率自行车及四肢联动训练等训练方式；②肌力训练：股四头肌等长、等张、等速肌力训练；③神经肌肉训练：关节感觉运动控制训练的整合方式，改善关节运动控制障碍。

2. 作业治疗　能提高患者日常生活能力、社会（职业、社交与休闲娱乐）参与能力，并以此提高患者的自我管理能力，预防病情或功能受限的加重，预防并发症发生，包括治疗性作业治疗和功能性作业治疗，如 ADL 能力训练、平衡功能训练等。

3. 康复辅具　给予膝关节护具，必要时配肘杖，长距离步行时使用。

4. 心理治疗　以心理疏导和支持为主。

5. 康复护理　对患者进行膝骨关节炎知识教育，教会患者能量节约技术。

6. 能量节约技术　是防止关节进一步损害的重要方法，作业治疗师与专科康复护士要教育患者：①避免同一姿势长时间负重；②保持正确体位，以减轻对某个关节的负重；③保持膝关节正常的对位对线；④工作或活动强度应以不加重或不引起疼痛为原则。

7. 膝关节再生康复　给予富血小板血浆治疗，以调节关节内炎症介质，促进软骨前体细胞成长为软骨细胞，促进软骨基质修复填充。

治疗后患者功能障碍明显减轻，表现为两周后评估，下蹲时 VAS 评分 2 分，ROM 为 0°～135°，ADL 评分 100 分，站位平衡三级，患者因疼痛明显减轻，焦虑明显减轻。

三、病例特点及讨论

该患者为中老年男性，从病史来看，疼痛与活动、特别是长时间行走和上下楼梯高度相关，提示关节负重和活动时疼痛加剧。X 片检查显示双膝髁间嵴骨质增生、内侧间隙稍变窄，这是骨关节炎的典型表现。结合患者年龄、临床表现和影像学检查，可初步诊断为双侧膝关节骨关节炎（knee osteoarthritis，KOA）。患者骨关节炎多年，呈持续性进展，究其原因有以下几点值得注意。

1. 患者教育与康复指导　加强患者教育至关重要，包括合理饮食、减轻体重、避免过度使用关节等。对于骨关节炎患者，减轻体重可以显著减少关节负担，延缓疾病进展。此外，患者应被告知避免长时间站立、行走和上下楼梯等高强度活动，以减少关节磨损。康复指导方面，应根据患者具体情况制订个性化的锻炼计划，包括关节活动度训练、肌肉力量训练等，以增强关节周围肌肉的力量和稳定性。

2. 临床治疗与功能训练　考虑到患者双侧膝关节均受累，但是并未接受系统性康复治疗。建议：首先，根据《中国膝骨关节炎康复治疗指南（2023 版）》，明确各阶段康复目标、康复方法与评估标准，确保康复过程有章可循；其次，加强康复人员的专业培训，提高他们的康复技能和服务意识，确保患者得到专业的康复指导。同时，结合中老年患者的身体状况和疾病特点，开展个性化的康复训练，如适度的有氧运动、关节活动度训练、肌力增强训练等，以提高关节功能和生活质量。此外，要定期开展健康讲座和康复指导活动，提高患者和家属对骨关节炎康复知识的认识和理解，增强他们的康复信心。最后，建立康复档案，定期评估康复效果，及时调整康复方案，确保康复过程科学、有效。

3. 针对退行性疾病，进一步的讨论还包括：

（1）针对该患者的骨关节炎，是否存在其他潜在的影响因素，如肥胖或某些特定姿势，可能加速关节磨损；家族遗传因素也可能导致骨关节炎的易感性增加？

（2）如何结合患者的生活习惯和活动需求，制订个性化的康复锻炼和物理治疗计划？

（3）如何加强患者教育，包括合理饮食、减轻体重、辅具使用、避免过度使用关节等，以延缓骨关节炎的进展和复发？

综上所述，该患者双侧膝关节骨关节炎诊断明确，应综合考虑多种因素制订个性化治疗方案，并加强患者教育和康复指导，以促进关节功能恢复和延缓疾病进展。

四、相关问题及分析

根据以上病例资料，我们总结了关于骨关节炎康复的具有代表性的几方面问题进行讨论，希望有助于提高对类似病例的诊治水平和服务质量。

1. KOA 患者功能评定方法有哪些？

（1）疼痛：关节疼痛是 KOA 最常见的临床表现，疼痛评定是关键结局指标。疼痛程度应被量化，常用 VAS、数字量表法（numeric rating scale，NRS）。KOA 严重程度评定工具中的疼痛评价指标同样可用于疼痛严重程度的评价，最为常用的是骨关节炎指数（WOMAC）评分量表、膝关节损伤与骨关节炎结果评分（KOOS）量表。除评价疼痛程度外，还应记录疼痛的诱因（加重缓解因素）和时间特点（如频率、持续时间等）。

（2）肌力：肌力下降是 KOA 进展的重要危险因素尤其是伸肌肌力。目前肌力评定主要为徒手肌力评定（manual muscle test，MMT）与器械肌力评定。MMT 是最为广泛应用肌力评定方法。

（3）活动度：使用测角仪测量患者关节活动度，具体测量方法是让患者取一定体位，固定轴心，确定固定臂与移动臂后，对其移动臂度数进行测量。包括主动关节活动度及被动关节活动度都要测量。

（4）其他：因疼痛、肌力、活动度的改变等对 KOA 患者步行时间、步态、平衡等均有重要影响，可采用"起立－行走"测试、动－静态平衡及三维步态分析系统评定，综合评估患者关节控制与平衡、步行能力的影响，根据评定结果可有效地判断跌倒风险，为康复方案制订提供有力证据。

2. KOA 患者影像学评估方法有哪些？

（1）X 线：膝关节 X 线检查可以对关节结构进行快速、简易评定，是 KOA 首选检查。常用 Kellgren-Lawrence（K-L）分级标准，将骨关节炎的严重程度分为 5 个等级：0～Ⅳ级。0 级为正常膝关节；Ⅰ级关节间隙可疑变窄，可能出现骨赘；Ⅱ级关节间隙轻度狭窄，有明显小的骨赘；Ⅲ级明确的关节间隙狭窄，有中等量骨赘，软骨下骨骨质轻度硬化，可能出现膝关节骨性畸形（内翻畸形、外翻畸形、屈曲畸形）；Ⅳ级严重的关节间隙狭窄，大量骨赘形成，明显的软骨下骨硬化，明显的膝关节骨性畸形。

（2）MRI：由于 KOA 早期病理改变为软骨退变或剥脱、软骨下骨水肿、滑膜炎症，X 线往往不能反映早期 KOA 患者疾病的程度，因此在临床遇到 X 线退变表现与疼痛强度明显不符的情况时，推荐患者接受 MRI 检查，根据 MRI 结果进行再评估。我们推荐使用 Recht 分级标准进行再评估：0 级正常软骨，软骨弥漫性均匀变薄但表面光滑；Ⅰ级软骨分层结构消失，软骨内出现局灶性低信号区，软骨表面光滑；Ⅱ级软骨表面轮廓轻至中度不规则，软骨缺损深度未及全层厚度 50%；Ⅲ级软骨表面轮廓中至重度不规则，软骨缺损深度达全层厚度 50% 以上，但未完全脱落；Ⅳ级软骨全层缺损、剥脱，软骨下骨质暴露，有或无软骨下骨骨质信号改变。

（3）肌骨超声（musculoskeletal ultrasound，MSKUS）：MSKUS 是指应用于肌肉骨骼系统的超声诊断技术，具有实时动态显像、适用范围广、费用相对低廉等优点，对于识别骨赘、滑膜炎具有高敏感性，目前已是康复医学领域的必备技能，是康复医务人员的"听诊器"。

3．KOA 患者运动治疗方法有哪些？

运动是良医，适量运动对于 KOA 是有益的，所以要根据医学评估资料，用处方的形式规定运动种类、运动强度、运动时间及运动频率，指导 KOA 患者有目的、有计划和科学地运动。

（1）水疗：水中运动可有效降低关节负荷，降低对关节的损伤，因而被认为是较为安全的运动方式，是常用的控制 KOA 患者症状的运动治疗方式。

（2）功率自行车：功率自行车训练（中或低强度）属于有氧运动，KOA 患者可采用功率自行车进行运动训练。

（3）日常平地行走：可根据世界卫生组织日常活动指南推荐进行日常平地行走，活动强度应达到对健康有益的标准。健康成人日常活动强度参考标准为：①每周完成至少150分钟中等强度有氧身体活动；②或每周至少75分钟高强度有氧身体活动；③或中等和高强度两种活动相当量的组合；④最好每周进行 2 次以上全身主要肌群中等及以上负荷的力量训练。

（4）肌力训练：肌力下降是 KOA 发病与进展关键的危险因素之一，其中股四头肌肌力下降最为常见。有针对性地进行肌力训练可提升肌肉力量并减轻关节内负重应力，从而缓解疼痛，提升膝关节运动功能水平。在为 KOA 患者制订个性结构化运动方案时，建议将神经肌肉训练纳入作为训练计划的一部分。

（5）太极或瑜伽：以太极和瑜伽为代表的身心运动训练具有较强的安全边际与症状改善效应，可以提升肌肉力量、本体感觉、平衡与柔韧性，有研究表明太极可缓解患者焦虑抑郁状态。

4．KOA 患者常用物理因子治疗有哪些？

（1）TENS：对缓解 KOA 患者的疼痛具有明显的短效作用，并可在一定程度上提高患者的步行能力。建议将经皮电刺激治疗与运动治疗联合。

（2）超声波治疗：超声波治疗主要通过机械效应及热效应起作用，可缓解 KOA 患者的疼痛。随着疼痛的缓解，可改善关节活动度、提升肌力，在一定程度和时间内可改善关节功能与活动。

（3）其他：脉冲电磁场、低能量激光治疗及体外冲击波等治疗可以作为 KOA 症状控制及功能康复的辅助干预方式。

5．KOA 患者常用康复辅具有哪些？

（1）膝关节矫形器：膝关节矫形器可通过生物力学危险因素的调整改善患者整体功能活动水平，在一定程度上起到缓解患者疼痛的作用，对于有膝内外翻畸形、髌股或胫股力线及结构紊乱的 KOA 患者建议使用。由于每位患者的力线或畸形均不同，需根据评定结果定制膝关节矫形器。目前主要应用于 KOA 患者的有护膝、内外翻矫形器、髌股矫形器、胫股矫形器等。

（2）矫形鞋垫：对于内外侧间室压力增大的 KOA 患者可根据康复评估结果定制矫形鞋垫，在一定程度通过降低膝关节内外侧应力缓解患者疼痛。

（3）助行器：助行器的使用可减轻膝关节的压力，缓解 KOA 患者疼痛，提升患者整体运动功能，提升 6 分钟步行距离。

6．是否建议对 KOA 患者进行再生康复治疗？

（1）PRP：PRP 关节腔注射（IA-PRP）治疗可有效缓解关节疼痛，提升整体功能活动水平，且在治疗后 6 个月、1 年的随访中均能维持较好的镇痛与功能活动水平，且效果优于其他关节腔注射。推荐使用贫白细胞 PRP。

（2）干细胞：由于干细胞治疗技术的来源、作用机制、制备流程暂时无统一标准，在有条件的机构建议开展高质量临床研究，进一步验证其临床应用的安全性与可靠性，促使其规范应用于临床。

五、病例点评

KOA 是由多种因素引起关节软骨纤维化、皲裂、溃疡、脱失而导致以关节疼痛为主要症状的退行性疾病。随着老龄化社会的到来，从 1990—2019 年，KOA 的患病率持续增加。

该患者进行了规范化、阶梯化的康复治疗，同时也让患者做好自我的管理；还给予了再生康复目前较为成熟的 PRP 治疗，PRP 是利用自体全血离心后制备的浓缩血小板血浆，能促进骨与软组织修复、缓解疼痛，改善关节功能。在明确短期目标是缓解双膝关节疼痛，消除焦虑情绪的基础上，经治疗后患者的疼痛和功能改善明显。通过此患者的治疗，有望为患者提供更为系统性、规范性的 KOA 康复治疗方案。

（病例提供者：何红晨　艾绍龙　四川大学华西医院）

（点评专家：张长杰　中南大学湘雅二医院）

参考文献

[1] 中华医学会物理医学与康复学分会,四川大学华西医院.中国膝骨关节炎康复治疗指南（2023版）[J].中国循证医学杂志,2024,24（1）:1-14.

[2] Bannuru RR, Osani MC, Vaysbrot EE, et al.OARSI guidelines for the non-surgical management of knee, hip, and polyarticular osteoarthritis[J].Osteoarthritis Cartilage, 2019, 27 (11): 1578-1589.

[3] Long H, Liu Q, Yin H, et al.Prevalence trends of site-specific osteoarthritis from 1990 to 2019: findings from the global burden of disease study 2019[J].Arthritis Rheumatol, 2022, 74 (7): 1172-1183.

[4] Safiri S, Kolahi AA, Smith E, et al.Global, regional and national burden of osteoarthritis 1990-2017: a systematic analysis of the global burden of disease study 2017[J].Ann Rheum Dis, 2020, 79 (6): 819-828.

[5] Long H, Zeng X, Liu Q, et al.Burden of osteoarthritis in China, 1990-2017: findings from the global burden of disease study 2017[J].Lancet Rheumatol, 2020, 2 (3): 164-172.

[6] Wei J.High prevalence and burden of osteoarthritis in China[J].Lancet Rheumatol, 2020, 2 (3): 127-128.

[7] 中华医学会骨科学分会关节外科学组,中国医师协会骨科医师分会骨关节炎学组,国家老年疾病临床医学研究中心（湘雅医院）,等.中国骨关节炎诊疗指南（2021年版）[J].中华骨科杂志,2021,41（18）:1291-1314.

[8] Katz JN, Brophy RH, Chaisson CE, et al.Surgery versus physical therapy for a meniscal tear and osteoarthritis[J].N Engl J Med, 2013, 368 (18): 1675-1684.

[9] Ackerman IN, Zomer E, Gilmartin-Thomas JF, et al.Forecasting the future burden of opioids for osteoarthritis[J].Osteoarthritis Cartilage, 2018, 26 (3): 350-355.

[10] Misra D, Lu N, Felson D, et al.Does knee replacement surgery for osteoarthritis improve survival.The jury is still out[J].Ann Rheum Dis, 2017, 76 (1): 140-146.

[11] Peter W, Jansen M, Bloo H, et al.KNGF guideline for physical therapy in patients with osteoarthritis of the hip and knee[J].Dutch J Phys Ther, 2010, 120 (1): S1-S24.

[12]van Doormaal MCM, Meerhoff GA, Vliet Vlieland TPM, et al.A clinical practice guideline for physical therapy in patients with hip or knee osteoarthritis[J]. Musculoskeletal Care, 2020, 18 (4): 575-595.

[13]Ackah M, Boakye H, Yeboah CO, et al.Physiotherapy practice patterns in the management of patients with knee osteoarthritis: a national survey on the use of clinical practice guidelines[J].Physiother Res Int, 2022, 27 (4): e1964.

[14]Gagliardi AR, Brouwers MC.Do guidelines offer implementation advice to target users.A systematic review of guideline applicability[J].BMJ Open, 2015, 5 (2): e007047.

[15]Wiggers TG, Winters M, Van den Boom NA, et al.Autologous stem cell therapy in knee osteoarthritis: a systematic review of randomised controlled trials[J].Br J Sports Med, 2021, 55 (20): 1161-1169.

[16]Luo X, Liu J, Li Q, et al.Acupuncture for treatment of knee osteoarthritis: a clinical practice guideline[J].J Evid Based Med, 2023, 16 (2): 237-245.

病例 21　巨大肩袖撕裂行反式肩关节置换术后的康复

一、病历摘要

患者女性，69 岁。

主　诉：右肩关节活动受限 3 年，加重伴疼痛 3 个月。

现病史：3 年前患者无明显诱因出现右肩关节活动受限，无疼痛，无右上肢麻木、无力等，未予重视，上述症状逐渐加重，其间予以中医针灸等治疗，症状无改善。2022 年 8 月自觉右肩关节活动不利较前加重，右上肢抬起困难，不能后伸，活动时疼痛，程度较重，2022 年 9 月 15 日就诊北京积水潭医院，完善相关检查，诊断为"肩袖肌腱损伤"，于 2022 年 9 月 20 日全麻下行"右反肩置换术"，术后予以对症治疗，复查肩关节声回报示"右肩关节周围软组织肿胀，未见明显积液，符合术后改变，右侧颈部至腋部臂丛神经结构尚清，未见明显肿胀"，于 2022 年 9

月27日出院，未行系统康复训练。目前右肩关节活动受限，伴疼痛，梳头、穿衣困难，现为行康复治疗，就诊我科门诊，以"肩袖损伤、肩关节置换术后"收住。病程中患者精神尚好，饮食、睡眠可，无胸闷、气短、腹痛、腹泻、咳嗽、咳痰等不适。大小便正常。体重较前无明显变化。

既往史：否认高血压、糖尿病、冠心病病史；否认肝炎、结核或其他传染病史；无吸烟、饮酒史；否认家族遗传病史及类似疾病史。

专科检查：神清，右肩支具被动体位。右肩关节术后改变，局部无明显畸形、肿胀；右肩周围压痛（+），VAS评分7分；右肩关节被动前屈0°～90°，外展0°～90°，内旋20°，外旋25°；右腕垂腕，背伸差，右手肿胀，右手抓握差，右手掌指关节屈曲70°，右手指骨间关节屈曲80°；右侧三角肌肌力3级，屈肘肌群、伸肘肌群、屈腕肌群、伸腕肌群肌力均为4级，余肢体肌力5级；肌张力及腱反射正常；双上肢针刺觉对称、右手背面触觉较左侧稍减退；日常生活基本自理，社会参与能力减退。

辅助检查：肩关节超声回报示：右肩关节周围软组织肿胀，未见明显积液，符合术后改变，右侧颈部至腋部臂丛神经结构尚清，未见明显肿胀。肌电图示：①右臂丛神经损害（$C_{5\sim6}$严重，$C_{7\sim8}$、T_1部分）；②右肩胛上神经严重损害；③左正中神经SCV异常。右肩关节正位片示：右侧盂肱关节置换术后复查，请结合临床与原片对照。（病例21图1至图3）

宁夏医科大学总医院

肌电-诱发电位报告单

姓　名：	性别：女	年　龄：69岁	
申请科室：康复医学科	申请医师：李榕	检查项目：肌电图(套)	
临床诊断：肩袖损伤!C008		检查仪器：5121	

检查所见：
1、运动NCV：
　　右正中神经、右尺神经MCV均正常，波幅均降低；
　　右桡神经MCV正常，波幅明显降低；
　　右肌皮神经MCV潜伏期正常，波幅极低；
　　右腋神经、右肩胛上神经MCV潜伏期均正常，波幅均明显降低；
　　右副神经MCV潜伏期正常，波幅尚可；
　　左正中神经、左尺神经、左桡神经MCV及波幅均正常；
2、感觉NCV：
　　右正中神经（指1-腕SCV减慢，波幅降低，指3-腕SCV正常，波幅较对侧降低）；
　　左正中神经（指1-腕、指3-腕）SCV均减慢，波幅均正常；
　　右尺神经、右桡浅神经SCV均正常，波幅均较对侧降低；
　　左尺神经、左桡浅神经SCV及波幅均正常；
3、F波：
　　右正中神经F波：潜伏期及波幅均正常，出现率100%；
4、针电极EMG：
　　右拇短展肌、右小指外展肌静息时均可见大量自发电位，轻用力MU平均时限及电压均正常，最大用力均呈单混相；
　　右伸指总肌静息时可见大量自发电位，轻用力MU平均时限及电压均正常，最大用力呈单纯相；
　　右肱二头肌静息时可见大量自发电位，轻用力无力；
　　右三角肌、右冈下肌静息时均可见大量自发电位，轻用力MU减少，平均时限及电压均正常；
　　右前锯肌静息时可见大量自发电位；
　　右斜方肌、左伸指总肌、左三角肌均未见神经源性及肌源性损害。

诊断意见：
1、右臂丛神经损害（C_{5-6} 严重，C_{7-8}、T_1 部分）；
2、右肩胛上神经严重损害；
3、左正中神经SCV异常。

报告医生：　马瑞	审核医生：　**孙海峰**		报告日期：2022-11-10 11:15

病例 21 图 1　肌电图

宁夏医科大学总医院超声科
超声影像图文报告

姓　名		性别：女	年　龄：69岁	ID号：05142816
申请科室：康复医学科		申请医师：林瑞珠	检查项目：肌肉骨骼系统彩超	住院号：B938813
临床症状：关节粘连!C008			检查仪器：5	检查号：125830851

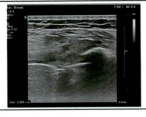 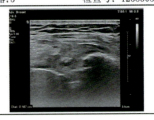

检查所见：

　　右肩关节扫查：冈上肌厚约4.5mm，关节间隙见少量积液，较深处约1.6mm，余肩袖结构未见明显异常，右肩关节撞击综合征（＋）。

诊断意见：

　　右肩关节少量积液
　　右肩关节撞击综合征（＋）

报告医生：卢建明　审核医生：　**卢建明**

签　名：

报告日期：2023.01.11 14:51:43

病例 21 图 2　肩关节超声

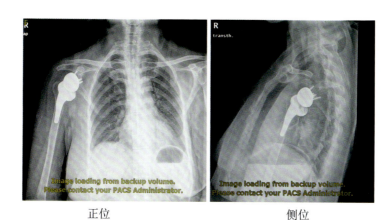

正位　　　　　　　　　　　　　　　　侧位

病例 21 图 3　肩关节影像片

临床诊断：①肩袖损伤（右）；②人工关节术后（右肩关节）；③肩关节粘连（右）；④臂丛神经损害（右）。

功能诊断：①右肩疼痛；②右上肢运动功能障碍；③右手指精细活动障碍；④感觉障碍；⑤社会参与障碍。

二、诊疗经过

在全面的入院检查基础上，经过详细康复评估，发现该患者本次就诊，康复方面的主要问题包括右肩疼痛，右上肢感觉减退，右肩关节粘连，运动障碍，右手掌指关节、指骨间关节粘连、精细活动差。整体康复目标分为短期和长期，短期重在通过治疗缓解疼痛，促进感觉恢复，改善右肩关节活动度，改善右手精细活动，长期则着重于恢复患者的日常生活自理能力及社会参与水平。针对患者右肩疼痛，治疗予以口服塞来昔布消炎止痛，予针刺、红外线治疗、中药内服以舒筋通络、行气活血，予局部牵伸等手法以缓解局部张力，治疗后肩痛 VAS 评分从入院时的 7 分降至 1 分；针对臂丛神经损害，予口服甲钴胺以营养神经，予右上肢低频脉冲电治疗以促进神经功能恢复，治疗后右上肢感觉较前明显改善；针对患者右肩关节粘连、运动障碍，予肩关节松动手法以改善肩关节活动度，并加强三角肌肌力训练，同时训练肩关节部分的内旋功能由胸大肌和背阔肌代偿。治疗后患者肩关节活动度由被动前屈 0°～90°，外展 0°～90°，内旋 20°，外旋 25° 提高到主动前屈 0°～140°，外展 0°～130°，内旋 60°，外旋 60°，被动前屈 0°～

170°，外展 0°～160°，内旋 80°，外旋 80°。针对患者右手指活动障碍，予作业疗法以改善右手精细活动，治疗后患者右手掌指关节、指间关节活动度增加，精细活动较前改善。

三、病例特点及讨论

该病例为 1 例巨大肩袖撕裂行反式肩关节置换术后的康复病例，肩袖损伤是骨科中最常见的肌肉损伤，其中不可修复肩袖撕裂占 30%。不可修复性巨大肩袖撕裂的治疗目标主要是减轻患者肩部疼痛、改善肩关节功能、恢复肩关节稳定性，治疗方法有非手术治疗和手术治疗，其中反式全肩置换术是巨大肩袖撕裂常见的一种手术治疗方法。反式肩关节置换主要用于年龄较大、术后肩关节功能要求不高、合并严重盂肱关节炎及肩关节疾病的患者。该例患者 69 岁，病史长，合并较重肩关节炎，术后肩关节受限明显，累及腕关节及掌指关节、指间关节，疼痛明显，夜不能寐，治疗上予以关节松动术等康复训练联合药物治疗、针刺治疗等中西医结合的综合性治疗方法，取得了较好的效果。分析原因，可能有如下几点：①康复方案适当：有效的康复方案需要基于对患者功能障碍的综合评估。如果方案过于通用，没有针对性地解决患者的具体问题，那么康复的效果可能会受限。这包括个性化的运动治疗计划，以及其他根据患者的合并问题而调整的干预措施；②疼痛管理到位：肩袖损伤行反式肩关节置换术后疼痛可能由多种原因引起，疼痛会显著降低患者的康复参与度和生活质量，严重影响患者的日常生活和康复进程，因此，有效的疼痛管理对患者的康复预后尤为重要，治疗方法主要包括物理治疗、药物治疗、使用肩部支撑装置、在某些情况下的神经阻断或关节注射治疗以及中医中药等治疗方法；③社会和家庭支持：社会和家庭的支持是康复过程中不可或缺的一环。家庭成员的鼓励和帮助，社会服务的辅助，都可以提高患者的康复效率和生活质量。康复不仅仅是医疗行为，还包括社会参与和家庭互动。这些支持有助于患者重建自信，加强社会联系，从而促进整体恢复。

四、相关问题及分析

根据以上病例资料，我们总结了关于巨大肩袖撕裂行反式肩关节置换术后康复的具有代表性的几方面问题进行讨论，希望有助于提高对类似病例的诊治水平和服务质量。

1. 巨大肩袖损伤的诊疗及康复现状

（1）巨大肩袖损伤的诊疗现状：巨大肩袖损伤是指肩袖撕裂直径＞5 cm 或 2 根及以上的肌腱撕裂。据研究报道，肩袖修复后组织不愈合或再撕裂发生率为 10%～91%。在所有肩袖损伤患者中，巨大肩袖损伤约占 30%，在巨大肩袖及涉及两部分肌腱损伤的患者中，修复失败率达到了 40%。这些均给巨大肩袖损伤的诊疗带来了巨大挑战。目前对于巨大肩袖损伤，临床上有多种治疗策略，如康复治疗、手术治疗、生物制品等。

研究表明，三角肌前束功能锻炼对不可修复型肩袖损伤的康复治疗有效率达到了 40%。对于基础疾病较多且不具备手术条件的高龄患者可首选保守康复治疗。对采取保守康复治疗的患者需要密切观察和随访患者的病情改变，以及时更改治疗策略。

巨大肩袖损伤传统手术治疗采用开放式肩袖修补术，随着关节镜及其他相关技术和器械水平的不断提高，巨大肩袖撕裂镜下修复已广泛取代开放手术。目前肩关节镜下手术主要包括：肩关节清理联合肩峰成形术或肱骨大结节成形术、肱二头肌长头腱切断或固定术、部分或完全修补术、补片增强技术、肌腱转位术、上关节囊重建术及球囊式肩袖功能重建术。当遇到传统关节镜手术无法处理的各种肩部疾病时可选择反式人工肩关节置换术。但上述各种技术均无法完全重建肩袖组织原有的解剖结构，其中远期疗效仍有待进一步研究及观察。

大多数巨大肩袖撕裂的患者肌腱都有慢性病变，在肩袖损伤术后易复发撕裂。而生物制剂如 PRP、支架和干细胞可用于增强肌腱 - 骨界面愈合，改善肌肉、肌腱质量，优化肌腱愈合的完整性和减少肌腱结构失效，降低再撕裂风险。但生物制剂的应用缺乏高质量的标准化研究，未来需要进一步探索。

（2）巨大肩袖损伤康复现状：巨大肩袖损伤术后再撕裂的风险非常高，所以肩袖修复术后康复对于功能恢复和将再撕裂的风险降至最低至关重要，但对康复方案的选择目前还存在争议。术后康复的目标是肩部功能恢复、肌腱愈合和减少再撕裂风险。现有两种康复方案：早期方案和延迟或传统方案。早期方案包括被动肩关节活动范围的练习，如钟摆屈曲、外旋和手动被动练习；患者在术后第 1 天开始进行这些练习，每周频率很高。传统康复方案通常是采取肩带固定，不进行早期康复治疗，通常在术后 4～6 周开始活动。选择传统方案的一个原因在于肌腱愈合时间，通常估计为 4～16 周。证据表明，早期方案可以防止术后僵硬、脂肪渗透和肌肉萎缩，但它可能损害肌腱愈合并增加肩袖再撕裂风险。相反，传统的治疗方案有助于肌腱愈合，但可能会增加肩部僵硬的风险，肩部僵硬是肩袖修复最常见的并发症，也是疼痛、功能限制和损伤的来源。因此，考虑到这些前提，我们需要明确早期康复方案与传统方案在以下方面的结果：疼痛、功能恢复和再撕裂的风险。

研究表明，关节镜下肩袖修复手术后早期和延迟康复方案都能提供足够的疼痛缓解和功能恢复。早期康复方案通常会取得更好的短期关节活动度结果和力量改善。然而，从长远来看，这些优势可能不会持续。早期方案提供的最快恢复可能会降低患者和医疗系统的成本，但复发撕裂风险仍然是早期康复的一个问题，特别是对于巨大损伤，传统方案对于较大的撕裂具有更高的安全性。

所以在确定最合适的肩袖修复后的康复方案时，应该仔细考虑患者的个体特征、损伤严重程度和具体的治疗方式。

该患者为巨大肩袖撕裂后行反式人工肩关节置换术后，行康复治疗时术后时间已超过 6 周，此时开展康复治疗具有更高的安全性，患者虽已 69 岁，但身体状态良好，有较强的康复意愿，故积极给予安排个性化康复治疗方案。

2. 肩袖损伤术后疼痛处理方法有哪些？

由于肩关节周围肌肉组织复杂，使得肩袖损伤后的重建修复充满挑战，而肩袖损伤修复术后的疼痛是降低患者满意度的主要原因。通常术后的疼痛可能与手术修复方式、术中疼痛区域阻滞方法的选择和持续灌注液的浸润引起的软组织肿胀，以及缝线对肌肉组织的牵拉等有很大关系。如果忽视急性期疼痛的治疗可能会在 3 个月后演变为慢性术后疼痛，极易引起患者恐慌、焦虑等不良情绪，将严重影响患者肩袖损伤修复术后的恢复进度和效果。

现在治疗肩袖损伤修复术后疼痛的方法多种多样，但尚无统一的标准方法，但共同目的旨在消除疼痛、减轻肿胀和恢复运动功能。目前常见的肩袖损伤术后镇痛的方法包括：药物镇痛（阿片类药物镇痛、非阿片类药物镇痛）、区域阵痛干预（肩峰下或关节腔内局部麻醉药物浸润、肌间沟臂丛神经阻滞、肩胛上神经阻滞或伴腋神经阻滞）、冷冻疗法、多模式镇痛及个性化的康复治疗等。

中医中药在肩袖损伤术后也有广泛应用，且大量文献报道中医中药方法可有效缓解肩袖损伤术后疼痛症状。比如传统针灸和非传统技术，均可改善疼痛，有耐受性好、不良反应少等特点。在术后阶段，针灸在促进恢复的同时，能有效缓解术后疼痛，可以防治常见的术后不适，如恶心呕吐等。此外，它还可能改善患者的长期预后，在促进围手术期患者快速康复方面有重要作用。

该例患者在口服非甾体类抗炎药的基础上，给予"针刺＋红外线＋中药内服"的方法，针刺选穴以肩髃、肩髎、肩贞、天宗、曲池、手三里、阿是穴等穴为主，再根据病变部位循经取穴；中药方剂则以养血活络汤加减。其疼痛评分由入院时VAS 评分 7 分降至 1 分，疼痛得到了有效缓解。

3．肩袖损伤术后运动障碍的康复方案？

肩袖损伤术后康复的主要目标是促进修复肌腱的愈合，恢复肩部的活动范围和力量，同时最大限度地减少肩部僵硬和肌肉萎缩。目前肩袖损伤术后康复方案众多，尚未就最佳方案达成共识。

Fabio V Sciarretta 等根据当前的文献、AAOS（美国骨科医师学会）和 ASSET（美国肩肘治疗师协会）指南，提出了 5 阶段康复方案，可根据撕裂大小和肌腱组织的质量进行调整。

第 1 阶段（第 0 至第 2 周）：严格固定。允许手和腕等远端关节主动运动。

第 2 阶段（第 2 至第 6 周）：继续固定。逐渐进行肩关节被动活动。允许肘部的主动活动。在第 4 至第 6 周，从被动运动过渡到主动辅助运动。进入下一步的标准是被动活动无痛、外旋＞ 30° 和前屈＞ 120°。

第 3 阶段（第 6 至第 12 周）：从主动辅助运动过渡到主动运动，冈上肌肌电图活动水平＜ 15%。推进的标准是无补偿的全面无痛被动活动和主动活动、无"耸肩"和无痛等长运动。

第 4 阶段（第 12 至第 20 周）：增强肌力和耐力，冈上肌肌电图活动水平达到30%～ 49%。

第 5 阶段（第 20 至第 26 周）：功能性锻炼，以任务目标为导向。冈上肌肌电图活动水平＞ 50%。

肩袖损伤术后功能锻炼的方式和内容多样化，可采用冈上肌肌电活动水平来对锻炼进行划分，以监测锻炼作用于修复术后肩袖的应力，进而降低再撕裂风险。

肩袖损伤术后康复应充分考虑影响愈合的各种因素，如年龄、活动水平、撕裂范围、撕裂位置、组织质量、肌肉萎缩程度、脂肪渗透程度、肩关节伴随病变及手术方式等，采取个性化方案。

在本案例中，该患者为巨大肩袖损伤行反式肩关节置换术，康复过程秉承"无痛"原则，由于肩袖的缺失，力臂及旋转中心的改变，肩关节活动度的恢复和三角肌肌力训练尤为重要，治疗技术采用 Maitland 和 Kaltenborn 相结合的松动手法以及局部牵伸手法，以最大程度改善肩关节活动度，予三角肌肌力训练以增强三角肌肌力，并根据患者情况循序渐进，再结合本体感觉训练，改善患者肩关节屈曲夹臂异常运动模式。

五、病例点评

肩袖损伤是骨科康复中最常见的软组织损伤之一，发病率也逐年升高，大多数患者通过药物治疗、物理治疗和定制的康复方案可以获得显著改善，但巨大肩袖撕裂后行反式肩关节置换术的康复个案却并不多见。术后由于肩袖的缺失，力臂及旋转中心的改变，对于肩关节功能的康复方案也有所不同，因此，全面的康复评定，制订个性化的康复治疗方案，对于促进患者康复很重要。

该病例为巨大肩袖撕裂后行反式肩关节置换术，术后 6 周行康复治疗，取得了较好的康复效果，分析原因可能与针对性的康复治疗方案、有效的疼痛管理与社会和家庭的支持有关。总体来说，这个病例展示了全面个性化康复计划的重要性。

（病例提供者：朱 宁 宁夏医科大学总医院）

（点评专家：张长杰 中南大学湘雅二医院）

参考文献

[1]Godenèche A, Freychet B, Lanzetti RM, et al.Should massive rotator cuff tears be reconstructed even when only partially repairable？[J].Knee Surg Sports Traumatol Arthrosc, 2017, 25（7）: 2164-2173.

[2]E-H Yian, Sodl J-F, Dionysian E, et al. Anterior deltoid reeducation for irreparable rotator cuff tears revisited[J].J Shoulder Elbow Surg, 2017, 26（9）:

1562-1565.

[3] 肖智文,曾凡伟,吴国琴.手术治疗巨大肩袖损伤的研究进展[J].当代医药论丛,2023,21(9)：56-60.

[4] 阎海威,梁广.生物制品在促进巨大肩袖撕裂愈合的应用研究进展[J].医药前沿,2021,11 (8)：13-15.

[5]Paolucci T, Agostini F, Conti M, et al.Comparison of Early versus Traditional Rehabilitation Protocol after Rotator Cuff Repair：An Umbrella-Review[J].J Clin Med, 2023, 12 (21).

[6]Fabio V Sciarretta, Moya D, List K.Current trends in rehabilitation of rotator cuff injuries[J].SICOT J, 2023, 914.

[7] 谢羽婕,季玉秀,吴胜健.肩袖损伤关节镜修复术后慢性疼痛的危险因素[J].西南医科大学学报, 2023, 46 (6)：517-523.

[8]Alaia MJ, Hurley ET, Vasavada K, et al.Buccally Absorbed Cannabidiol Shows Significantly Superior Pain Control and Improved Satisfaction Immediately After Arthroscopic Rotator Cuff Repair：A Placebo-Controlled, Double-Blinded, Randomized Trial[J].The American journal of sports medicine, 2022, 50 (11)：3056-3063.

[9]Toma O, Persoons B, Pogatzki-Zahn E, et al.PROSPECT guideline for rotator cuff repair surgery：systematic review and procedure-specific postoperative pain management recommendations[J].Anaesthesia, 2019, 74 (10)：1320-1331.

[10]Day W, Tang K, Joo PY, et al.Opioid Prescription Patterns 90 Days After Arthroscopic Rotator Cuff Repair：A 10-Year National Database Analysis[J].Orthopaedic journal of sports medicine, 2023, 11 (4)：23259671231159063.

病例 22　姆瓦技术治疗膝关节术后僵硬

一、病历摘要

患者男性，47 岁。

主　诉：左膝关节术后活动受限 5 个月余。

现病史：患者于 2022 年 12 月 8 日骑电瓶车不慎摔倒致左膝前交叉韧带（anterior cruciate ligament，ACL）、后交叉韧带（posterior cruciate ligament，PCL）、内侧副韧带（medial collateral ligament，MCL）和外侧半月板损伤，于 2022 年 12 月 19 日行 ACL 重建术、PCL 重建术、MCL 修补术和半月板缝合术，术后支具固定 6 周。拆除支具 1 个月后才开始积极康复，膝关节依然活动受限。为寻求进一步治疗，患者于 2023 年 5 月 12 日前来我院康复医学科就诊。

专科查体：左膝关节稍肿胀。关节主动活动度 2°～82°，髌骨内外侧与上下滑动受限。Lachman 试验（-），后抽屉试验（-），膝关节内、外翻应力试验（-）。大腿肌肉萎缩，肌力 5 级，无伸肌滞后。

辅助检查：双侧膝关节 CT 平扫（2023 年 5 月 17 日）示：左膝术区见金属固定物影，周围软组织稍肿胀。左膝关节腔内见液性低密度影，周围软组织肿胀。右膝诸组成骨未见异常，周围软组织未见明显肿胀。与健侧比较，左膝关节髌上囊、股骨内外侧沟、髁间窝多处软组织增生。

临床诊断：膝关节粘连。

功能诊断：膝关节活动障碍。

功能障碍分析：

该例患者为膝关节多发韧带损伤一期重建，术后关节粘连发生率极高，加之术后支具固定 6 周及康复介入晚。上述因素导致了膝关节发生了严重的关节内外粘连。CT 软组织窗提示关节内多处瘢痕增生。保守治疗对这些部位的关节内粘连难以奏效，因此虽经积极康复，术后 5 个月依然存在严重的屈伸活动障碍。符合 Kalson 等报道的国际膝关节粘连共识中难治性屈膝挛缩关节粘连的诊断标准。

康复目标：

短期目标：①恢复膝关节功能性活动度；②加强下肢肌力与平衡功能。

长期目标：重返运动。

二、诊疗经过

（一）康复评定

1. 关节活动度评定　分别在姆瓦（程序化麻醉下手法松解术）术前、术中以及术后随访 1 个月、3 个月和 6 个月时，测量膝关节主动屈膝和伸膝角度。

2. 疼痛评定　VAS 评定患者膝关节疼痛强度，0 分表示无痛，10 分表示最剧烈疼痛。

3. 膝关节功能评定　术前、术后随访 1 个月、3 个月和 6 个月时患者填写国际膝部文件委员会主观膝部评估表（International Knee Documentation Committee，IKDC）主观评估膝关节功能，总分为 100 分，得分越高，表示膝关节功能活动能力越好。

4. 膝关节活动水平评定　术前、术后随访 1 个月、3 个月和 6 个月时患者填写 Tegner 膝关节运动评分（Tegner 活动评分表）评估膝关节活动水平，得分范围 0 ～ 10 分，10 分表示可参加国际或国家级别的竞技体育运动，0 分表示因膝关节问题休病假或领残疾补助，得分越高，表示膝关节活动水平越高。

（二）麻醉下手法松解术

麻醉下手法松解术（manipulation under anesthesia，MUA）（病例 22 图 1）麻醉方式为全身麻醉，待麻醉充分后，行关节腔三联注射（罗哌卡因、皮质激素、透明质酸）。注射完成后开始实施改良式 MUA，把 Kaltenborn 关节松动术引入 MUA 中。一助手利用松动术带子在股骨远端做持续牵引，维持大腿位于屈髋 90° 左右，术者一手置于胫骨远端牵伸膝关节至最大被动活动角度，避免施力过大；同时，另一手为主要施力手，利用上身体重持续作用于胫骨近端，力量与胫骨长轴垂直使胫骨关节面产生前向后滑动。与此同时，助手在患者股骨侧向尾端持续推髌骨。直到听到组织撕裂的声音，关节屈曲逐渐增大。视术中情况，逐步松解至屈膝最大角度，如病例 22 图 1 所示。

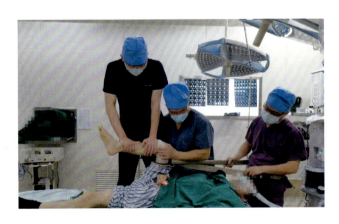

病例 22 图 1　改良式麻醉下手法松解术

（三）康复治疗方案

总的康复治疗方案分三个阶段进行，即术前康复宣教、术后住院康复治疗和术后出院康复治疗。

1. 术前康复宣教　术前 1～2 天。

患者接受规范的术前指导和宣教，向其说明姆瓦技术的注意事项，取得患者的积极配合，并告知姆瓦技术后还需要进行积极的康复治疗，以巩固术中改善的活动度，控制疼痛和肿胀，避免再次粘连。教会踝泵、直腿抬高以及可能的牵伸支具使用方法等。

2. 术后住院康复治疗　术后第 1 至第 2 周。

分两阶段，第一阶段术后 48 小时持续实施"3C"方案，镇痛泵（patient controlled analgesia，PCA）、持续加压冷疗、CPM；第二阶段术后第 3 天开始常规康复治疗。

（1）持续加压冷疗：术后即刻在苏醒室，采用膝关节袖套带泵的冰桶 48 小时持续加压。

（2）CPM：在患者术后清醒后，开始使用 CPM 机器帮助患者被动屈伸膝，持续 48 小时，低速度运行。在患者疼痛忍受范围内，尽可能接近术中最大角度。

（3）关节松动术：采用 Kaltenborn 关节松动术 2 级手法，做髌股关节左右、上下的滑动；胫股关节的前后滑动，2 次 / 天，10 分钟 / 天。

（4）肌力训练：前屈、后伸、内收、外展的直腿抬高训练，床面滑动屈膝训练，末端停留 10 秒，10～15 个 / 组，每天 3 组。

3. 术后出院康复方案：术后第 3 至第 8 周。

出院后在门诊继续康复 6 周。前 3 周每周 5 次，后 3 周每周 2 ～ 3 次。

（1）软组织松解术：治疗师认真评估膝关节周围软组织的质地，如股四头肌、髌骨支持带、髌上滑髌上滑囊、内外侧副韧带、腘绳肌等软组织滑移能力，判断是否有紧绷部分，采用轻柔缓和的力量，横向滑动紧绷部分，大约 5 分钟。

（2）关节松动术：采用 Kaltenborn 关节松动术 2 ～ 3 级，做髌股关节左右、上下的滑动；胫股关节的前后滑动；胫骨的长轴牵伸；1 次 / 天，15 分钟 / 次。牵伸支具：手法结束后，佩戴静态进展性牵伸支具，20 分钟 / 次，在无痛有牵伸感的强度下进行。

（3）运动训练：运动训练包括肌力训练、灵活度训练、平衡训练，每次三选二，30 分钟 / 次。

（4）肌力训练：根据患者肌肉功能状态，循序渐进增加阻力，第 2 至第 3 周抗自身重力、4 ～ 8 周弹力带或者沙袋抗阻。目标肌群包括股四头肌、腘绳肌、髋外展肌群、髋外旋肌群等。

（5）灵活度训练：当患者主动屈膝＜ 105° 时，做床边摆腿，频率约 2 次 / 秒。当主动屈膝超过 105° 后，踩固定自行车，无阻力下快速。

（6）平衡能力训练：闭链条件下：第 2 周，双腿负重的重心左右、前后转移；第 3 至第 4 周，螃蟹步，波速球站立；第 5 至第 8 周，平衡板站立逐渐过渡到平衡板抛接球。

（7）冷疗：门诊康复当日治疗结束后，持续加压冷敷 10 分钟。

（四）康复结局

患者术前膝关节主动屈伸角度为 2° ～ 82°，IKDC 得分 31 分，Tegner 膝关节运动功能表得分 2 分。MUA 术中，屈伸膝角度达 0° ～ 112°。

术后随访 1 个月时，膝关节主动屈伸活动角度为 0° ～ 101°，IKDC 得分 37 分，Tegner 膝关节运动功能表得分 2 分。术后随访 3 个月时，膝关节主动屈伸角度为 3° ～ 121°，IKDC 得分 43 分，Tegner 膝关节运动功能表得分 2 分。

术后随访 6 个月，即末次康复评定时，患者左膝关节（患侧）主动屈伸角度达到 0° ～ 130°，右膝关节（健侧）的主动屈伸角度为 -3° ～ 150°。IKDC 得分 61 分，相较术前（31 分），膝关节功能显著改善。Tegner 膝关节运动功能表得分达到 3 分，提示患者可以完成游泳、行走等娱乐体育活动，还可从事护理之类的轻体力劳动。

三、病例特点及讨论

该病例术前的膝关节主动屈伸角度仅 2°～82°，关节僵硬明显，来就诊时，距离上一次手术已近 5 个月，患者经受了长时间膝关节活动受限的困扰。通过实施姆瓦技术以及术后规范化康复治疗，患者在术中的膝关节活动范围达到了 0°～112°，屈膝角度术中较术前增加了 30°。对患者进行了跟踪随访，在术后第 1 个月、3 个月和 6 个月，通过测量关节活动度和填写问卷的形式，对患者的膝关节活动度和功能情况进行了详细评估。随着时间的推移，患者的关节活动度在整体上持续改善，屈膝角度从术中的 112° 到术后 1 个月的 101°，在术后 3 个月达到 121°，而对其最后一次随访，即术后第 6 个月，患者的屈膝活动度达到了 130°，较术前增加了 48°，关节活动范围已完全适用于各类日常生活活动。患者的日常生活已不受影响，并开始重返娱乐体育运动。

该例患者属于高能量损伤，膝关节多发韧带损伤，术后制动时间较长，造成严重的膝关节内纤维化粘连，从 CT 的软组织窗可见髌上囊、股骨内外侧沟、髁间窝多处软组织增生。加之康复治疗开始又晚，进一步加大了常规康复治疗的难度，使得整体的治疗过程变得漫长、低效又痛苦。患者不仅因为膝关节粘连影响步行和上下楼梯等日常生活，康复过程的艰辛也给其心理上造成了巨大的创伤。

目前临床上对于保守治疗无效的难治性膝关节粘连患者，通常需要介入 MUA 或关节镜下松解。关节镜下松解可以清楚显示膝关节内结构，更为彻底地松解关节内粘连，同时能探查关节内的其他病变，但其创伤大，花费高，患者接受度较低。MUA 是处理膝关节术后关节粘连的一种安全且有效的治疗方式。

关节粘连是关节周围软组织发生纤维化，最终发展为关节内弥漫的瘢痕组织和粘连。其病理改变是一种神经源性炎症反应，创伤后关节囊及周围结缔组织神经末梢持续释放 P 物质，使肥大细胞持续被活化，其释放的活性物质能激活成纤维细胞，促进其分化为肌成纤维细胞，从而导致了肌成纤维细胞介导的结缔组织纤维化级联反应。关节粘连患者的炎症反应几乎从未停止过，创伤和手术本身就是一种炎症反应，在组织修复过程中炎症反应如果得不到有效的控制，会造成关节持久的发热、肿胀，从而促进了纤维化的进展。

为了提升 MUA 对难治性关节粘连的治疗效果，通过聚焦于术前、术中、术后过程中的炎症控制，进行了一系列的技术创新，包括术中三联注射、术中改良式MUA，术后"3C"处理。提出了"程序化麻醉下手法松解术"，并命名为"姆瓦"。与传统的 MUA 相比，姆瓦是一个系统性的工程。为减少术中创伤、规避风险、降低术后炎症反应，于术中行三联注射，长效局麻药（罗哌卡因）持久镇痛、皮质激素抑制炎症、透明质酸预防再粘连。同时改良了 MUA 手法，把 Kaltenborn 关节松动技术融进手法松解中，一方面，在持续被动牵伸膝关节的同时，通过在胫骨近端施加力量，增加胫骨的后向滑动，从而增加膝关节屈曲角度。改良的 MUA 更加符合关节运动学，可减少关节面之间操作过程中产生的应力，保护关节软骨；另一方面，助手持续地向尾端推髌骨，这一举动可以减少髌骨和髌腱的应力，从而很大程度地降低髌骨骨折和髌腱撕裂的风险。

MUA 终究是一个有创的治疗，难以避免术后炎症反应带来的疼痛、肿胀。因此，术后的抗炎处理、避免再次纤维化粘连则十分重要。姆瓦技术的创新点还在于术后48 小时的"3C"处理，包括 48 小时应用镇痛泵、美产持续加压冷疗膝关节袖套配合带泵的冰桶 48 小时持续加压冷疗（continuous compression and cryotherapy，CCC）、48 小时 CPM，不仅满足术后无痛康复的需求，更重要的是，还能有效地控制疼痛和肿胀。患者 MUA 结束后，在手术台上就开始接受 CCC，定制的关节袖套Cryocuff 在加压的同时通过自带的泵，在袖套和冰桶之间循环冰水混合物，有效地减少术后组织渗出，同时袖套并不影响关节活动，可以配合 CPM 机器 48 小时不停机运动。CPM 具备镇痛、消除关节肿胀和促进关节软骨、韧带、肌腱等愈合及再生的功效。只有早期应用 CPM 机器才能起到预防关节粘连的作用。MUA 术后立即应用 CPM，直到肿胀不再发展。另外术后 2 周内服用非甾体消炎药同样是强化炎症控制、预防再纤维化的措施。只有足够重视术前、术中和术后的炎症控制，才能为术后第 3 天开始的常规康复治疗打下良好的基础。

术后的常规康复治疗对最后的治疗效果同样重要。MUA 只是解决了关节内粘连的问题，对于存在的关节外软组织挛缩还是需要术后持续的牵伸治疗，这也解释了为何最终的效果大于术中的结果。对于一个关节粘连患者，活动度是主要矛盾，但也不能忽视患者下肢乃至整个运动功能的康复治疗，从而最终使其重返运动。

姆瓦技术治疗难治性膝关节粘连，在该例患者取得了满意的效果。希望通过该病例分享，为此类难治性膝关节粘连患者的治疗方案提供参考。

四、相关问题及分析

1. 关节僵硬的成因是什么？

本病例涉及高能量损伤致膝关节多处软组织损伤，涵盖前交叉韧带、后交叉韧带、内侧副韧带及外侧半月板。在急性期实施修复重建手术，并经历了长时间的术后制动。上述因素导致关节修复过程中炎症反应重，引发广泛的关节纤维化粘连。炎症作为身体对各种刺激的防御反应，持续影响关节时，可能引发滑膜组织肥厚和增生，加剧纤维化粘连。术后制动不仅导致关节周围软组织适应性短缩，还因代谢功能下降和蛋白质合成速度减缓，引发肌肉萎缩和力量下降，影响关节活动度。此外，制动还阻碍关节内滑液循环，使关节软骨失去营养，加剧粘连。综上所述，该例患者发生了关节内外的粘连与挛缩从而表现为严重的关节僵硬。

2. 保守治疗不佳的原因与对策有哪些？

上述关节僵硬的成因决定了该例患者的僵硬程度重，保守治疗难度本身就大，加上术后康复不及时，术后不仅制动时间长（6周），支具拆除1个月才寻求康复治疗，此时关节内外纤维化粘连已经相对成熟，同时CT软组织窗提示关节内多处瘢痕增生。保守治疗对这些部位的关节内粘连难以奏效。因此虽经积极康复，术后5个月依然存在严重的屈伸活动障碍。根据膝关节僵硬的阶梯治疗原则，对3个月以上6个月以内保守治疗无效的膝关节僵硬，应及时寻求进阶治疗，首选姆瓦治疗。

五、病例点评

对于47岁左膝关节术后活动受限近5个月的男性患者，经系统评估后明确其功能诊断为膝关节活动障碍，采用姆瓦技术治疗，取得满意效果，康复实施过程突出姆瓦技术的诸多特点及优势，为难治性膝关节粘连患者治疗方案的制订提供了有益参考。

（病例提供者：蔡 斌 上海交通大学医学院附属第九人民医院）

（点评专家：许建文 广西医科大学第一附属医院）

参考文献

[1]Kalson NS, Borthwick LA, Mann DA, et al. International consensus on the definition and classification of fibrosis of the knee joint[J]. Bone Joint J, 2016, 98-B (11): 1479-1488.

[2] 姜鑫，蔡斌，王留根，等. 程序化麻醉下手法松解术治疗膝关节粘连 20 例临床报告 [J]. 中国康复，2018，33（05）：394-396.

[3] 张玲，蔡斌，贺英，等. 程序化麻醉下手法松解术治疗前交叉韧带重建术后关节粘连临床报告 [J]. 中华物理医学与康复杂志，2021，43（1）：48-51.

[4]Sanders TL, Kremers HM, Bryan AJ, et al. Procedural intervention for arthrofibrosis after ACL reconstruction: trends over two decades[J]. Knee Surg Sports Traumatol Arthrosc, 2017, 25 (2): 532-537.

[5]Gu A, Michalak AJ, Cohen JS, et al. Efficacy of Manipulation Under Anesthesia for Stiffness Following Total Knee Arthroplasty: A Systematic Review[J]. J Arthroplasty, 2018, 33 (5): 1598-1605.

[6]Brealey S, Northgraves M, Kottam L, et al. Surgical treatments compared with early structured physiotherapy in secondary care for adults with primary frozen shoulder: the UK FROST three-arm RCT[J]. Health Technol Assess, 2020, 24 (71): 1-162.

[7]Haller JM, Holt DC, McFadden ML, et al. Arthrofibrosis of the knee following a fracture of the tibial plateau[J]. Bone Joint J, 2015, 97-B (1): 109-14.

[8]Monument MJ, Hart DA, Salo PT, et al. Posttraumatic elbow contractures: targeting neuroinflammatory fibrogenic mechanisms[J]. J Orthop Sci, 2013, 18 (6): 869-877.

病例 23　冻结肩的康复

一、病历摘要

患者女性，52 岁。

主　诉：右肩痛伴有活动受限 8 个月余，加重半月。

现病史：患者 8 个月前无明显诱因出现右肩疼痛，初期疼痛轻微，未予重视。后疼痛逐渐加重，夜间疼痛明显，同时右肩活动逐渐受限，抬高手臂、穿衣或进行日常家务活动变得困难。半年前在当地中医院就诊，被诊断为"五十肩"，予口服芬必得、配合推拿、针灸、磁疗等治疗 1 个月，夜间疼痛减轻，活动受限无明显改善。半个月前，患者自行爬墙训练后，右肩疼痛及活动受限加重，不能独立完成穿内衣及套头衫等活动。自肩痛发病以来无法进行球类运动，日常运动量下降，体重上升，体力变差，有焦虑情绪。自发病以来，患者饮食、睡眠及大小便正常。

既往史：无高血压、糖尿病、高脂血症、高尿酸血症等慢性疾病史。否认吸烟、饮酒史。否认家族遗传病史及类似疾病史。

体格检查：体温 36.1℃，脉搏 92 次 / 分，呼吸 14 次 / 分，血压 75/100 mmHg。

视诊：与左侧相比，右肩肌肉轮廓有明显萎缩，其中三角肌前中后束、冈下肌、大圆肌萎缩明显。触诊：右侧肩峰下和肩周有轻微压痛。肩关节 AROM 检查：前屈 80°（正常范围 0°～180°），外展 70°（正常范围 0°～180°），内旋 45° 受限，外旋 10°（正常范围 0°～90°），右手摸背动作仅能触碰臀部；肩关节 PROM 检查：前屈 80°（正常范围 0°～180°），外展 70°（正常范围 0°～180°），内旋 45° 受限，外旋 10°（正常范围 0°～90°），右手摸背动作仅能触碰臀部；右肩徒手肌力检查：前屈肌力 4+ 级，外展肌力 4 级，外旋肌力 4 级，内旋肌力 4+ 级；右肩活动末端有疼痛，VAS 评分为 7 分。特殊检查：双上肢针刺、轻触、振动觉对称无减退、关节位置觉正常。手指精细动作正常，无下肢运动功能障碍。

辅助检查：肩关节超声影像（病例 23 图 1）。

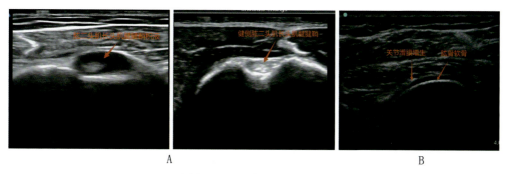

病例 23 图 1　肩关节超声影像

注：A. 肱二头肌长头腱双侧对比；B. 肩关节后隐窝滑膜增生。

临床诊断：冻结肩（冻结期）。

功能诊断：①右肩关节疼痛伴活动受限；②右肩周肌肉萎缩；③日常生活能力受限。

康复目标：①对患者右肩进行康复评估，明确患者的主要问题包括肩痛、关节活动受限和肌肉萎缩。为其设定短、长期康复目标：短期目标侧重缓解疼痛，改善肩关节活动度及提高生活自理能力；②长期目标侧重恢复肩部肌肉力量及正常的体育活动能力（社会参与水平）。

二、诊疗经过

针对患者所在冻结肩恢复阶段存在的具体问题（疼痛、活动受限等），在常规康复治疗基础上，我们为患者制订了个体化的康复方案。

第一阶段为尽快缓解肩痛和活动严重限制，我们采取超声影像引导"药物注射＋物理治疗"的方案。药物（2% 利多卡因 1 mL ＋得宝松 1 mL，0.9% 生理盐水 3 mL）起到减轻炎症和疼痛的治疗目的。物理治疗措施包括肩关节松动术 I～II 级手法（前－后向、后－前向及头尾向的滑动手法）；肩周肌肉能量技术，逐渐增加治疗强度；常规理疗。

上述治疗两周后，患者夜间痛及静息痛消失，关节活动末端的疼痛 VAS 评分从首诊时 7 分降至 2 分，关节活动范围增加（前屈从 80° 增至 120°，外展 70° 增至 115°，内旋 45° 增至 75°，外旋 10° 增至 40°）。

第二阶段治疗目标为进一步增加肩关节活动度及改善肩关节运动协调性。仍采用超声影像引导药物注射联合物理治疗的策略，注射药物为玻璃酸钠注射液

2.5 mL ＋ 0.9% 生理盐水 6 mL ＋ 2% 利多卡因 2 mL；手法治疗包括肩关节松动术（Ⅲ～Ⅳ级手法）、动态关节松动术、肌肉能量技术及筋膜手法增加肩关节活动度及肩周肌力；运动治疗方面，我们采用视觉辅助及刻意练习改善肩肱节律，通过闭链运动结合不稳定的平面训练增加肩关节稳定性，提高肩关节整体的协调性。

经 4 周治疗，患者右肩前屈、外展及外旋的活动度改善至接近正常范围，活动度末端疼痛完全消失，三角肌前中后束、冈下肌和大圆肌萎缩状况有所改善，肌力增加，反手摸背动作较左侧高度相差约 5 cm。

第三阶段的治疗目的是帮助患者恢复正常水平的摸背动作，回归球场运动。在此阶段主要通过关节内注射富血小板血浆联合物理治疗策略。运动训练针对性提高患者肩周肌肉力量及反应速度，以促进肌肉恢复和关节功能改善。

第三阶段治疗后，患者肩部功能显著改善，接近其生病前水平。

该案例的成功康复展示了在冻结肩患者康复过程中，兼顾个体化和综合康复治疗方法的重要性。

三、病例特点及讨论

该患者 8 个月前发生冻结肩，因为欠缺相应健康知识，未予足够重视。右肩疼痛逐渐加重，并出现严重活动受限，导致生活自理能力下降、社会参与受限。尽管半年前在中医院经过康复治疗，但恢复效果欠佳。分析原因，可能有以下几点：①对冻结肩病理复杂性认知不足：对冻结肩的炎症机制、肩关节囊粘连等病理改变分析有限；②综合评估缺乏：对患者的全面评估不足，未针对患者的具体病情对治疗方案进行优化。综合评估应包括疼痛程度、关节活动范围、肌肉力量、日常生活能力等方面，以便制订更加个性化针对性的治疗措施；③治疗方法选择针对性不足：虽然推拿、针灸和磁疗等可缓解疼痛和改善功能，但对病情复杂的冻结肩而言，为达到综合治疗目的，往往需要更加个性化和综合的治疗方案。包括注射治疗、药物治疗、物理治疗、关节活动度训练、肌肉力量训练等；④治疗欠缺规范性：冻结肩治疗的最佳时期在病程早期，且需要持续、系统的治疗计划。治疗介入较迟或治疗过程中断等情况都可能导致疗效欠佳。

在患者第一阶段的治疗中，综合评估后发现患者右肩关节囊、肱二头肌长头肌腱存在炎症，是导致疼痛和活动限制的主要原因。基于此，为减轻关节炎症和疼痛，改善关节活动范围，在取得患者同意后，我们选择在超声引导下进行关节内利多卡因和得宝松注射。具体步骤如下：患者取舒适体位，暴露右肩治疗区域，严格无菌操作规程，右肩部位常规消毒、铺无菌巾。使用超声设备准确定位右肩关节囊病变区域，向患者右肩关节囊注射利多卡因和得宝松混合溶液 5 mL。注射完成后，嘱患者保持注射部位干燥清洁，避免剧烈活动。后续随访疼痛改善情况和肩关节活动范围变化。注射后 1 周随访患者肩痛显著缓解，肩关节的活动范围明显改善，患者生活质量和自理能力改善。展示了超声引导精确注射治疗在冻结肩炎症治疗中的重要作用。

纠正肩肱节律对冻结肩患者肩关节活动恢复尤为重要。

冻结肩患者肩肱节律丧失主要原因有两点：一是因肩关节囊的粘连以及周围软组织的炎症和疼痛导致的盂肱关节活动限制；二是长期肩关节失用造成肱骨和肩胛骨协同运动模式失调。为解决这些问题，物理治疗师进行改善盂肱关节活动度及恢复肩肱节律协调性的系统物理治疗。如动态关节松动术和肌肉能量技术用于改善盂肱关节前屈或者外展功能，具体操作如下：患者仰卧位，将弹力带一端固定在患者右脚上，并嘱咐右手抓住弹力带的另一端；治疗师站在患者右侧，下方手固定右侧肩胛骨，上方手置于患者右侧肱骨头上方。然后给患者口令让患者做外展动作至末端，同时治疗师的下方手固定肩胛骨，限制它进行上回旋动作，上方手下压肱骨头以辅助其下滑；接着治疗师用身体抵住患者手臂，同时让患者在肩胛骨平面做肩关节内收动作，以达到等长收缩的效果，3 次／组。每组结束后，让患者增加外展角度重复此动作，循序渐进增加盂肱关节活动度。注意此治疗方法应在无痛情况下进行。患者在外展的过程中，会不自主地"耸肩"，在盂肱关节的活动度被充分的改善后，可利用镜子给予患者视觉反馈，进行肩关节协调性训练，改善盂肱节律。

经过上述综合治疗，患者肩关节活动度进一步增大，肩肱节律明显改善。患肩能更加协调完成各种动作，肩关节活动范围和功能显著恢复。这种改善不仅减轻患者疼痛，且显著提升其日常生活能力和运动能力，从而提高生活质量。

此案例强调了对冻结肩患者进行个性化评估和治疗，尤其是在注射治疗及运动训练不断调整治疗方案，循序渐进，从而帮助患者尽快恢复肩关节功能，回归正常生活。

四、相关问题及分析

根据病例资料，我们总结了关于冻结肩康复的具有代表性的几方面问题进行讨论，希望有助于提高对类似病例的诊治水平和服务质量。

1. 冻结肩的诊断及鉴别诊断要点有哪些？

冻结肩，又称为粘连性关节囊炎，是一种以肩关节疼痛和持续性运动受限为特征的疾病。据报道，肩关节疼痛的患病率为 2.4% ～ 26.0%，其中原发性肩关节囊粘连占 2.0% ～ 5.3%。冻结肩的病理生理机制尚不完全清楚。关节镜观察结果的常见假设是患者最初发生炎症，尤其是关节囊腋襞内和周围、前上关节囊、喙肱韧带及肩袖间隙，随后滑膜粘连并纤维化。早诊断及早治疗对患者早日康复极为重要，诊断标准包括：

（1）肩痛和僵硬至少 4 周。

（2）肩痛严重，干扰日常生活或工作。

（3）夜间疼痛。

（4）出现主被动肩关节活动范围（抬高＜ 100°，外旋＞ 50% 限制）痛性限制。

（5）放射学表现正常。

重视早期诊断，详细了解冻结肩的各阶段特征。冻结肩发展经历 4 个阶段：疼痛期、渐冻期、冻结期及解冻期。

"疼痛期"特点为活动末端锐痛、休息时疼痛和影响睡眠，此期关节镜显示关节炎症反应，未出现关节囊粘连和挛缩。此期关节活动度（ROM）受到较小影响，甚至没有受限，容易被误诊为肩峰下撞击综合征。

"渐冻期"肩痛加剧，夜间疼痛显著，活动度渐进性下降，在无肩袖损伤情况下出现肩关节外旋范围下降，是关节囊出现粘连的特征体征。此期关节镜检查显示滑膜炎 / 血管生成活跃，即使在麻醉的情况下也存在部分关节活动度丢失。

"冻结期"的肩痛有所减轻，但肩关节活动限制达到顶峰。关节镜检查显示滑膜炎 / 血管生成减少，由于关节囊及韧带纤维化导致腋襞消失，麻醉后肩关节 ROM 严重下降。

进入"解冻期"，肩痛和运动受限逐渐改善，肩关节功能开始恢复，通常会渐进发展至疼痛消失。麻醉后进行检查，仍然存在肩关节活动受限情况。关节镜检查显示关节囊韧带复合体纤维化，关节滑液减少。尽管冻结肩被认为是一种自限性疾病，一些轻微的症状可能会持续数年，这取决于纤维组织增生程度和后续炎症的吸收程度。

冻结肩的早期症状与体征可能会与肩峰下病变相混淆（钙化性肌腱炎、肩峰下滑囊炎或撞击综合征）。这些病变都会引起疼痛和关节活动度受限。但肩峰下病变的肩部活动受限常由疼痛所致，而冻结肩的受限源自机械性限制，尤其是疾病晚期。而肩峰下疼痛性疾病患者可出现主动关节活动度受限而被动关节活动度正常。另外，年龄也是鉴别因素之一。冻结肩患者不太可能 < 40 岁，而 70 岁以上的患者更可能是存在肩袖撕裂或盂肱关节骨关节炎。

总的来说，冻结肩的诊断主要基于临床表现和病史，影像学检查可用于排除其他可能导致肩部疼痛和活动限制的疾病，如肩袖撕裂、肩关节炎或肩部骨折等。早期识别和准确诊断需要对其发展的各个阶段有深入了解，以便于制订针对性的治疗方案、优化康复过程。

2. 如何根据冻结肩的分期及周围组织的易激惹性制订治疗策略？

冻结肩的分期影响其治疗策略的制订。一般来说，疼痛期和渐冻期的重点为减轻疼痛和控制炎症；冻结期要关注通过物理治疗和适当运动恢复肩关节的活动范围；解冻期则聚焦于增强肩关节周围肌肉力量和运动功能恢复。不同阶段的干预目标及干预手段见病例 23 表 1。

病例 23 表 1　不同阶段的干预目标及干预手段

病程阶段	治疗目标	治疗方式
疼痛期	减轻疼痛、保持功能	非甾体抗炎药 - 关节腔内类固醇药物注射，关节腔内透明质酸注射，理疗 / 水疗，关节松动术
渐冻期	预防粘连形成	非甾体抗炎药 - 关节腔内类固醇药物注射，关节囊扩张治疗，理疗，关节松动术
冻结期	提高关节活动范围	非甾体抗炎药 - 关节腔内类固醇药物注射，关节囊扩张治疗，麻醉下手法松解术（MUA），关节镜下松解，理疗，关节松动术
解冻期	恢复关节正常功能	关节镜下松解，理疗，关节松动术

评估肩关节周围组织的易激惹性对制订治疗策略也是至关重要的因素之一，通过综合考虑冻结肩的分期和周围组织的易激惹性，可以制订出更加个性化的治疗方案。易激惹性，通常用于反映组织承受物理压力的能力，这与当前的身体状态和炎症活动程度密切相关。根据组织的易激惹水平，可以将其分为高、中、低

三级。判断组织易激惹性分级的主要临床依据包括疼痛程度、夜间痛或静息痛的性质、功能丧失的程度及疼痛与主动活动和被动活动之间的关系。

高度易激惹性通常表现为显著的疼痛（VAS ≥ 7 分 /10 分），持续的夜间痛或静息痛，高水平的功能丧失，以及主动活动受限比被动活动更显著。中度易激惹性的特征包括中等程度的疼痛（VAS = 4 ~ 6 分 /10 分），间歇的夜间痛或静息痛，主动或被动活动到活动度末端时产生疼痛，以及主动关节活动度与被动关节活动度相当。低度易激惹性则表现为轻微的疼痛（VAS ≤ 3 分 /10 分），无夜间痛或静息痛，以及在被动活动到关节活动度末端时可能出现的轻微疼痛。

高易激惹性的患者应避免使用剧烈的物理干预，治疗采用药物、温和的手法矫正和适宜的物理因子疗法，侧重于控制炎症和减轻疼痛。中度易激惹性的患者可承受逐渐增加的物理压力，如轻度拉伸和增强力量的活动，同时能够完成基本功能活动。而低易激惹性的患者则能够接受更强烈的物理干预，如拉伸、手法治疗、抗阻训练及要求更高的身体活动。

综上所述，病程分期和周围组织的易激惹性在冻结肩的治疗中扮演着关键角色，为制订个性化和阶段性的治疗策略提供重要依据。准确识别分期和易激惹水平，不仅有助于灵活调整治疗策略，适应患者病情变化，确保治疗安全性，还能优化治疗效果，加速患者恢复。

3. 超声引导冻结肩注射治疗的要点有哪些？

注射治疗首先面临的是药物选择，常用注射药物（非药物）为糖皮质激素、玻璃酸钠、生理盐水、富血小板血浆（PRP）等，主要作用机制见病例 23 表 2。

病例 23 表 2　主要作用机制

药物	机制
糖皮质激素	抑制环氧化酶活性以减少参与致炎、致痛的前列腺素合成，具有强大的消炎镇痛效果
玻璃酸钠	润滑关节、覆盖关节内的疼痛受体，刺激内源性的滑液产生，同时有较弱的抗炎作用
生理盐水	关节内注射大量生理盐水，扩张、松解挛缩的关节囊
富血小板血浆（PRP）	含高密度血小板的自体血浆，其内有大量生长因子和细胞因子，具有消炎、镇痛及增强组织修复和再生的能力

目前研究已经证明冻结肩是一个伴随关节囊纤维化的炎症过程。因此在冻结肩炎症期推荐关节腔内糖皮质激素注射治疗，可减少炎症及纤维化增生，减轻疼痛。单独的糖皮质激素注射对关节活动度无明显改善，因此及时结合运动疗法、物理疗法才能最大限度地改善关节活动度及功能。但考虑到注射糖皮质激素存在潜在并发症，包括缺血性坏死、感染等，还可导致一过性血糖升高，一般并不连续使用。

对于渐冻期和粘连期（冻结期），关节囊出现挛缩，此时则推荐进行水扩张疗法，通过注射大量生理盐水伴或不伴糖皮质激素进行物理扩张松解，减轻疼痛、改善关节活动度和功能。但目前该疗法具体机制尚未完全阐明。在应用水扩张疗法时，注射药物的总容量目前并无明确推荐，文献报道常见的有效扩张容积为 20 mL。

玻璃酸钠的主要作用包括润滑关节，覆盖关节内疼痛受体，消炎作用较弱，因此缓解急性疼痛的效果一般，但研究指出其对慢性疼痛有良好缓解作用，同时改善关节活动度及功能的疗效优于糖皮质激素，常用于渐冻期和粘连期（冻结期）。

PRP 参与关节内修复，从机制上理解更适用于进入渐冻期和粘连期（冻结期）以及解冻期。目前研究认为，PRP 与糖皮质激素在改善疼痛、关节活动度和功能的疗效上并无明显差异，考虑到其经济花费，并不常规推荐 PRP 治疗冻结肩，考虑到 PRP 安全性较高，部分患者在激素治疗后症状无明显缓解，PRP 用作难治性冻结肩的治疗可能获益更大。

注射入路是需要考虑的另一个问题。常见的注射位点有盂肱关节后隐窝（病例 23 图 2）、肩袖间隙、肩峰下 - 三角肌滑囊。前两者可通过盂肱关节腔相通，本质上并无明显差异。临床上常用盂肱关节后隐窝入路，有研究对比盂肱关节后隐窝、肱二头肌长头肌腱鞘实施水扩张疗法的疗效，发现前路注射更能缓解运动时的疼痛，但在肩关节活动度及 ROM 上并无明显差异。对于肩峰下 - 三角肌滑囊，通常不单独选用，更多的是联合盂肱关节注射，在超声下观察到滑囊活动时明显粘连的时候可同时注射。

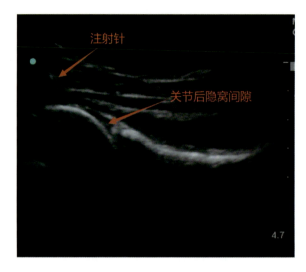

病例 23 图 2　盂肱关节后隐窝注射

五、病例点评

针对 1 例典型的冻结肩（冻结期）病例，围绕右肩关节疼痛伴活动受限、右肩周肌肉萎缩及日常生活能力受限等功能问题，在无创康复治疗的基础上，在不同治疗阶段采取超声引导下局部注射得宝松、玻璃酸钠注射液、富血小板血浆，患者肩部功能显著改善。把该病例康复的长期目标定为侧重恢复肩部肌肉力量及正常体育活动能力的理念是值得提倡的。

（病例提供者：姜 丽 岳博宇 南方医科大学第三附属医院）

（点评专家：许建文 广西医科大学第一附属医院）

参考文献

[1]Kelley, Martin J, et al.Shoulder pain and mobility deficits: adhesive capsulitis[J].The Journal of orthopaedic and sports physical therapy vol, 2013, 43 (5): A1-31. doi: 10.2519/jospt.2013.0302.

[2]Saltychev M, et al.Effectiveness of Hydrodilatation in Adhesive Capsulitis

of Shoulder：A Systematic Review and Meta-Analysis[J].Scandinavian journal of surgery：SJS：official organ for the Finnish Surgical Society and the Scandinavian Surgical Society vol，2018，107（4）：285-293. doi：10. 1177/1457496918772367.

[3]Georgiannos D, Markopoulos G, Devetzi E, et al.Adhesive Capsulitis of the Shoulder.Is there Consensus Regarding the Treatment？A Comprehensive Review[J]. Open Orthop J, 2017, 28（11）：65-76. doi：10. 2174/1874325001711010065. PMID：28400876；PMCID：PMC5366387.

[4]Cho CH, Bae KC, Kim DH.Treatment Strategy for Frozen Shoulder[J].Clin Orthop Surg, 2019, 11（3）：249-257. doi：10. 4055/cios, 2019, 11（3）：249. Epub 2019 Aug 12. PMID：31475043；PMCID：PMC6695331.

[5]Franz A, et al. "Konservative Therapie der frozen shoulder"[Conservative treatment of frozen shoulder][J].Der Unfallchirurg vol, 2019, 122（12）：934-940. doi：10. 1007/s00113-019-00731-3.

[6]Lee JH, Jeon HG, Yoon YJ.Effects of Exercise Intervention（with and without Joint Mobilization）in Patients with Adhesive Capsulitis[J].A Systematic Review and Meta-Analysis.Healthcare（Basel）, 2023, 11（10）：1504. doi：10. 3390/healthcare11101504. PMID：37239790；PMCID：PMC10218666.

[7]Satpute Kiran, et al.Efficacy of mobilization with movement（MWM）for shoulder conditions：a systematic review and meta-analysis[J].The Journal of manual & manipulative therapy vol, 2022, 30（1）：13-32. doi：10. 1080/10669817. 2021. 1955181.

[8]Millar Neal L, et al. "Frozen shoulder." Nature reviews[J].Disease primers vol, 2022, 8（1）：59.

[9]Nudelman Brandon, et al.Platelet-Rich Plasma Injections for Shoulder Adhesive Capsulitis Are at Least Equivalent to Corticosteroid or Saline Solution Injections：A Systematic Review of Prospective Cohort Studies[J].Arthroscopy：the journal of arthroscopic & related surgery：official publication of the Arthroscopy Association of North America and the International Arthroscopy Association vol, 2023, 39（5）：1320-1329. doi：10. 1016/j. arthro. 2023. 01. 013.

病例 24 四肢瘫康复治疗

一、病历摘要

患者男性，27 岁。

主　诉：外伤致四肢活动不利伴二便功能受损 1 个月余。

现病史：患者于 1 个月余前因颈部外伤致四肢麻木、活动不利，于当地医院急行颈椎 CT 示：C_4 椎体爆裂性骨折，骨折块移位并骨性椎管狭窄、脊髓受压，予颈托固定后转上级医院；2 周后行"C_4 椎体前路切开复位椎管减压术＋$C_{3\sim5}$ 钛网植入植骨钛板内固定术"，术后对症治疗，病情逐渐平稳。现患者仍气管切开低流量吸氧，四肢麻木乏力，活动不利，感觉消失，二便功能受损，间断发热，现为求进一步康复治疗，遂来我科就诊，以"颈部脊髓损伤、四肢瘫痪"收住入院。

体格检查：体温 38.5℃，心率 89 次 / 分，呼吸 25 次 / 分，血压 92/55 mmHg，SpO_2 95%。气管切开状态，持续低流量吸氧，可简单发音，认知功能正常，被动体位，平车推入病房，查体合作。头颅五官端正无畸形，双眼无凝视，双侧瞳孔等大等圆，瞳孔对光反射灵敏，集合反射正常，余五官查体（-）。胸廓对称无畸形，双肺呼吸运动度减低，触觉语颤增强，胸廓挤压试验（-），双肺呼吸音粗，双肺下叶可闻及散在湿啰音及痰鸣音。心前区无隆起，无异常心尖搏动，叩诊心界如常，听诊心律齐，各瓣膜听诊区未闻及杂音。腹部膨隆，按压腹软，无肌紧张，无压痛及反跳痛，肝浊音界如常，无移动性浊音，墨菲氏征（-），麦氏征（-），听诊肠鸣音减弱，3 ~ 4 次 / 分。骶尾部可见一大小约 4 cm×5 cm×1 cm Ⅱ期压疮。

专科查体：详见康复评定。

辅助检查：实验室检查：白细胞 $12.06×10^9$/L，中性粒细胞比例 78.6%，单核细胞绝对值 $0.99×10^9$/L。感染三项：C- 反应蛋白 62.37 mg/L，PCT 5.05 ng/mL，SAA 270.30 ng/L。痰液微生物及药敏检验：金黄色葡萄球菌（耐甲氧西林金黄色葡萄球菌），对万古霉素、利奈唑胺等抗生素敏感。尿液微生物及药敏检验：粘质沙雷氏菌，对氨曲南、阿米卡星等抗生素敏感。胸部 CT：右侧叶间裂、两侧胸腔积液伴两下肺部分肺组织膨胀不全，右肺上叶前段、两肺下叶索条影。相关影像学检查见病例 24 图 1。泌尿系超声示：慢性膀胱炎。

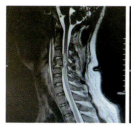
术前颈椎 MRI 片

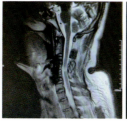
术后颈椎 MRI 片

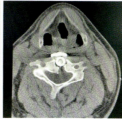
术后颈椎 CT 片

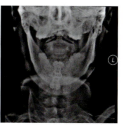
术后颈椎正位片

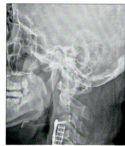
术后颈椎侧位片

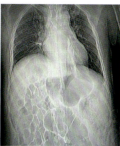
胸腹部平片

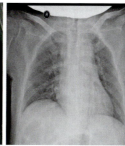
复查胸片

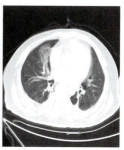
复查胸部 CT 片

病例 24 图 1　相关影像学检查

临床诊断：①颈部脊髓损伤（SCI-C4-ASIA-B）；②C_4 椎体爆裂性骨折内固定术后；③坠积性肺炎；④泌尿系感染；⑤压疮（Ⅱ期）；⑥体位性低血压。

功能诊断：①四肢瘫痪（运动、感觉平面 C_4）；②膀胱、直肠功能障碍；③中枢性高热；④神经病理性疼痛；⑤呼吸功能障碍；⑥循环功能障碍；⑦心理功能障碍；⑧肌张力障碍；⑨日常生活完全依赖；⑩社会参与能力丧失。

二、诊疗经过

（一）初期康复评定

1. 脊髓损伤神经学分类评价　SCI-C4-ASIA-B[运动平面 C_4、感觉平面 C_4，球肛门反射阳性，肛门深压觉（DAP）消失，肛门自主收缩（VAC）减退]。

2. 平衡功能评定　不能独坐及独站。

3. 疼痛综合评定　VAS 评分 4 分，肩颈部（视觉模拟评分量表）。

4. 肌张力评定　双下肢髋内收肌群 L/R ＝ 2/2 级、双下肢伸膝肌群 L/R ＝ 1+/1+ 级、脊柱后伸肌群 L/R ＝ 1+/1+ 级（改良 Asworth 痉挛评定量表）。

5. 肌力评定　双上肢屈肘肌群 L/R ＝ 2/1 级、伸腕肌群 L/R ＝ 1/1 级、伸肘肌群 L/R ＝ 1/1 级、余关键肌肌力为零。

6．关节活动度评定　双侧髋关节被动屈曲角度 L/R ＝ 120°/120°，余关节被动活动度均正常。

7．呼吸系统评估　双肺呼吸音粗，散在湿啰音，呼吸 25 次 / 分，主动咳嗽力量 1 级（可闻及很弱的咳声音），痰液黏稠度Ⅲ度（痰液明显黏稠，不易咳出，呼吸困难），mMRC 0 级（剧烈咳嗽出现呼吸困难），Borg 呼吸困难评分 3 分（中度呼吸困难）。

8．日常生活能力评定　19 分（四肢瘫功能障碍指数 QIF）。

（二）康复目标

1．短期目标　提高肺通气功能，有效排痰，增加呼吸肌力量，尽早拔除气管导管；预防及治疗压疮。

2．长期目标　坐位平衡 1 级；拔除尿管；掌握辅助器具的使用；提高患者ADL 能力；最大可能地回归家庭、回归社会。

（三）康复治疗方案

1．康复宣教　给予患者及其家属相关的健康宣教、预防并发症发生或加重。

2．药物治疗　根据药敏结果选择性应用敏感抗菌药控制坠积性肺炎；使用药物改善神经病理性疼痛。

3．体位管理　佩戴颈托下进行体位转换，以仰卧位向侧卧位交替转换、轴线翻身 1 次 /2 h；踝足矫形器佩戴预防足下垂，手功能位矫形器使腕、手保持于功能位；气垫床及脚圈应用预防压疮等。

4．综合康复训练　给予神经肌肉电刺激，预防肌肉萎缩，加速神经肌肉修复；双上肢、肩胛辅助主动运动和双下肢被动活动，骨盆控制性训练等。肌肉力量训练由辅助、主动、抗阻依次进行，阻力来源于人力、重物或器械。阻力从小到大，起始和终末小阻力，中间阻力最大。训练时间：每天 2 次，肌力训练 40 ～ 50 分钟 / 次，组间休息 1 ～ 2 分钟。

5．心肺功能康复　①体位引流：通过积极翻身、拍背，深呼吸技术、震动、叩击、辅助咳嗽技术、体位排痰训练、吸痰、振动排痰机排痰等；②助咳：手掌置于剑突下，在患者咳嗽时用一个向内、向上的动作对患者腹部加压助咳；③呼吸锻炼：呼吸锻炼先从缓慢的、放松的腹式呼吸开始，逐渐过渡到对膈肌进行抗阻训练；同时训练残存的胸锁乳突肌、斜方肌以补偿胸式呼吸；④增加胸壁运动：通过深呼吸锻炼、助咳、被动的手法牵引和关节运动法及间歇正压通气等，可以维持或改善胸壁的运动幅度；⑤胸部物理治疗：采用手法振动和叩击患者胸背部，将分泌物咳出体外；⑥弹性腹带的应用；⑦药物治疗：如敏感抗菌药物、扩张支气管药物及化痰药物等；⑧体外膈肌起搏器：将2枚小电极片分别置于左右两侧颈部胸锁乳突肌外缘下1/3位置，2枚大电极片分别贴于同组小电极同侧的锁骨中线第二肋骨间胸大肌表面，电极用胶布固定，"自动"模式，起搏次数9次/分，脉冲频率30～50 Hz，刺激强度根据患者耐受情况调整大小，治疗时间30分钟/次，每天1次，持续8周。其他治疗如电动起立床训练、卧位蹬车训练、手功能电动康复训练器训练、空气波压力治疗等。

6. 针刺治疗　遵循"经络所过、主治所及"的原则。选取任脉、足少阴肾经、足太阴脾经、足厥阴肝经、足阳明胃经等穴位。

7. 膀胱功能训练　制订饮水计划，记录排尿日记，由留置导尿改为间歇导尿，配合八髎穴、水道穴、归来穴、关元穴等穴位手指点穴刺激进行膀胱感知力训练。"三阴矩阵"针法：矩阵取穴：第一组：神阙1（隔姜灸）、合谷2、太冲3；第二组：关元1、气海2、中极3、水道4、大巨5、归来6。"三阴穴"取穴：夹阴1（左侧腹股沟中点，股动脉搏动处内侧缘）、夹阴2（右侧腹股沟中点，股动脉搏动处内侧缘）、夹阴3（前正中线上，曲骨穴直上1.5 cm）。针刺方式（按以上顺序依次施以针灸，每组腧穴右下部标记的数字即为该腧穴针灸时的顺序、双穴遵循先左后右的顺序），轻强度以手下沉紧为度。

8. 痉挛处理　采用"小针刀＋体外冲击波"治疗模式。操作如下：选取脊柱两侧、关节部位结节点、扳机点、痉挛目标肌肉肌腱联合部，按针刀操作规范要求实施小针刀操作，1次/周；在痉挛肌肉肌腹、肌腱连接位给予放散式冲击波治疗，治疗参数为压力强度2 Bar，频率8 Hz，2000次/部位，2次/周，共8周。

（四）末期康复评价结果

1. 脊髓损伤神经学分类评价　SCI-C5-ASIA-B（运动平面C_5、感觉平面C_6）。

2. 平衡功能评定　坐位平衡1级，不能独站。

3. 步态分析检查　0级（Holden 步态评定量表）。

4. 疼痛综合评定　VAS 评分2分，肩颈部（视觉模拟评分量表）。

5. 肌张力评定　双下肢髋内收肌群 L/R ＝ 1+/1+ 级、双下肢伸膝肌群 L/R ＝ 1+/1+ 级、脊柱后伸肌群 L/R ＝ 1/1 级。

6. 肌力评定　双上肢屈肘肌群 L/R ＝ 3/3 级、伸腕肌群 L/R ＝ 2/2 级、伸肘肌群 L/R ＝ 1/1 级、余关键肌肌力无改善。

7. 呼吸系统评估　双肺呼吸音正常，呼吸 20 次 / 分，主动咳嗽力量 2 级（可闻及很弱的咳声音），痰液黏稠度Ⅰ度（白色黏痰易咳出），mMRC 2 级（运动锻炼中途需要休息），Borg 呼吸困难评分 2 分（轻微呼吸困难）。

8. 日常生活能力评定　30 分（四肢瘫功能障碍指数 QIF）。

三、病例特点及讨论

1. 呼吸循环功能障碍　高位脊髓损伤患者常伴膈肌动力不足，从而出现肺容量的改变，约 2/3 的脊髓损伤患者出现呼吸困难是由于吸气肌麻痹，由于气管分泌物较多、排出困难、有呼吸衰竭倾向等。当前，康复治疗逐渐成为改善脊髓损伤（SCI）后呼吸功能障碍的重要手段。

2. 中枢性高热　中枢性高热的发生与颈脊髓损伤后自主神经系统功能紊乱有关，导致损伤平面以下的皮肤温度调节能力丧失，治疗上以物理降温为主，适当补充水、电解质、热量和氨基酸等，同时调节室温及减少盖被，及时更换衣裤，擦干皮肤，以维持正常体温。

3. 体位性低血压　是指当直立位时血压过度下降，导致患者发生虚弱、头晕、头昏、神志模糊或黑矇，平躺后症状迅速缓解。治疗上可使用腹部黏合剂和压缩袜，通过限制内脏和下肢血液的堆积，加速静脉回流和增加心输出量，从而改善体位性低血压。功能性电刺激通过促进下肢骨骼肌收缩，压迫浅静脉和深静脉，促进静脉回流，也可升高动脉血压。同时可增加盐和液体的摄入，扩大血容量升高血压。发作时采取平卧或半卧位缓解症状。脊髓损伤早期，可予患者卧床时床头抬高 10°～ 20°，少食多餐，强化体位改变训练，如直立床站立训练时逐渐增加角度。

4. 膀胱直肠功能　脊髓损伤后支配肠道及尿道的中枢神经结构受损引起的排泄功能异常，常规治疗的基础上，联合针法治疗二便功能障碍。"三阴穴"配合矩阵取穴以三维空间的框架形式，包围病理损伤部位，进行针灸调治，刺激脊髓 $S_2 \sim S_4$ 阶段低级排尿中枢，兴奋该中枢使低级中枢更好地支配膀胱的泌尿功能，一定程度上可改善二便功能。

5. 运动功能及 ADL 提升　早期对瘫痪肌群进行神经肌肉电刺激可增加肌肉兴奋性，防止肌肉萎缩。上肢和肩关节周围肌群力量训练可提高脊髓损伤患者的转移能力和 ADL 能力。电动起立床站立以预防体位性低血压，促进脊柱骨折愈合，增加心脏耐受力。肌力训练可减轻肌肉萎缩，增加肌糖原的生成，重复强化的肌力训练会导致大脑和脊柱功能适应并重塑，运动强度对脊髓损伤患者的运动感觉恢复有重要意义，可改善骨骼肌内的组织氧指数，加速新陈代谢，提高肌肉做功效能。同时诱导多种与神经再生相关的神经生长营养因子表达，促进大脑皮层功能重塑，加强对脊髓活动的控制，提高肌肉爆发力和耐力、促进轴突再生、增强神经营养因子的表达、抑制胶质瘢痕的形成、改善抑制性微环境、促进神经可塑性、增加神经元数量、恢复运动和感觉功能。

6. 中医治疗　针对患者症状、舌苔、脉象等情况辨证论治，配合针灸、小针刀、中药等治疗。针灸治疗选取任脉、足少阴肾经、足太阴脾经、足厥阴肝经、足阳明胃经等穴位，遵循"经络所过、主治所及"的原则。中药辨证论治，选用"补阳还五汤、无比山药丸"等经典处方对症治疗，中医药治疗在该患者的康复治疗中发挥了重要的作用。

四、相关问题及分析

脊髓损伤后的二便功能障碍，是脊髓损伤患者最常见的并发症也是脊髓损伤患者治疗重点。根据患者膀胱的压力和容量关系，采用具体措施。制订饮水计划，定时排尿相当重要。同时注意是否有泌尿系感染，小容量膀胱预防发生增置性膀胱。必要时使用膀胱容量扩容药物。根据泌尿系感染药敏结果及时用药控制感染并防止复发。目标让患者小便自理，减少尿路感染，预防泌尿系统相关并发症。

脊髓损伤后患者出现严重呼吸系统功能障碍，表现为腹肌无主动收缩时不能咳嗽；肺组织不能完全膨胀分泌物无法排出，造成微小的肺不张；肌肉的有效功率降低，残留呼吸肌承受的负荷增大，使呼吸肌疲劳。以上功能障碍合并迷走神经相对兴奋导致的气道分泌物增加以及卧床、激素使用等因素从而增加肺部感染的风险。除常规心肺功能康复措施，配合体外膈肌起搏器，其通过模拟人体生理模式的呼吸运动，改善呼吸困难。

脊髓损伤破坏了自主神经回路，尤其 T_6 或以上的脊髓损伤患者，因损害交感神经心血管传出神经，影响心率和心脏收缩力的控制，造成上肢和下肢周围血管收缩和内脏循环的调节紊乱。此外，对肾上腺的下行交感神经控制受损会导致血浆肾上腺素循环水平的变化，从而对心血管功能产生深远的影响，临床产生一系列心血管并发症。

神经病理性疼痛是脊髓损伤后神经元重塑的副产物，是脊髓局部机械性压迫、缺血、炎症导致的神经系统损伤引起的病理性反应，其症状重、持续时间长、处理困难，对情绪、睡眠、生活质量等产生了负面影响，其产生机制复杂，不同的疼痛状态及损伤特征可能反映不同的潜在机制，且多和痉挛伴随发生，目前临床仍以药物治疗为主。肌痉挛常见治疗方法虽然在不同程度上可以缓解痉挛，但均有一定局限性。据相关文献报道针刀在治疗肌肉痉挛方面有一定疗效，其调节机理主要通过弓弦力学原理的解剖对患者的整体疾病架构进行破坏，从而帮助患者调整自身的肌肉痉挛，平衡患者的肌力，最终帮助患者建立正确的生理力学，改善患者的痉挛状态。发散式体外冲击波是一种机械性脉冲压强波，穿越人体组织时，其能量不易被浅表组织吸收，可直接到达人体组织的深部，从而直接降低运动神经元的兴奋性，同时在游离神经末梢和神经肌肉接头等部位产生神经阻滞作用，通过镇痛减弱疼痛防御反射间接缓解痉挛，但具体机制尚需进一步研究证明。

五、病例点评

对于颈髓损伤术后存在多种合并症的病例，住院期间采取综合方案，并重视心肺康复，取得了一定效果。同时强调高位脊髓损伤康复是一项持续终生的系统工程，提出患者在社区及家庭中应为各康复团队、家庭成员及社区工作者通力合作，综合运用运动疗法、理疗、康复护理、康复工程等多种方法，通过长期坚持各项康复训练，达到预防并发症、恢复患者部分运动功能、提高患者的日常生活自理能力及减轻家庭和社会负担之目标。治疗方案较全面，康复理念有借鉴意义。

（病例提供者：寄 婧 李 超 甘肃省中医院）

（点评专家：许建文 广西医科大学第一附属医院）

参考文献

[1] 康海琼，周红俊，刘根林，等．脊髓损伤神经学分类国际标准检查表 2019 版最新修订及解读 [J]．中国康复理论与实践，2019，25（08）：983-985．

[2] Aiyer Siddharth Narasimhan，Impact of Patient Counseling and Socioeconomic Factors on Initiation of Rehabilitation Program in Spinal Cord Injury Patients Presenting to a Tertiary Spine Unit in India[J].Asian spine journal，2020．

[3] Waller Laura，Ventilator Weaning and Respiratory Complications on The Inpatient Rehabilitation Unit Following Acute Cervical Spinal Cord Injury[J].Archives of Physical Medicine and Rehabilitation，2020，101（12），e154-e155．

[4] Kreydin Evgeniy，Welk Blayne.Surveillance and management of urologic complications after spinal cord injury.[J].World journal of urology,2018,36（10），1545-1553．

[5] 张玉兰，王盛霖，赵莎．优质护理对脊柱脊髓损伤患者围术期并发症发生率的影响 [J]．心理月刊，2020，15（15）：76．

[6] 李建军，杨明亮，杨德刚，等．创伤性脊柱脊髓损伤评估、治疗与康复专家共识 [J]．中国康复理论与实践，2017，23（3）：274-287．

[7] 刘俊，高峰，李迪，等．脊髓损伤后神经病理性疼痛机制的研究进展 [J]．中国康复，2020，35（185）：42-45．

[8] 陈星月，陈栋，陈春慧，等．中国创伤性脊髓损伤流行病学和疾病经济负担的系统评价 [J]．中国循证医学杂志，2018，18（02）：143-150．

[9] 廖利民，吴娟，鞠彦合，等．脊髓损伤患者泌尿系管理与临床康复指南 [J]．中国康复理论与实践，2013，19（04）：301-317．

[10] 刘宏炜．创伤性脊柱脊髓损伤的系统管理及常见并发症处理专家共识（2022 版）[J]．中国老年保健医学，2022，20（04）：10-15．

病例 25　不完全性颈段脊髓损伤伴肩痛行肩关节腔肉毒毒素注射治疗

一、病历摘要

患者女性，76 岁。

主　诉：四肢乏力 1 个月。

现病史：患者自诉于 2024 年 1 月 2 日在家中如厕时摔倒，前额部先着地，当时神志清楚，自觉四肢乏力，无法起身活动，伴大小便失禁。4 小时后被家属发现送往广州市红十字会医院。急诊查头颈 CT 提示：考虑颈椎骨折伴脊髓损伤（C_4/C_5、C_5/C_6、C_6/C_7）。于 2024 年 1 月 3 日行 $C_4 \sim C_7$ 颈椎后路单开门椎管扩大减压术，术后予以预防感染、营养神经、镇痛等药物处理。术后近 1 个月患者肢体运动功能未见明显恢复，伴双上肢麻木疼痛，疼痛集中于肩关节周围区域，以自发性烧灼样疼痛为主，伴有向远端放射。患者为进一步诊疗来我院就诊，门诊拟"颈段脊髓不完全性损伤"收入院。患者神志清楚，吞咽饮水尚可，卧床体位，站立步行不能，四肢主动运动不能，双上肢被动运动时自觉肩部伴随麻痛感，难以配合检查，小便留置尿管，大便便秘，睡眠较差。

既往史：既往无特殊病史。

个人史：已退休，居家生活，无特殊职业。

家族史：父母已故，家族中无类似病史发生。

专科查体：患者神志清楚，佩戴颈托，四肢肌肉处于松弛状态，伴轻度萎缩。肌力：双上肢肩外展肌肌力 4 级、屈肘肌肌力 4 级、伸肘肌肌力 2 级，伸腕肌肌力 2 级；双下肢屈髋肌肌力 2 级，伸膝肌肌力 2 级，踝背伸肌肌力 1 级。感觉：患者自诉四肢存在疼痛及麻木感，双侧轻触觉及针刺觉自 C_5 平面以下存在不同程度的减退。反射：双侧肱二头肌肌腱反射、肱三头肌肌腱反射、桡骨膜反射、膝反射、踝反射均亢进（+++）；肌痉挛（改良 Ashworth 评估）：双侧胸大肌、肱二头肌、肱三头肌、腕屈肌群、股四头肌、腘绳肌及小腿三头肌等肌张力波动在 0～Ⅰ级。双侧 Hoffmann 征（+），双侧 Babinski 征（+）。肛周皮肤感觉减弱，肛门反射存在。

康复评估：双侧肩关节被动前屈、外展活动后肩关节周围区域出现疼痛。在无痛条件下测量关节活动度（ROM）左肩前屈 A/P：75°/75°，左肩外展 A/P：60°/60°，肩后伸 A/P：30°/30°；右肩前屈 A/P：60°/60°，左肩外展 A/P：60°/60°，肩后伸 A/P：30°/30°。VAS 评分为 6～7 分 /10 分，双手未出现肿胀。ASIA 分级：C 级（C5）。日常生活大部分依赖，Barthel 指数评分 20 分。

辅助检查：患者血常规、尿常规、血生化及凝血功能等未见明确异常指标。颈椎 MRI 平扫示：C_7 椎体金属内固定，局部椎管扩大，C_3/C_4、C_4/C_5、C_5/C_6 椎间层面颈髓斑片状长 T_2 信号（病例 25 图 1）。双肩关节肌骨超声：左肩关节肱二头肌肌腱周围极少量积液外，其余肩周软组织及周围肌肉、韧带均未见明显损伤，相应区域未探及明确异常血流信号。上下肢体感诱发电位：双上肢异常体感诱发电位，外周段正常，中枢段左侧未引出，右侧 N_2O 潜伏期延长；双下肢异常体感诱发电位，外周段正常，中枢段双侧 P40 潜伏期均延长。

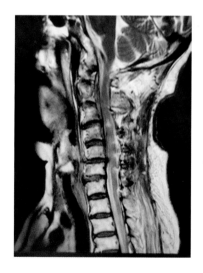

病例 25 图 1　颈椎 MRI 平扫

注：T_2 加权成像提示局部椎管扩大，C_3/C_4、C_4/C_5、C_5/C_6 椎间层面颈髓斑片状长 T_2 信号。

临床诊断：①颈段脊髓损伤恢复期；②颈椎椎管狭窄术后；③脊髓损伤平面的神经病理性疼痛；④神经源性膀胱；⑤神经源性直肠；⑥肺部感染；⑦轻度抑郁状态。

功能诊断：①四肢瘫；②双侧肩关节疼痛；③ADL 大部分依赖。

功能障碍分析：

1. 感觉功能障碍　该患者属于不完全性脊髓损伤，伴随双侧肩关节周围疼痛。脊髓损伤后疼痛较为常见，原因复杂，主要为中枢性和躯体性疼痛，疼痛严重影响到患者的康复训练与日常生活。该患者疼痛可能由多重因素引起，躯体性疼痛多由于躯体持续被动运动、痉挛等多因素引起，而中枢性疼痛属于神经病理性疼痛。

2. 运动功能障碍　患者肌肉瘫痪是运动功能障碍主要因素，主要是由于失去神经支配的肌肉失能；另外该患者属于上运动神经元病变，尽管在脊髓损伤后容易出现肌张力过高或活动后痉挛表现，但目前该患者四肢肌张力尚无明显增高。目前患者伴随双侧肩关节、肘关节、腕关节及手指活动能力受限，双下肢站立及步行不能。

3. 二便功能障碍　患者脊髓损伤属于高位脊髓损伤，会伴随肛门括约肌功能障碍，出现排便困难、小便失禁等症状。

4. 心理功能障碍　由于突发脊髓损伤并伴随肢体疼痛，导致患者存在一定心理障碍，包括轻度的焦虑、抑郁等症状。

康复目标：

1. 短期目标　通过康复训练尽早提高双上肢运动功能，注意预防关节挛缩及自主神经反射紊乱而引起疼痛与其他不良反应，及时解决双侧肩关节区域的疼痛问题。

2. 长期目标　患者的疼痛能够得到长期有效的控制，双上肢肌力达到 3～4 级，双下肢肌力达到 3～4 级，独立坐位，辅助下可站立，可独立驱动轮椅。注意压疮、肺部感染、深静脉血栓等其他并发症的防治。

二、诊疗经过

1. 入院时完善各项体格检查及相关检验检查，完善颈椎 MRI、四肢诱发电位和肌电图的检查。

2. 药物治疗　以改善循环、营养神经、止痛、护胃等对症治疗；针对疼痛给予盐酸曲马多缓释片口服 50 mg　1 次／日，加巴喷丁口服 0.3 g　3 次／日，盐酸度洛西汀　口服　60 mg 1 次／日。

3. 康复治疗　以四肢瘫肢体功能训练，主要包括关节活动度训练、肌力训练、肢体放松训练；神经肌肉电刺激、针灸；双肩关节磁疗，经颅磁刺激等物理治疗。

4. 肉毒毒素注射　　在超声引导下行 A 型肉毒毒素肩关节腔注射，注射剂量为 100 U，且预先混入 2 mL 的生理盐水。操作步骤如下：①患者侧卧，患侧肩膀在上方，患侧手部置于健侧胸部；②探头横切放置在肩胛冈下方，前后滑动扫查，显示冈下肌及关节盂；③常规消毒铺巾，一手固定探头，另一手持注射器，以肩胛冈外下方为进针点（病例 25 图 2），向内进针；④进针后在超声引导下直达肩关节腔（病例 25 图 3），后逐渐缓慢推药。术后拔针，局部加压止血，消毒穿刺点，告知患者相关注意事项。

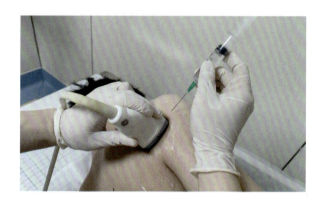

病例 25 图 2　超声引导下行肩关节腔穿刺注射治疗

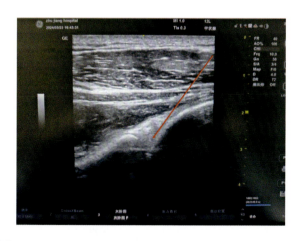

病例 25 图 3　超声引导下肩关节腔进针路线（红色箭头所示）

5. 结果与随访

（1）1周后中期评估：①患者自觉左肩周围疼痛缓解明显，静息状态下无自发性疼痛，肩关节被动外展外旋下 VAS 评分为 3/10 分。右肩周围疼痛较前缓解，肩关节被动外展外旋下 VAS 评分为 4/10 分；②徒手肌力检查（MMT）：双上肢肩外展肌肌力 4 级、屈肘肌肌力 4 级、伸肘肌肌力 2+ 级，伸腕肌肌力 2+ 级。

（2）1个月后末期评估：①患者自觉双肩疼痛较前减轻，可配合完成上肢康复训练。静息状态下左肩无自发性疼痛，被动运动下 VAS 评分为 3/10 分。静息状态下右肩无自发性疼痛，被动运动下 VAS 评分为 3/10 分；②徒手肌力检查（MMT）：双上肢肩外展肌肌力 4 级、屈肘肌肌力 4 级、伸肘肌肌力 3 级，伸腕肌肌力 3 级。

三、病例特点及讨论

1. 关于脊髓损伤后肢体疼痛来源的临床思辨与解析　　肩关节疼痛是颈部脊髓损伤患者常见的并发症，通常发生在损伤后早期阶段，疼痛会严重影响患者上肢运动功能的康复。有研究发现脊髓损伤后患者的上肢疼痛多发生在肩关节（61%）、腕关节（43%）和肘关节（33%）。颈部脊髓损伤患者伴随肩关节疼痛的发生率较高，也是急需重视的脊髓损伤后并发症。

脊髓损伤后的神经重塑对神经功能的恢复至关重要，但其可能进一步促进肢体产生疼痛。目前对于颈部脊髓损伤后肩关节疼痛的发病机制仍不明确，是源于外周组织的伤害性刺激、颈神经根损伤所引起的还是中枢神经损伤后病理性疼痛仍存在较大的争议。本例患者双侧肩关节在静息状态下发生疼痛感，其特征主要以灼热感、放射痛为主，考虑患者伴随一定神经病理性疼痛。由于患者也存在一定的肌张力增高，尽管未达到痉挛的状态，但可能也是患者伤害性疼痛诱导因素之一。因此，我们考虑该患者肩关节疼痛存在多重因素。

有学者认为脊髓损伤后感觉传入的缺失导致的神经调节机制紊乱及中枢神经系统兴奋性增高是中枢性疼痛的原因之一。这种中枢神经性疼痛属于神经病理性疼痛，其在脊髓损伤患者中的发生率较高，常常表现为刀割样、烧灼样等尖锐的痛感，这和本例患者的临床表现较为相符。神经病理性疼痛是神经系统损伤引起的病理性反应，属于神经系统传递和处理信号功能障碍引起的疼痛。本例患者在无外界刺激情况下，自发地感到上肢存在异常放射性灼痛感，首先考虑患者的疼痛属于神经病理性疼痛。因此选择口服加巴喷丁、盐酸曲马多、盐酸度洛西汀等临床一线治疗性药物，但患者在服用后疼痛改善不明显，考虑患者是否伴随其他影响疼痛的诱发因素。虽然在上肢被动牵张运动以及其他物理因子治疗后患者的疼痛伴随一定的缓解，但维持时间较短，休息数小时后自觉疼痛会再次出现，同时患者自发性疼痛已经影响到睡眠质量。根据患者病史以及上述分析，考虑患者肩部疼痛的最终来源可能为多因素引起，需要进一步分析，综合药物及康复处理。

2. 关于脊髓损伤后疼痛肉毒毒素注射治疗的临床思辨与解析　针对颈部脊髓损伤患者上肢疼痛常规的治疗方法包括局部按摩、物理治疗、运动功能训练和口服止痛、抗惊厥药物等，但本例患者在此治疗基础上疼痛缓解程度较低，未达到理想的镇痛效果。虽然皮质类固醇注射也可以减轻肩周的疼痛，但其副作用也包括软组织退变或肌腱脆性增加等问题。A 型肉毒毒素已被广泛使用于肢体肌肉痉挛和疼痛方面的治疗，主要通过抑制周围神经递质或炎症介质的释放而减轻疼痛。在外周神经水平，肉毒毒素可阻断外周感觉神经伤害性神经递质的释放，减少神经源性炎症的产生，抑制与疼痛传递相关局部神经肽的释放，如谷氨酸、P 物质和降钙素基因相关肽。谷氨酸是一种兴奋性神经递质，其在神经性疼痛产生中具有重要作用。肉毒毒素对谷氨酸等兴奋性神经递质的抑制作用可以起到减轻疼痛的作用。肉毒毒素局部注射镇痛治疗的持续时间比定期服用镇痛药物具有明显的优势。该患者发病时间较短，结合肉毒毒素治疗可能是早期减轻疼痛的有效方法。因此选择 A 型肉毒毒素作为患者下一步的治疗手段。考虑肉毒毒素发挥作用更可能是减轻肩周伤害性刺激引起的疼痛，治疗过程需要和其他药物进行协同治疗，以发挥更大的镇痛效果。国内外有关研究表明，结合 A 型肉毒毒素注射与运动疗法可有效缓解脊髓损伤后疼痛。本例患者在 A 型肉毒毒素肩关节腔内注射结合运动疗法治疗后，确实有效地缓解了双侧肩关节周围的疼痛。

肉毒毒素的镇痛作用独立于对肌肉的影响，很可能是因为肉毒毒素对感觉神经元直接作用的结果。对于肌肉张力较高的患者，较多研究认为将肉毒毒素注射到相关肌肉内，通过降低肌张力来减轻疼痛，这其中包括将药物注射到肩胛下肌、胸大肌等肌群，认为痉挛的改善与疼痛的改善有关。但痉挛与疼痛之间的相关性并不是线性的，可能涉及多种因素。这也是我们在基础治疗过程中需要结合肉毒毒素治疗，提高总体的镇痛效果的原因。有研究指出，在向肌内注射含有放射性碘化的肉毒毒素后，12 小时内放射性降到最低水平，注射的肉毒毒素需要数小时才能进入到外周神经的位置发挥作用。因此，肌内注射肉毒毒素治疗脊髓损伤后上肢的疼痛，可能会导致药物在到靶目标前出现过多的降解，影响肉毒毒素的作用效果，这反而也印证了在肌内注射需要更大剂量的肉毒毒素才能维持应有的效应。另外，相关研究表明，肉毒毒素注射到肌肉的副作用可能包括发生不同程度的肌肉萎缩，而这种萎缩是否有长期影响是不确定的。本研究中该患者肩痛发生在发病后的1个月，此时患者肌张力不高，如将肉毒毒素注射到肌肉内来治疗肩痛可能会进一步降低肌张力。因此我们选择在肩关节腔内注射肉毒毒素进一步作用于肩关节周围神经。

本例患者实施肩关节腔内肉毒毒素注射治疗是为了减轻肩关节周围的疼痛，提高康复训练的依从性，促进患者上肢运动功能与日常生活能力的改善。有研究认为肌力较高的脊髓损伤患者，伴有肩痛的程度相对较低，因此镇痛与运动这种双重治疗是相辅相成的。上肢运动功能的改善有助于减轻患者的疼痛，而疼痛的改善有助于患者进行更优质的康复训练。因此在肉毒毒素注射治疗的基础上实施康复运动训练，主要包括关节活动度训练、肌力训练、肢体放松训练等。

脊髓损伤患者中报告的部分肩痛被认为是由于机械撞击和软组织损伤造成的，因此在治疗前需要行超声检查，明确患者肩部软组织损伤程度及是否伴有肩关节半脱位等情况。肌骨超声影像技术作为一种无创诊疗手段，具有实时动态观察、软组织分辨率高等优点。本例患者超声提示其肩关节未见肩袖损伤、盂肱关节半脱位、肩关节粘连等异常声像。另外，本次治疗我们采用超声引导定位肩关节腔，通过可视化降低技术难度，减少穿刺针对血管、盂唇或者骨皮质的直接损伤。我们主要使用VAS量化患者肩关节疼痛缓解情况。患者在中期的VAS评估较治疗前有所改善，提示肉毒毒素治疗可能在短期内改善患者肩关节的疼痛，其治疗是否具有长期的临床效果以及治疗对疼痛的改善机制，还需对患者持续随访及建立更加完善的临床随机对照试验。总体来说这例患者从他的VAS评分和睡眠质量的改善可以看出，通过治疗她取得了一定的疼痛缓解。在治疗后随访中，未发现该患者出现任何副作用，使A型肉毒毒素成为创伤性脊髓损伤后难治性神经疼痛的潜在候选药物，值得临床进一步推广应用。

四、相关问题及分析

1. 脊髓损伤后肩痛如何处理？

本例个案初始认为患者肩痛是单一的神经性疼痛，但在经过加巴喷丁、盐酸曲马多等药物治疗，同时配合肩周物理治疗及重复经颅磁刺激治疗后，肩部疼痛未得到有效改善。因此考虑患者双肩并非单一的神经病理性疼痛，需要更进一步体格检查及影像学检查，明确患者是否伴有痉挛性疼痛、周围软组织损伤后疼痛等多重因素。

2. 肉毒毒素治疗作用是什么？

A 型肉毒毒素注射治疗结合运动疗法可有效缓解脊髓损伤后痉挛性疼痛。肉毒毒素已被证明提供了良好的短期疗效，特别是对疼痛敏感的患者。其作用机制包括调节神经递质释放、外周伤害性传导以及控制中枢敏化引起的慢性疼痛。考虑到肩关节腔内注射可能会获得较长的疼痛缓解时间，并且可有效避免注射到肌肉组织中导致肌肉萎缩等不良反应。这是我们选择关节腔内注射作为目标的主要原因。但对此治疗国内外报道较为有限，此类患者并发的疼痛是否会复发，有待于持续随访和观察。

五、病例点评

对于不完全性颈髓损伤伴肩痛的患者，经系统评估并行常规康复治疗后发现肩部疼痛未得到有效改善，考虑其并非单一的神经病理性疼痛，予进一步体格检查及影像学评估以明确患者是否伴痉挛性疼痛、周围软组织损伤后疼痛等多重因素，之后在超声引导下行 A 型肉毒毒素肩关节腔注射，取得良好效果。其评估、治疗规范，康复思辨明晰，有较高的借鉴价值及较好的示范作用。

（病例提供者：吴　文　南方医科大学珠江医院）

（点评专家：许建文　广西医科大学第一附属医院）

参考文献

[1]Kentar Y, Zastrow R, Bradley H, et al.Prevalence of upper extremity pain in a population of people with paraplegia[J].Spinal Cord, 2018, 56 (7): 695-703.

[2]Finnerup NB, Baastrup C.Spinal cord injury pain: Mechanisms and management[J]. Curr Pain Headache Rep, 2012, 16: 207-216.

[3]Han ZA, Song DH, Oh HM, et al.Botulinum toxin type a for neuropathic pain in patients with spinal cord injury[J].Ann Neurol, 2016, 79 (4): 569-578.

[4]Sheean DG.Is spasticity painful[J]? Eur J Neurol, 2009, 16 (2): 157-158.

[5]Van Drongelen S, Van der Woude LH, Janssen TW, et al.Mechanical load on the upper extremity during wheelchair activities[J].Arch Phys Med Rehabil, 2005, 86 (6): 1214-1220.

病例 26　神经根型颈椎病的康复

一、病历摘要

患者女性，39 岁。

主　诉：反复颈部疼痛不适 2 年，加重半年。

现病史：入院前 2 年无明显诱因出现颈部疼痛不适，伴活动受限，以右侧为剧，无踩棉花感，无束带感，无皮肤破溃、出血，无头晕、意识丧失，无胸闷、气促，无呼吸困难，无呕血、咯血，无恶心，呕吐，腹痛。间断于外院行相关治疗（具体不详），症状仍时有反复。半年前自觉上述症状较前加重，伴右侧头皮麻木、头晕、偶有耳鸣，右手环小指感觉麻木伴无力，为求进一步诊疗就诊我科。目前仍存在颈部疼痛、活动受限伴右手麻木无力，为进一步进行康复治疗就诊我院，门诊拟"颈椎病"收入院。自发病以来，精神尚可，睡眠可，食欲可，汉密尔顿焦虑和抑郁量表评定患者处于中度抑郁状态，大小便正常，体重未见明显异常。

既往史：腰椎间盘突出病史 5 年余，平素腰背部疼痛，伴右足前外侧及第 2

至第 5 趾麻木。否认传染病史；否认高血压病史；否认手术史；否认外伤史；无输血史；否认药物、食物过敏史；预防接种史不详；其他系统回顾未见异常。

体格检查：患者步入病区，查体合作，对答切题，生命体征平稳，心、肺、腹部等查体无异常，双下肢无水肿，无关节红肿等。

专科查体：脊柱生理弯曲存在，颈部皮肤未见明显肿胀瘀青，颈背部及双侧上斜方肌局部压痛，NRS 评分 5 分。肌肉紧绷感明显颈部前屈 40°、后伸 45°、左右旋转 60°、左右侧屈 40°，其中前屈、侧屈方向活动部分受限。颈部肌力 4 级，双上肢肌力 5- 级，右侧 T_1 小指外展肌 4 级，左 / 右手握力 22 kg/18.2 kg，右手握力稍弱，肌耐力下降，肌张力可，右手环小指感觉麻木，指端血运良好。颈椎右侧椎间孔挤压试验阳性，右侧上肢神经张力试验 ULTT 阳性，右侧臂丛牵拉试验阳性，颈部屈肌耐力测试阳性。腰部 $L_{1\sim4}$ 椎旁肌肉紧张、轻压痛，以右侧为甚，腰椎活动度减小，前屈、后伸、侧弯、旋转各方向活动受限。双下肢肌张力正常，右下肢肌力 5- 级，左下肢肌力 5 级，右侧直腿抬高试验阳性。神经系统检查：双侧 Babinski 征（-），克尼格征阴性，脑膜刺激征阴性。患者平衡功能强化 Romberg 测试，睁眼 60 秒，闭眼 30 秒，基本正常。患者双侧步幅轻微不对称，右侧步长稍小，左侧支撑期稍短与右侧，无明显其他异常。疼痛日常生活能力改良 Barthel 指数评分 98 分，颈椎功能障碍指数 NDI 结果 38%。

辅助检查：2023 年 5 月 10 日颈椎、腰椎 MRI 提示（病例 26 图 1、图 2）：① $C_{4\sim7}$ 椎间盘轻度突出（中央型），相应黄韧带稍增厚，椎管略狭窄；②颈椎骨质轻度增生、侧弯，$C_{5\sim6}$ 椎体对应缘终板炎；③ $L_{3\sim4}$ 椎间盘突出（左后型），L_5/S_1 椎间盘轻度膨出；④腰椎退行性变，L_5 椎体脂肪沉积灶，$L_5\sim S_1$ 棘间韧带水肿。

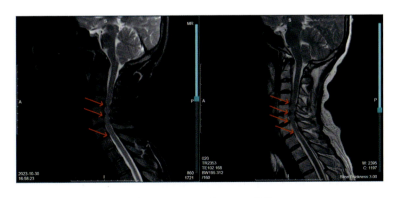

病例 26 图 1　颈部 MRI 成像

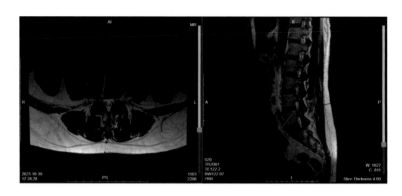

病例 26 图 2　腰部 MRI 成像

问题小结：

1. 临床问题　患者颈部疼痛 2 年，伴右手放射痛加重半年。

2. 康复问题　存在颈腰部疼痛、手部放射痛、关节活动障碍、运动功能障碍、日常生活能力受限或障碍、社会参与能力下降。

3. 危险因素　住院期间存在疼痛等神经症状加重、肌肉萎缩等风险。

临床诊断：①颈部运动障碍；②神经根型颈椎病；③腰椎间盘突出症。

功能诊断：①疼痛；②关节功能障碍；③运动功能障碍；④ ADL 轻度依赖；⑤社会参与能力下降。

二、诊疗经过

在全面的入院检查基础上，经过详细康复评估，发现该患者本次就诊，康复方面的主要问题包括疼痛伴头晕头痛、颈部活动受限、腰痛伴活动受限和 ADL 活动受限。康复目标分为长期出院目标和短期目标，长期出院目标在于基本控制此次颈痛和腰痛以及活动受限问题，回归工作岗位和生活。短期分解目标以逐步改善疼痛状态、进行逐步运动干预和运动习惯养成为主。在常规康复治疗基础上，采用针对性的康复方案：颈椎、胸椎和腰椎关节松动、神经松动术、Mckenzie、颈部肌肉能量技术等治疗技术改善活动和神经症状，出院时颈部腰部活动度改善，神经麻木症状缓解，上肢神经松动改善神经症状，颈部疼痛由 NRS5 分降至 1 分，疼痛得到基本改善；通过运动疗法和个性化运动模式训练改善患者肌肉力量、耐力和运动模式，出院时右手握力由 18.2 kg 改善为 23 kg，颈部屈肌耐力测试由入院时 10 秒改善为 30 秒，整体 NDI 由入院时 38% 降为 6% 分，仅在阅读、工作和疼痛方面有轻微障碍。患者中度抑郁状态应保证充足睡眠，如因疼痛影响睡眠时可服用 NSAIDs 类药物。书写疼痛日记：①疼痛强度和疼痛部位的变化：告知患者疼痛变化发生的可能原因；指导患者简单易行的疼痛控制或缓解方法，如听音乐、看书、与家人或病友交谈、腹式呼吸、引导患者想象愉快的回忆等；②疼痛加重、减轻的因素：根据日记中患者所填写的疼痛加重或减轻的因素，对患者的相关情况进行健康教育；③心理干预：了解患者对活动的态度，告知患者疼痛和活动的关系以及正确的活动对预后的影响，并鼓励患者规律自主活动；④参加治疗小组训练并配合针灸，患者出院时评估汉密尔顿焦虑和抑郁量表无异常。除此之外通过牵引、TENS、干扰电电治疗、超短波等理疗改善局部血流，缓解疼痛以改善运动功能等；同时进行针灸、中医膏药外敷等中医特色治疗以促进患者综合康复。药物方面予非甾类消炎镇痛药止痛、甲钴胺片营养神经等对症支持治疗。改良 Barthel 指数评分由入院时的 98 分提升至 100 分，表明患者在日常生活能力上完全自理。

三、病例特点及讨论

该病例前 2 年无明显诱因出现颈部疼痛不适，伴活动受限，以右侧为剧。尽管在当地医院经过治疗，但患者的恢复效果欠佳。分析原因，可能有以下几点：①康复方案不当：有效的康复方案需要基于对患者功能障碍的综合评估。包括个性化评估、物理治疗和运动治疗计划，以及其他根据患者的合并问题而调整的干预措施；②自我疼痛管理理念不强：患者平时缺乏良好的运动习惯、久坐时间较长，对肌骨疼痛的认知较少，主要依赖外界帮助来缓解疼痛；③心理因素：心理状态对康复有着重要的影响。长期的慢性疼痛后的抑郁状态不仅影响患者的情绪状态，还可能影响其康复动力和效果；④社会和家庭支持：社会和家庭的支持是康复过程中不可或缺的一环。康复不仅仅是医疗行为，还包括社会参与和家庭互动。这些支持有助于患者重建自信，加强社会联系，从而促进整体恢复。

对于本例患者主诉出现上肢手部麻木症状，我们通过专业的物理检查和辅助检查，迅速进行明确诊断为神经根型颈椎病；针对患者的麻木无力、疼痛的神经症状进行了神经松动、疼痛教育及运动干预等综合手段来进行症状缓解与改善、患者行为管理和疼痛教育等综合管理，最终患者症状改善，达到了回归工作的基本出院目标。

四、相关问题及分析

根据以上病例资料，我们总结了关于此例康复的具有代表性的几方面问题进行讨论，希望有助于提高对类似病例的诊治水平和服务质量。

1. 针对神经根型颈椎病患者，如何进行有效的康复评定？

神经根型颈椎病患者的主要表现有运动功能障碍、关节功能障碍、精神功能障碍、ADL 轻度依赖等。典型的症状是颈部疼痛伴受累的肢体相应肌节无力、皮节感觉障碍以及对应反射的变化，一般建议物理检查是神经动力学测试、Spurling 试验、分离试验、Valsalva 试验等；神经根测试比如上肢神经张力试验（病例 26图 3）、椎间孔挤压试验、神经反射检查和神经定位诊断；通过系列物理检查之后基本可以判断为神经根型颈椎病。最后再经过影像学检查 CT/MRI 等排除其他疾病，同时进行影像学辅助诊断。明确诊断之后进行相应的功能评估，包括关节活动范围、肌肉力量、感觉、疼痛多维评估、颈部功能以及 ADL 评估等进行综合量化颈部疼痛、活动受限、ADL 障碍等功能障碍。

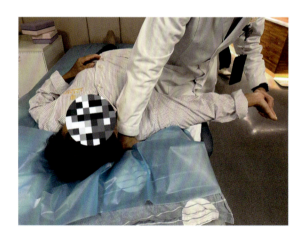

病例 26 图 3　上肢神经张力试验

临床上有高质量的指南强烈建议使用 NDI、生活质量量表（SF-36）和 VAS，用于评估神经根型颈椎病。

2. 针对神经根型颈椎病患者，进行有效的康复治疗，以提升他们的疼痛改善和功能恢复水平，应当遵循哪些步骤？

首先，进行全面的康复评定，涵盖患者的疼痛状态、心理状态、颈部功能、认知能力、运动功能、日常生活能力及社会参与水平等多个方面。基于此评估结果，为患者制订一个量身定制的康复计划，考虑到患者独特的需求和康复目标。康复计划的执行需要一个跨学科团队的合作，该团队应包括康复医师、物理治疗师、心理治疗师、作业治疗师、护士和社会工作者等。对于疼痛的患者，疼痛教育应该放到患者教育的首位，提高患者对疾病尤其是疼痛的认识，是我们管理疼痛不可或缺的一环。其次要关注患者的主动参与，患者主动参与和康复治疗应遵循循序渐进的原则，鼓励患者主动参与治疗、主动参与运动和日常活动。最后治疗方法应当综合运用，包括物理治疗、运动康复和心理支持等，具体取决于患者的个别需求。需要注意的是家庭、社区和工作单位的支持对于康复过程同样至关重要，此外，ADL 训练和职业康复，包括自理、家务管理、工作状态管理等，强化患者在家庭、社会和工作环境中的适应和基本能力。由于长期神经根型颈椎病症状可能引发显著的情绪变化，心理支持和必要的药物治疗对于改善患者的整体功能情况极为重要。

对于神经根型颈椎病，建议对颈痛伴上肢痛的患者进行上肢和神经松动治疗（病例 26 图 4）来减轻疼痛，有指南指出与其他形式的干预相比，特异性的重复运动或促进中心化的疗法在减少失能方面没有体现出更明显的益处。同时要进行间歇性机械牵引结合其他干预方式，比如手法治疗、力量训练来降低疼痛和失能。对于急性期颈痛伴放射痛的患者，颈椎松动和稳定性训练相比，前者在即刻减轻疼痛有效，但降低疼痛效果持续时间较短，后者在治疗效果的维持及减少疼痛症状反复发作方面有更显著的效应。对于急性颈痛伴放射痛的患者，颈椎侧向滑动、胸椎松动结合正中神经松动术，与力量训练相比，在降低疼痛和改善颈椎稳定性方面，在治疗后即刻无益处。对于慢性颈痛伴放射痛的患者，颈椎手法整复在降低疼痛方面，相比机械性牵引在治疗后即刻有益处。对于机械性颈痛伴或不伴放射痛和伴或不伴头痛，关节松动术或手法整复结合拉伸和力量训练，相较于常规治疗，无论长短期在降低疼痛，或长期提高功能性活动方面有更明显益处。

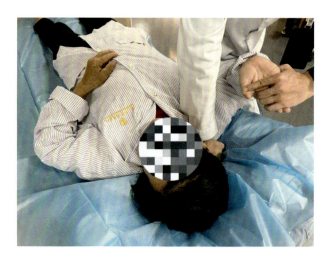

病例 26 图 4　尺神经松动治疗

总的来说，对于急性颈痛伴放射痛的患者，可以使用神经松动术和稳定性训练、TENS、干扰电、短期颈托来治疗患者；对于慢性颈痛伴放射痛的患者，临床人员可使用间歇性牵引，并结合其他干预比如拉伸、稳定性训练、颈椎胸椎松动术、手法整复等，临床人员应提供患者健康教育和心理咨询，并鼓励患者回归工作和进行运动。

3. 神经根型颈椎病合并腰椎间盘突出症如何进行自我管理宣教？

神经根型颈椎病合并腰椎间盘突出症可能导致运动功能障碍、行动能力受限、姿势不稳、平衡问题和日常生活障碍，以及肌肉疼痛、挛缩、生活质量降低，治疗费用增加和护理负担加重等。首先需要进行的就是对患者的疼痛认知教育，教育患者正确认知和管理疼痛。同时进行全身性的肌力训练和柔韧性训练有助于身体状态的调节和一定的心理疏导作用。神经根型颈椎病患者在康复的过程当中需要直背、挺胸，维持正常的颈椎弧度等相对良好的姿势和使用习惯，能够使身体保持舒服的状态。久坐的患者可以在椅子的后面加用靠背，通过靠背可以支撑腰背部，但是避免长时间保持一个姿势，在工作之余要适当活动身体。神经根型颈椎病患者康复治疗期间，要做好颈椎部位的保暖措施。因为颈椎部位受到寒凉刺激之后，可能会使血管肌肉痉挛，会加重颈椎部位的僵硬感。

五、病例点评

神经根型颈椎病在临床上常见，治疗方案成熟，大多临床疗效满意，但较易忽视完善颈椎磁共振等检查以排除其他病变，以及个性化治疗及心理干预，也较容易因不良体态、不当生活及工作相关所致之复发情况。本案例的评估、检查、治疗、康复措施比较全面，值得借鉴。当然，对于神经根型颈椎病，颈牵引是比较经典的治疗技术，在临床上也值得重视；而对于合并腰椎间盘突出症的颈椎病患者，应充分考虑颈、腰椎疾病的关联性，必要时采取系统的康复干预方案。

（病例提供者：汤炳煌　孟敬宽　厦门弘爱康复医院）

（病例点评者：许建文　广西医科大学第一附属医院）

参考文献

[1]Alshami AM, Bamhair DA.Effect of manual therapy with exercise in patients with chronic cervical radiculopathy: a randomized clinical trial[J].Trials,2021,22(1): 716. doi: 10.1186/s13063-021-05690-y. PMID: 34663421; PMCID: PMC8525034.

[2]Rafiq S, Zafar H, Gillani SA, et al.Comparison of neural mobilization and conservative treatment on pain, range of motion, and disability in cervical radiculopathy: A randomized controlled trial[J].PLoS One, 2022, 17 (12): e0278177. doi: 10.1371/journal.pone.0278177. PMID: 36472990; PMCID: PMC9725158.

[3]Savva C, Korakakis V, Efstathiou M, et al.Cervical traction combined with neural mobilization for patients with cervical radiculopathy: A randomized controlled trial[J].J Bodyw Mov Ther, 2021, 26: 279-289. doi: 10.1016/j.jbmt.2020.08.019. Epub 2020 Sep 2. PMID: 33992259.

[4]Young IA, Pozzi F, Dunning J, et al.Immediate and Short-term Effects of Thoracic Spine Manipulation in Patients With Cervical Radiculopathy: A Randomized Controlled Trial[J].J Orthop Sports Phys Ther, 2019, 49 (5): 299-309. doi: 10.2519/jospt.2019.8150. Epub 2019 Apr 25. PMID: 31021691.

[5]Thoomes EJ, van Geest S, van der Windt DA, et al.Value of physical tests in diagnosing cervical radiculopathy：a systematic review[J].Spine J, 2018, 18（1）：179-189. doi：10.1016/j.spinee.2017.08.241. Epub 2017 Aug 31. PMID：28838857.

[6]Shen P, Chi-Chung Tsang R, Liang Y, et al.Diagnostic accuracy of the upper limb neurodynamic test with median bias（ULNT1）for cervical radiculopathy：a systematic review and meta-analysis[J].Physiotherapy, 2023, 120：17-25. doi：10.1016/j.physio.2023.06.001. Epub 2023 Jun 7. PMID：37356367.

[7]Kuligowski T, Skrzek A, Cieślik B.Manual Therapy in Cervical and Lumbar Radiculopathy：A Systematic Review of the Literature[J].Int J Environ Res Public Health, 2021, 18（11）：6176. doi：10.3390/ijerph18116176. PMID：34200510；PMCID：PMC8201115.

[8]Mansfield M, Smith T, Spahr N, et al.Cervical spine radiculopathy epidemiology：A systematic review[J].Musculoskeletal Care, 2020, 18（4）：555-567. doi：10.1002/msc.1498. Epub 2020 Jul 25. PMID：32710604.

[9]Plener J, Csiernik B, To D, et al.Conservative Management of Cervical Radiculopathy：A Systematic Review[J].Clin J Pain, 2023, 39（3）：138-146. doi：10.1097/AJP.0000000000001092. PMID：36599029.

[10]Peter R.Blanpied, Anita R.Gross, James M.Elliott, et al.Neck pain：revision2017[J].J Orthop Sports Phys Ther, 2017, 47（7）：A1-A83. doi：10.2519/jospt.2017.0302

病例 27　脊髓型颈椎病的康复

一、病历摘要

患者男性，53 岁。

主　诉：颈痛伴双上肢麻木 6 年余，加重伴下肢乏力 2 个月余。

现病史：患者系文员，有长期伏案工作史，而且习惯办公桌前一坐就是半天。6 年多前无明显诱因下出现颈痛伴双手麻木，劳累、受凉后症状加重，休息后可稍缓解。在外院行颈椎正侧位片检查诊断"颈椎病"，予以针灸、推拿等治疗后自觉症状好转。患者 2 个多月前无外伤等明显诱因下出现上肢麻木加重，同时伴有双下肢乏力，行走时有踩棉花感，休息后改善不明显，至当地医院针灸推拿治疗，症状无明显改善。遂就诊我院，行颈椎 MRI 检查示：$C_{3/4} \sim C_{5/6}$ 椎间盘突出；$C_{6/7}$ 椎间盘向左后突出；$C_{4/5}$ 水平脊髓内异常信号，损伤伴少许软化可能。建议患者骨科门诊就诊，患者表示暂不愿手术治疗，要求保守康复治疗，门诊拟"脊髓型颈椎病"收住入院。病程中，患者精神尚可，平时业余时间喜好读书，户外活动较少，睡眠枕头高度正常范围，饮食、睡眠、大小便基本正常，体重无明显下降。

既往史：患者既往有高血压病史，最高血压 180/100 mmHg，目前口服厄贝沙坦氢氯噻嗪片控制，自诉监测血压基本正常。

体格检查：体温 36.6℃，心率 72 次 / 分，呼吸 19 次 / 分，血压 135/70 mmHg。神志清楚，精神一般，颈僵，颈椎生理弧度变直，颈椎无侧凸畸形，双侧颈项肌紧张，压痛（+），$C_{3 \sim 7}$ 棘上棘间压痛（+），相应双侧椎旁轻压痛（+）。颈椎活动轻度受限，后伸 0° $\sim$ 20°，前屈 0° $\sim$ 40°，左右旋转和侧屈不受限，双侧椎间孔挤压试验（-），双侧臂丛牵拉试验（+），旋颈试验（-），提颈试验（-），压颈试验（+）。双侧肱二头肌反射基本正常，双侧肱三头肌反射活跃，双膝反射亢进，双手 Hoffmann 征（+），双上肢肌力肌张力基本正常，双手皮感减退。双下肢肌力 4 级，肌张力正常。双大腿前侧中段平面以下针刺觉减退，浅感觉基本正常，踝阵挛未引出，双侧巴宾斯基征阴性。颈项部 VAS 评分 4 分，日本骨科协会评估治疗分数（JOA）评分 92 分。

辅助检查：颈椎 MRI 检查示：颈椎生理弧度消失、变直，$C_{3/4} \sim C_{5/6}$ 椎间盘突出；$C_{6/7}$ 椎间盘向左后突出；$C_{4/5}$ 水平脊髓内异常信号，损伤伴少许软化可能（病例 27 图 1）。

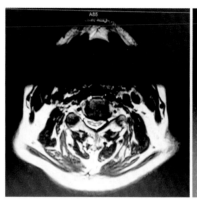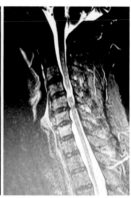

病例 27 图 1　颈椎 MRI

注：患者男性，53 岁，脊髓型颈椎病 MRI。

临床诊断：①脊髓型颈椎病；②高血压 3 级（很高危）。

功能诊断：①下肢运动功能障碍；②四肢感觉功能障碍；③颈痛；④日常生活能力受限；⑤社会参与能力下降。

功能障碍分析：

1. 患者双下肢肌力减低，肌张力基本正常，行走时步态不稳，有脚踩棉花感，故存在下肢运动功能障碍。

2. 患者双手皮感减退，双大腿中段平面以下针刺觉减退，存在四肢感觉功能障碍。

3. 患者有颈部疼痛，查体可见颈项肌紧张，颈椎椎旁肌压痛阳性，且存在颈椎活动受限，VAS 评分 4 分，患者存在轻度颈痛。

4. 由于患者行走无力和肢体麻木感，上下楼梯存在轻度受限，需辅助进行，日常生活能力受限，且患者由于疼痛麻木和行走无力，无法继续工作，社会参与能力明显下降。

康复目标：

1. 短期目标　改善患者颈痛症状，同时缓解患者的四肢麻木和下肢无力等症状，提高患者日常生活能力。

2. 长期目标　进行颈椎病的相关健康教育，避免颈椎病症状进一步加重，提高患者生活质量和社会参与能力。

二、诊疗经过

1. 一般治疗　入院后积极完善相关检查（血尿便常规、血生化、心电图等），予以颈托固定保护。加强对患者和家属的健康教育，嘱家属加强陪护，避免摔倒等意外造成再次损伤。药物治疗上给予非甾体类抗炎药和营养神经药物治疗，塞来昔布胶囊（0.2 g，每天 1 次，口服），甲钴胺片（0.5 mg，每天 3 次，口服）。

2. 康复治疗　评估患者目前的功能障碍，主要为颈部疼痛、下肢肌力减低，四肢麻木。针对患者颈痛症状，给予相应的物理因子治疗：①红外线疗法（功率 250～300 W，灯距 30～40 cm，以患者有舒适的温热感为度，每次照射 20 分钟，每天 1 次）；②超短波治疗（采用对置法，微热量，每次 15 分钟，每天 1 次）；③中频电治疗（电极于颈后并置，以患者能耐受的最大剂量，每次 20 分钟，每天 1 次）。同时给予针灸治疗改善四肢麻木症状，每天 1 次，每次 20 分钟，并适当进行运动疗法训练以改善患者的肢体麻木并增强双下肢肌力，如下肢的协调性训练、控制能力训练等，颈肩部可以予以轻手法的推拿治疗，旨在松弛紧张的颈部肌群，改善颈椎活动度，增强颈椎稳定性，进而促进患者下肢运动功能的改善。

3. 再次康复评定　经过约 20 天的康复治疗后，患者颈部疼痛明显缓解，VAS 评分降为 1 分。JOA 评分 94 分。颈椎活动度较前有所改善，后伸 0°～40°。患者双上肢麻木感较前有所缓解，双下肢仍有无力症状，自觉症状较前明显缓解，日常生活基本能够自理。

4. 出院前健康教育　注意保持良好的生活习惯，减少长期低头伏案工作，避免高枕卧位，改变不良的生活习惯，如卧床看书、甩头等。乘车时建议佩戴颈托保护，避免意外损伤。适当加强颈项部肌肉力量锻炼，增强颈椎的稳定性，提高颈椎的运动控制能力。

三、病例特点及讨论

该病例系颈痛伴双上肢麻木 6 年余，加重伴下肢乏力 2 个月余入院，患者发病初表现为反复颈痛不适，伴有双上肢麻木感，外院针灸等治疗后症状有所好转，后麻木加重伴双下肢无力，分析该病例特点提出讨论。

1. 患者初始症状为颈痛伴双上肢麻木，早期外院颈椎正侧位片检查诊断为颈椎病，后完善颈椎 MRI 检查后提示诊断为脊髓型颈椎病，提示我们在临床过程中早期 MRI 诊断的重要性。颈痛患者经常会进行颈椎正侧位片检查。但颈椎正侧位片不能显示脊髓和软组织的征象。如果在 X 线检查时发现患者存在颈椎生理曲度变直伴颈椎的椎间隙狭窄，应及时予以完善颈椎 MRI 检查。在临床工作中，我们的体会是，MRI 检查是明确是否有脊髓型颈椎病的金标准。既往门诊曾遇到一位年轻女性患者，因颈痛不适半月要求门诊行"颈椎牵引、推拿和蜡疗"，且拒绝行颈椎 MRI 检查，后经过临床体格检查发现患者颈椎生理弧度消失，颈痛症状明显，且患者长期低头伏案工作，诱因明确。经详细沟通后患者完善检查（病例 27 图 2），结果提示颈椎间盘突出严重，压迫脊髓。所以在诸如此类案例中，颈椎 MRI 检查是必要的。

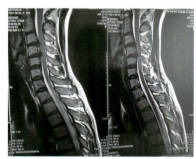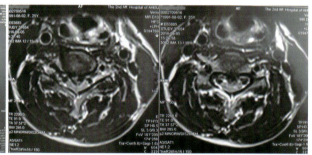

病例 27 图 2 颈椎 MRI

注：患者女性，25 岁，$C_{4/5}$ 椎间盘严重突出，压迫脊髓。

2. 该患者诊断为脊髓型颈椎病后，出于对手术本身的担忧决定试行保守治疗，拒绝手术治疗。脊髓型颈椎病的保守治疗主要用于轻度病例而关于这些保守治疗的深入研究有限。保守治疗对于脊髓型颈椎病的疗效因人而异，药物治疗和康复治疗手段多种多样。迄今为止实施的方法包括使用颈部制动如颈托或其他支具、颈部物理治疗、颈椎牵引疗法以及有关颈部姿势的生活方式指导。首先要给予颈椎制动，可用支具、颈托等制动。脊髓明显压迫者，或急性疼痛明显的不宜使用牵引治疗。物理因子治疗主要包括红外线疗法、超短波疗法、微波疗法、低频脉冲电、超声波等。红外线治疗主要是热作用，能够使局部组织温度升高，促进局部渗出物吸收，改善血液循环和组织营养，从而达到缓解疼痛和肌肉痉挛的目的。超短波疗法是常用的透热治疗方法，作用于人体组织后，血管通透性增高，从而有利于改善组织血液循环，增强吞噬细胞功能，并且能够降低神经的兴奋性，所以有止痛、镇静作用。运动疗法如颈部等长肌肉收缩训练，能够改善颈部肌力和灵巧性，提高颈椎稳定性，预防复发。但脊髓型颈椎病患者不适合大范围的颈部活动。此外，在药物治疗中，非甾体消炎镇痛药、维生素 B_{12}、肌肉松弛剂、抗焦虑药、前列腺素制剂和类固醇药物在缓解疼痛和改善肢体麻木症状中也被证实有一定的疗效。如经保守治疗，症状及功能障碍严重，无改善或加重者，应及时转入骨科相关脊柱外科进一步治疗。同时解除诱因的重要性也值得被关注。

四、相关问题及分析

根据以上病例讨论，我们对于脊髓型颈椎病的特征性问题进行讨论，以期能够提高对类似病例的诊疗水平和康复效果。

1. 对于脊髓型颈椎病患者，不同影像学检查（X 线平片、脊髓造影、CT 和 MRI）的差别在哪呢？

X 线检查是一种快速的、非侵入性的、花费少的检查方法，能够提供颈椎的结构性图像，颈椎正侧位片能够发现颈椎的生理曲度改变以及是否存在椎体不稳，椎间隙是否存在狭窄，同时可以测量椎管的前后径、椎弓根的横径等指标。若椎管的前后径过小可能是椎管狭窄。MRI 能够发现颈部椎管的硬膜囊是否受压、受压情况和脊髓信号是否有改变，并且对于软组织的显示也非常清晰。颈椎 CT 对颈椎骨性狭窄情况显示更直观一些，比如是否增生、韧带骨化、椎间孔狭窄等。其中，椎管前后径、椎管与椎体的比率（Torg-Pavlov 比率）和椎间不稳是脊髓型颈椎发病的重要预测因素。当有 MRI 检查禁忌证时，脊髓造影和 CT 脊髓造影（CTM）可以补充颈椎的重要信息。但是由于造影属于有创性检查，随着 MRI 的普及和图像质量的提高，脊髓造影检查的作用变得有限。神经电生理检查如感觉诱发电位（sensey evoked potentials，SEPs）和运动诱发电位（motor evoked potentials，MEPs）的记录有助于辅助诊断神经系统检查结果和影像学检查结果，以评估严重程度。该患者早期就诊时没有进一步完善颈椎 MRI 检查，早期诊断不充分，没有及时发现问题，仍旧继续伏案工作，对疾病的重视程度不够，导致患者后来出现下肢麻木加重和下肢无力症状。

2. 我们在临床诊疗过程中，患者出现什么样的临床表现提示有脊髓型颈椎病的可能呢？

患者发病初期临床症状为双上肢麻木，并没有下肢无力的症状，是否患者没有下肢症状就不考虑脊髓型颈椎病呢？众所周知，颈椎病可以根据病理解剖、病理生理、受累部位与临床表现的不同，分为颈型、神经根型、脊髓型、椎动脉型、交感神经型和混合型，其中颈型颈椎病和神经根型颈椎病最为常见。随着电子产品使用的日益增多，人们学习、工作、生活习惯在逐步发生改变，脊髓型颈椎病亦越来越常见。脊髓型颈椎病主要表现为颈部脊髓受到压迫或刺激而出现的肢体感觉、运动和反射障碍。锥体束征为脊髓型颈椎病的主要特点，患者多先从下肢无力、发麻等开始，渐而出现脚踩棉花感、跛行、易摔跤及束胸感等症状。主要临床表现有：①下肢无力：双下肢行走时沉重感，渐而出现跛行，易跌倒、足尖不能离地、肢体活动笨拙等表现；②肢体麻木：主要是由于脊髓丘脑束受累所致，出现一侧或双侧上肢疼痛麻木感，双手乏力，写字、梳头等精细动作难以完成，持物易掉落。躯干部出现感觉异常，患者常感觉在胸腹部或双下肢有如皮带样捆绑感，又称束带感。同时，四肢可有烧灼、冰凉等异常感觉；③膀胱和直肠功能障碍：部分患者可能会出现如排尿无力、尿频、尿失禁或尿潴留等排尿障碍，大便干燥难解等直肠功能障碍，或者性功能减退等。症状较广泛且不按体节分布，或相对局限，呈特异性神经根病表现。严重者如有中重度脊髓压迫者，可出现肌肉萎缩，肢体活动笨拙，下肢反射亢进，病理征阳性。检查时可发现反射亢进、踝阵挛、髌阵挛及肌肉萎缩等典型的锥体束征表现。该病例患者早期出现双侧上肢麻木的症状之后并没有进行颈椎病相关的体格检查，而且选择继续针灸推拿等治疗，虽有症状的暂时好转，但是因为没有考虑到脊髓型颈椎病的可能，所以没有及时纠正诱因，造成脊髓受压进一步加重。所以早期的临床体格检查和明确诊断有着非常重要的意义。

3. 脊髓型颈椎病的患者，如何进行出院后的健康教育？

患者能否回归社会，社会参与能力会受到影响吗？脊髓型颈椎病患者，在保守治疗取得一定的疗效之后，出院前会对患者进行康复宣教。①保持良好的工作习惯。该患者有长期低头伏案工作的习惯，工作习惯不好，此乃诱因之一。长期伏案工作对于颈椎的危害在于改变颈椎的正常生理曲度，上颈椎节段一直会处于拉伸状态，下颈椎节段长时间处于收缩紧张状态，长此以往颈肩部的肌肉就会失去原有的平衡状态，造成颈肩部肌肉失衡的产生，从而导致颈椎生理曲度的改变，严重者会导致颈椎的反弓（病例 27 图 3），进而有脊髓受压的风险。对脊髓型颈椎病患者进行恰当准确的健康教育，能够有效缓解患者的症状，巩固保守治疗的效果，防止病情反复或者加重；②保持良好的生活习惯。在日常生活工作学习中，要保持良好的坐姿和卧姿（病例 27 图 4），减少长期低头，避免高枕卧位。避免颈部的剧烈甩动，防止颈部受凉等刺激。当今社会很多人使用手机的时间非常长，喜好靠床或者躺卧在沙发上长时间看手机，这样极其容易导致颈椎生理曲度的改变；③坚持颈椎稳定性锻炼的重要性。进行切实有效的颈项肌锻炼，如静力性收缩等，能够通过提高颈椎周围的肌力来增加颈椎的稳定性。有效的健康教育可以降低脊髓型颈椎病症状加重的风险，提高患者的生活质量，延缓疾病的进展。

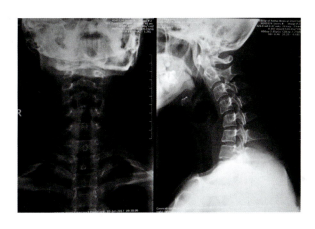

病例 27 图 3　女，29 岁，颈椎严重反弓

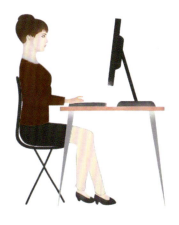

病例 27 图 4　正确坐姿示意图

注：工作中，保持良好的坐姿。

五、病例点评

对于脊髓型颈椎病患者的康复治疗，采用颈托制动保护、口服非甾体药物和营养神经药物、物理因子治疗、运动疗法等综合康复治疗方案，其中超短波、针灸、中频治疗等均有一定的临床疗效。健康教育对脊髓型颈椎病的患者显得尤为重要，如何保持良好的用颈习惯，维持良好的颈椎姿势，加强颈部肌肉力量训练，对于颈椎病的发展预后有着重要的影响。有脊髓型颈椎病早期表现的疑似临床患者，如何正确的选择辅助检查手段避免漏诊和误诊；拒绝手术治疗或者有手术禁忌的患者，如何进行恰当有效的保守康复治疗，本案例进行了探讨和拓展。该病例治疗方案较全面，其康复理念具有较好的借鉴意义。

（病例提供者：周 云 阚秀丽 安徽医科大学第二附属医院）

（点评专家：刘立宏 中南大学湘雅二医院）

参考文献

[1]Watanabe M, Chikuda H, Fujiwara Y, et al.Japanese Orthopaedic Association（JOA）clinical practice guidelines on the management of cervical spondylotic myelopathy, 2020-secondary publication[J].Journal of Orthopaedic Science, 2023, 28（1）：1-45.

[2]Machino M, Yukawa Y, Imagama S, et al.Age-related and degenerative changes in the osseous anatomy, alignment, and range of motion of the cervical spine：a comparative study of radiographic data from 1016 patients with cervical spondylotic myelopathy and 1230 asymptomatic subjects[J].Spine, 2016, 41（6）：476-482.

[3]Chen YC, Kuo CH, Cheng CM, et al.Recent advances in the management of cervical spondylotic myelopathy：bibliometric analysis and surgical perspectives[J].Journal of Neurosurgery.Spine, 2019, 31（3）：299-309.

[4]Grodzinski B, Durham R, Mowforth O, et al.The effect of ageing on presentation, management and outcomes in degenerative cervical myelopathy：a systematic

review[J].Age and Ageing, 2021, 50 (3)：705-715.

[5]Karadimas SK, Erwin WM, Ely CG, et al.Pathophysiology and natural history of cervical spondylotic myelopathy[J].Spine, 2013, 38 (22 Suppl 1)：S21-36.

[6]Kalsi-Ryan S, Karadimas SK, Fehlings MG.Cervical spondylotic myelopathy：the clinical phenomenon and the current pathobiology of an increasingly prevalent and devastating disorder[J].The Neuroscientist：A Review Journal Bringing Neurobiology, Neurology and Psychiatry, 2013, 19 (4)：409-421.

[7]Wu JC, Ko CC, Yen YS, et al.Epidemiology of cervical spondylotic myelopathy and its risk of causing spinal cord injury：a national cohort study[J].Neurosurgical Focus, 2013, 35 (1)：E10.

[8]Benzel EC, Ghogawala Z.Introduction：Cervical spondylotic myelopathy[J]. Neurosurgical Focus, 2013, 35 (1)：Introduction.

[9]Chikuda H, Seichi A, Takeshita K, et al.Correlation between pyramidal signs and the severity of cervical myelopathy[J].European Spine Journal：Official Publication of the European Spine Society, the European Spinal Deformity Society, and the European Section of the Cervical Spine Research Society, 2010, 19 (10)： 1684-1689.

[10]Matsumoto M, Ishikawa M, Ishii K, et al.Usefulness of neurological examination for diagnosis of the affected level in patients with cervical compressive myelopathy：prospective comparative study with radiological evaluation[J]. Journal of Neurosurgery.Spine, 2005, 2 (5)：535-539.

[11]Kalsi-Ryan S, Singh A, Massicotte EM, et al.Ancillary outcome measures for assessment of individuals with cervical spondylotic myelopathy[J].Spine, 2013, 38：S111-122.

[12]Cao JM, Zhang JT, Yang DL, et al.Imaging Factors that Distinguish Between Patients with Asymptomatic and Symptomatic Cervical Spondylotic Myelopathy with Mild to Moderate Cervical Spinal Cord Compression[J].Medical Science Monitor： International Medical Journal of Experimental and Clinical Research, 2017, 23： 4901-4908.

[13]Nardone R, Höller Y, Brigo F, et al.The contribution of neurophysiology in the diagnosis and management of cervical spondylotic myelopathy：a review[J].Spinal Cord, 2016, 54 (10)：756-766.

病例 28 交感神经型颈椎病的康复

一、病历摘要

患者女性，38岁。

主　诉：反复发作头痛、头晕、心慌、恶心3年加重2天。

现病史：患者缘于3年前劳累后在颈部旋转时出现头痛、头晕、心慌、恶心无呕吐，当时神志清楚，四肢活动正常，大小便正常，持续时间约20分钟，休息后缓解。未予重视，一周后劳累后再次出现头痛、头晕、心慌、恶心症状。就诊于当地医院，行心电图检查未见明显异常；头颅CT检查未见明显异常；给予口服甲磺酸倍他司汀（1片，3次/日）和盐酸氟桂利嗪胶囊（2粒，每晚1次），2个月后症状缓解停药。半年后上述症状再次出现，且伴有视物模糊、耳鸣症状，再次就诊于当地医院，行心电图检查、颅脑磁共振检查、纤维胃镜检查及听力检查未见明显异常，血常规检查及心肌酶谱检查结果正常，再次口服甲磺酸倍他司汀（1片，3次/日）和盐酸氟桂利嗪胶囊（2粒，每晚1次）等药物，症状有所好转，但是疗效明显减弱。3年来头痛、头晕、心慌、恶心、视物模糊、耳鸣症状等症状反复出现，辗转就诊于神经内科、心内科、耳鼻喉科、消化科、心身医学科等多个科室诊疗，给予纠正心律失常、改善循环等治疗后症状未得到缓解，且发作频率逐渐增多，从每周发作一次到每周发作2～3次，严重地影响了她的正常工作和生活，近两日来头枕部及颈项部疼痛、头晕、心慌、恶心、视物模糊、耳鸣症状每天发作1～2次，每次持续10～20分钟，劳累及长时间低头后症状明显加重，卧位休息后缓解。遂来院就诊，现症见头枕部及颈项部疼痛、头晕无视物旋转、心慌、恶心、视物模糊、耳鸣，神志清楚，痛苦面容，情绪低落，饮食差，睡眠尚可，大小便正常。

既往史：否认家族性遗传病史及类似疾病史，发病前身体健康，无不良嗜好。

职业史：公司文案，长期伏案工作，不爱运动。

月经史：经期规则，经量中等，无痛经。

体格检查：体温37℃，脉搏86次/分，呼吸19次/分，血压135/80 mmHg。神志清楚，营养中等，步入病房，全身皮肤黏膜无黄染，头颈部淋巴结无肿大，外耳道无分泌物，乳突区无压痛，鼻腔通畅，鼻旁窦无压痛，双侧甲状腺无肿大，双肺呼吸音清，未闻及干湿啰音，心尖搏动正常，心率 86 次 / 分，心律齐，各瓣膜区未闻及病理性杂音，无枪击音、无水冲脉等动脉搏动异常，腹平软，肝脾肋下未见。

专科查体：神志清，精神可，右侧瞳孔 2 mm，左侧瞳孔 3 mm，右侧眼裂较左侧窄，右侧视力 0.6，左侧视力 0.8，未见眼震及复视，面部痛、触觉对称正常，双侧额纹对称，颈椎曲度变直，平 C_7 位置可触及直径 5 cm 软组织包块、轻度压痛，颈部肌肉未见明显肌肉萎缩，右侧 $C_{3\sim6}$ 棘突旁开 1.5 cm 压痛阳性，棘突间无压痛，压顶试验阴性，臂丛牵拉试验阴性，椎间孔分离试验阴性，前屈旋颈试验阳性，屈颈试验阴性，四肢肌力及腱反射正常，霍夫曼征阴性，巴氏征阴性，颈椎前屈 0°～35°、后伸 0°～30°、右侧屈 0°～25°、左侧屈 0°～30°，VAS 评分 6 分，颈椎病临床评价量表（CASCS）得分 43 分，颈椎功能障碍指数（NDI）评分 18 分，日常生活能力完全自理，汉密尔顿焦虑和抑郁量表评定患者处于中度抑郁状态。

辅助检查：

1. 头颅 MRI 及 MRA　未见异常（病例 28 图 1）。

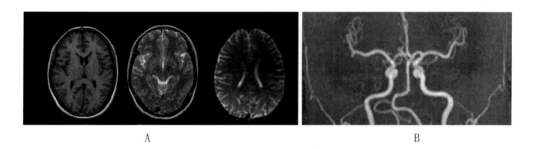

A　　　　　　　　　　　　　　　　B

病例 28 图 1　头颅 MRI 及 MRA

注：A. T_1 像正常、T_2 像正常、DWI 像正常；B. MRA 像正常。

2. 颈椎 X 线（病例 28 图 2）　寰枢关节未见异常，颈椎退行性改变。

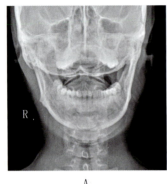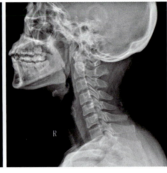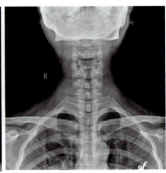

A   B

病例 28 图 2　颈椎 X 线

注：A. 张口位片：寰枢关节未见异常；B. 正侧位片：颈椎曲度变直，椎体后缘增生。

3. 听力检查　正常。

4. 双侧颈动脉及椎动脉彩超（病例 28 图 3）　未见异常。

超声所见：

双侧颈总动脉、颈内动脉、颈外动脉走行未见异常，内膜粗糙，左侧内中膜厚约0.8mm，右侧内中膜厚约0.8mm，管壁未见明显斑块。

双侧椎动脉起始段可显示，双侧椎动脉椎内段内径：左侧2.7mm，右侧1.8mm，管壁未见增厚，管腔未见明显狭窄。

静息状态下，双侧颈内静脉未见明显增宽，管腔内未见明显实性回声，探头加压后管腔能被压瘪。

彩色多普勒（CDFI）显示：

双侧颈总动脉、颈内动脉、颈外动脉、椎动脉可显示段、颈内静脉血流通畅。

左侧颈内动脉峰值流速 67cm/s，阻力指数0.65。
左侧椎动脉起始段峰值流速 46cm/s，阻力指数0.63。
左侧椎动脉椎内段峰值流速 47cm/s，阻力指数0.57。
右侧颈内动脉峰值流速 58cm/s，阻力指数0.59。
右侧椎动脉起始段峰值流速 35cm/s，阻力指数0.63。
右侧椎动脉椎内段峰值流速 34cm/s，阻力指数0.62。

特征图像：

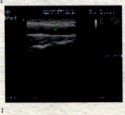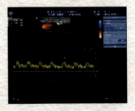

超声提示：

双侧颈动脉、椎动脉、颈内静脉未见明显异常

病例 28 图 3　双侧颈动脉及椎动脉彩超

临床诊断：交感神经型颈椎病。

功能诊断：①头枕部及颈项部疼痛；②头晕；③心慌；④恶心；⑤视物模糊；⑥耳鸣；⑦抑郁状态。

二、诊疗经过

在全面入院检查的基础上，经过详细康复评估，发现该患者本次就诊主要问题包括头枕部及颈项部疼痛、头晕、心慌、恶心、视物模糊、耳鸣和抑郁状态，整体康复目标分为短期和长期，短期重在通过治疗减轻头枕部及颈项部疼痛和头晕症状，改善抑郁状态，长期则着重于恢复患者的颈椎曲度、减少交感神经压迫症状。在常规康复治疗基础上，采用针对性的康复方案:采取星状神经节阻滞治疗，康复前后的评估显示，患者头枕部及颈项部疼痛、头晕、心慌、恶心、视物模糊、耳鸣和抑郁状态症状明显改善。星状神经节阻滞治疗后 2 小时开始患者 VAS 评分从入院时的 6 分降至 0 分，头晕、心慌、恶心、视物模糊、耳鸣、抑郁状态症状明显缓解。综合治疗 2 周后患者治愈出院,叮嘱患者坚持颈椎自我牵伸及体操训练，养成良好生活习惯，保持良好心态。

针对该患者交感神经受损症状，我们采用常规康复治疗的基础上行超声引导下星状神经节阻滞（stellate ganglion block，SGB）治疗。

1. **体位**　患者取仰卧位，肩下垫高，头稍后仰偏向对侧以充分显露颈部；微张口，使颈部肌肉放松。

2. **探头选择**　选择体积较小的高频线阵探头（超声频率 6 ~ 12 MHz）。

3. **超声扫描**　将超声探头横向置于胸锁乳突肌表面平环状软骨切迹水平，扫查至 C_6 椎体水平，视野可见 C_6 椎体特有的驼峰状横突前结节、C_6 神经根、颈总动脉、颈内静脉和 C_6 椎体前面的颈长肌。星状神经节位于颈长肌表面、椎前筋膜深面（病例 28 图 4）。

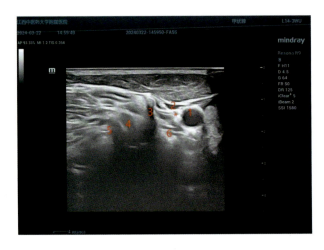

病例 28 图 4　C6 平面解剖结构图

注：1. 颈动脉；2. 颈静脉；3. C_6 横突前结节；4. C_6 神经根；5. C_6 横突后结节；6. 颈长肌；
*. 星状神经节位置。

4. 操作方法　使用 22 G、5 cm 短斜面穿刺针，采用平面内引导进针。在超声引导下实时监测穿刺过程，穿刺针依次经过胸锁乳突肌和前斜角肌，然后穿过 C_6 横突前结节和颈静脉之间区域进入直至颈长肌前方、椎前筋膜深面（病例 28 图 5），回抽无血则可注入 1% 利多卡因 10 mL。SGB 治疗隔天 1 次，双侧交替阻滞，共治疗 10 次。

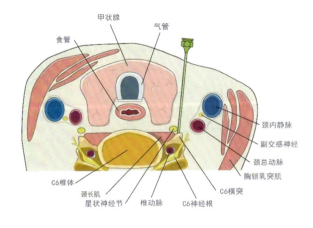

病例 28 图 5　穿刺针穿刺过程

三、病例特点及讨论

颈交感神经主要由神经节和交感干组成，并广泛分布于颈椎的大部分结构中，如 Luschka's 关节囊、颈椎小关节、颈椎前后纵韧带、椎前筋膜、颈椎间盘纤维环后部以及椎动脉上。其中颈交感干在颈椎两侧对称分布，其每侧均有上、中、下 3 个颈神经节，而每个颈神经节所发出的节后神经纤维分布又极为广泛，涉及了头颈部、上肢、咽部、心脏、眼神经及耳部等组织器官，且其节后纤维还止于内脏器官，颈交感神经与人体的大部分系统、脏器都密切相关。从颈交感神经的自身功能上看，一方面，刺激信号经颈交感神经纤维传导至颈交感神经节而作用于外周效应器；另一方面，刺激信号也可直接传导至交感神经高级中枢而作用于全身的靶器官和靶组织，引起各系统脏器的异常症状。

康复前后的评估显示，患者头枕部及颈项部疼痛、头晕、心慌、恶心、视物模糊、耳鸣和抑郁状态症状明显改善。星状神经节阻滞治疗后 2 小时患者 VAS 评分从入院时的 6 分降至 0 分，头晕、心慌、恶心、视物模糊、耳鸣症状明显缓解。

在处理交感神经型颈椎病时，综合分析和针对性治疗是关键。头颈部交感神经可分为三级，下丘脑（丘脑下部）是整个自主神经系统的高级中枢，Horner 综合征是由于下丘脑发出的交感神经纤维，途径脑干、上部脊髓、颈交感神经节及节后纤维，其中任何一处病变均可引起。患者有头枕部及颈项部疼痛、头晕、心慌、恶心、视物模糊、耳鸣症状，查体发现 Horner 综合征，均提示交感神经受损，针对交感神经受损一般通过牵引、药物、星状神经节阻滞等方法可以控制症状。

一直以来用于交感型颈椎病的治疗手段较多，包括调整或改善睡眠体位、改变或纠正工作中的不良体位、牵引与制动、物理治疗、微创治疗、神经阻滞、手术治疗等，手术实施获得的效果最佳，但因其属于侵入性操作，实施风险较高，加之颈部的解剖结构较复杂，颈椎间还毗邻椎动脉、颈段脊髓等重要组织，一旦操作不当极易引发医源性损伤或留下严重后遗症，安全性备受质疑。除手术、药物等治疗外，神经阻滞的应用最为广泛，且效果理想。神经阻滞疗法除了用于治疗交感型颈椎病外，还可用于疾病早期诊断鉴别，该技术主要是针对存在局部压痛且难以忍受的颈部组织，使用药物注射于痛点处，但传统的神经阻滞技术因局麻药物用量较大，血内局麻药物浓度高，易产生药物毒性，故该治疗手段在实施的时候操作者应注意局麻用药使用的安全性。

SGB 是将局部麻醉药物注射到星状神经节周围从而阻滞交感神经，纠正自主神经功能失调，维持机体内环境稳定的一种治疗方法。研究发现，SGB 不但能够调节机体的内分泌系统和免疫系统，降低交感输出，还可通过降低其支配区域交感神经张力，降低去甲肾上腺素和肾上腺素水平，增加头面部血流灌注。

神经阻滞用于颈椎病的治疗主要作用机制包括：①阻断疼痛神经传导通路；②阻断疼痛－小血管平滑肌痉挛或肌紧张－疼痛加重这一疼痛恶性循环；③改善患者血液循环，缓解因末梢血液循环不畅导致的疼痛；④具有抗炎镇痛的效果。

超声引导下神经阻滞具有以下优点：①超声能够直接探查患者全身神经丛与较大周围神经，同时部分位置深、直径小的神经也能够使用超声探查；②超声可辨认韧带、肌肉、关节、血管与骨性结构，与 CT 及 X 线比较，该技术能够得到实时图像，对操作者与患者均无辐射危害；③超声属于一种连续动态影像，可观察液体扩散过程，清晰地观察到血管情况，在明确穿刺部位后可经注射少量药物获得与盲打多量药物同等的效果；④超声的应用操作性更好，能够有效减少穿刺损伤血管等情况发生。

四、相关问题及分析

该患者文案员，长期伏案工作，不爱运动，三年前劳累后在颈部旋转时出现头痛、头晕、心慌、恶心无呕吐症状，多次在当地医院治疗，早期疗效佳，半年后症状加重，发作频率增多，劳累及长时间低头后症状明显加重，再次按照原方案治疗效果不佳，导致焦虑和抑郁状态，辗转就诊于神经内科、心内科、耳鼻喉科、消化科、心身医学科等多个科室。

分析原因，可能有以下几点：

1. 诊断不明　患者和临床医生对康复认识不足，诊断和治疗方向偏重对症处理，没有找到直接病因。

2. 交感神经型颈椎病诊断困难　交感神经型颈椎病是由各种因素（椎间盘突出、小关节增生、颈椎不稳等）导致椎体出现退行性或代偿性变化，颈部周边组织发生结构改变，压迫颈部交感神经纤维而引起的一系列反射性交感神经症状。常出现头痛、头晕，面部发麻、凉、感觉迟钝，心悸、心律失常，亦可有记忆力减退、失眠等症状。由于其症状与其他疾病的症状较相似，故在临床上常出现误诊和漏诊情况。反复发作头痛、头晕、心慌、恶心等症状影响患者的正常工作和生活，承受巨大心理压力。

3．患者自我保护意识不足　长期伏案工作会导致身体不适，需要增强自我保护意识，并预防相关健康问题，比如保持正确坐姿，养成定期休息好习惯（每工作 45 分钟至 1 小时，至少休息 5 ～ 10 分钟），工作间隙做放松运动等。

4．社会对职业病预防不足　要对职业病健康教育与培训，改善工作环境，组织有关健康和安全的培训，增加自我保护意识，让员工了解职业病预防知识，提高自我防护能力。

星状神经节阻滞疗法注意事项：SGB 过程中穿刺针进入不宜过深以免直接刺入神经节，造成神经节营养血管和 SG 的损伤，或使药液经局部血管吸收而影响阻滞效果；注药前应确定针尖位置，药液应注射于颈长肌表面、椎前筋膜深面，超声下可见颈长肌表面呈环形无回声区膨胀，如见药液进入颈长肌或颈长肌与横突之间，需回退针尖后确定针尖位置位于颈长肌表面后再注射。如未见椎前筋膜膨胀且药液于其表面扩散，应略进针刺破椎前筋膜再注射。

星状神经节阻滞疗法的用药与疗程：常用局麻药均可用于 SGB，但需注意浓度、有效量，均采用最低有效浓度与最低有效量（如 1% 利多卡因、0.25% 布比卡因 5 ～ 10mL），否则有增加并发症的危险；不建议加入糖皮质激素、非甾体类抗炎药、维生素等药物，因这些药物局部使用尚无理论或临床依据，且不增加治疗效果。SGB 的疗程为隔日或每天 1 次，双侧交替阻滞，10 次为 1 个疗程。

五、病例点评

该病例属于交感神经型颈椎病，反复发作头痛、头晕、心慌、恶心 3 年，辗转就诊于神经内科、心内科、耳鼻喉科、消化科、心身医学科等多个科室，但其康复疗效不佳，严重影响了患者的工作和正常生活，造成了沉重的心理负担。其原因与诊断不明确、治疗不对症有关。在综合康复的基础上，该康复团队采用星状神经节阻滞治疗，取得了立竿见影的效果，增加了患者康复的信心，减少了患者心理负担。超声引导下星状神经节阻滞对交感神经型颈椎病是一个精确且有效的治疗。总体来说，这个病例展示了全面个性化康复计划和跨学科团队合作的重要性。

（病例提供者：张衍辉　王　鹏　江西中医药大学附属医院）

（点评专家：刘立宏　中南大学湘雅二医院）

参考文献

[1] 严敏,刘小立,王林,等.星状神经节阻滞疗法中国专家共识（2022版）[J].中华疼痛学杂志,2022,18（3）:293-301

[2] Chen XQ, Bo S, Zhong SZ.Nerves accompanying the vertebral artery and their clinical relevance[J].Spine (Phila Pa 1976), 1988, 13 (12): 1360-1364.

[3] Liu H, Wang HB, Wu L, et al.Effects of decompressive cervical surgery on blood pressure in cervical spondylosis patients with hypertension: a time series cohort study[J].BMC Surg, 2016, 16: 2.

[4] Lin SY, Chen DC, Lin CL, et al.Risk of acute coronary syndrome in patients with cervical spondylosis[J].Atherosclerosis, 2018, 271: 136-141.

[5] Abdallah FW, Brull R.Is sciatic nerve block advantageous when combined with femoral nerve block for postoperative analgesia following total knee arthroplasty ? A systematic review[J].Reg Anesth Pain Med, 2011, 36 (5): 493-498.

[6] Summers MR, Nevin RL.Stellate Ganglion Block in the Treatment of Post-traumatic Stress Disorder: A Review of Historical and Recent Literature[J].Pain Pract, 2017, 17 (4): 546-553.

[7] Cardona-Guarache R, Padala SK, Velazco-Davila L, et al.Stellate ganglion blockade and bilateral cardiac sympathetic denervation in patients with life-threatening ventricular arrhythmias[J].J Cardiovasc Electrophysiol, 2017, 28 (8): 903-908.

[8] Şahin ÖF, Tarıkçı Kılıç E, Aksoy Y, et al.The importance of perfusion index monitoring in evaluating the efficacy of stellate ganglion blockage treatment in Raynaud's disease[J].Libyan J Med, 2018, 13 (1): 1422666.

病例 29　腰椎间盘突出合并坐骨神经痛的康复

一、病历摘要

患者女性，34 岁。

主　诉：反复腰痛 3 年，加重伴左下肢疼痛 1 周。

现病史：患者自诉 2021 年 12 月搬重物后出现腰痛，为持续性隐痛，不影响行走，无下肢乏力、麻木，无潮热、盗汗，无大小便障碍，至当地医院就诊，行腰椎 MRI 平扫提示 L_5/S_1 椎间盘突出，予膏药外贴以及平卧休息后症状好转。此后，患者劳累及受凉后腰痛反复，每年发作 1～2 次。1 周前无明显诱因上症再发加重，并出现左下肢放射痛，为持续性钝痛，翻身、久坐、久站、打喷嚏时疼痛加重，伴有左臀部、左大腿后外侧肌肉牵扯紧张不适，平卧休息未见明显好转，并逐渐出现左下肢麻木感，影响日常活动及行走。遂至我科门诊就诊，门诊拟"腰椎间盘突出症"收入院。自发病以来，患者精神、食欲尚可，睡眠欠佳，大小便正常，体重未见明显变化。

既往史：既往体健；工作强度适中，需久坐。运动量少，1～2 次 / 月，每次约 1 小时，以打羽毛球、跑步为主，时常弯腰做家务、扛重物。无吸烟及饮酒史。否认家族遗传病史及类似疾病史。

体格检查：体温 36.1℃，脉搏 101 次 / 分，呼吸 20 次 / 分，血压 101/78 mmHg。身高 160 cm，体重 59 kg，神志清楚，正常面容，营养良好，跛行，胸式呼吸，心肺腹查体未见异常。

专科查体：两侧腰肌紧张，腰椎活动度前屈 35° 痛性受限，L_5/S_1 棘突间及左侧棘旁压痛，放射至左臀部。直腿抬高试验：右侧阴性，左侧 50° 阳性，加强试验阳性。左侧踇背伸肌力 5- 级，余肢体肌力 5 级。四肢肌张力正常。左侧跟腱反射较对侧减弱，余肢体腱反射对称引出。左小腿外侧、左足背皮肤浅感觉减退，余肢体皮肤浅感觉未见异常。病理反射未引出。

功能评定：VAS 评分 7 分。JOA 评分 16 分。

活动能力：采用改良 Barthel 指数评分，得分 95 分，日常生活能力轻度缺陷。

社会参与能力：患者青年女性，平素工作需久坐，日常生活喜欢和朋友逛街、看电影，疼痛发作时严重影响日常生活、交往及工作。

辅助检查：腰椎 MRI（病例 29 图 1、图 2）提示 L_5/S_1 椎间盘左后下方脱出，左侧神经根受压。

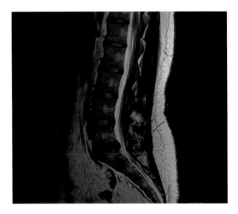
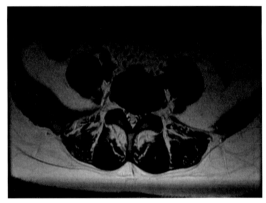

病例 29 图 1　腰椎 MRI 矢状位　　　　病例 29 图 2　L_5/S_1 MRI 横切面

临床诊断：腰椎间盘突出伴坐骨神经痛。

功能诊断：①腰部、左下肢疼痛；②皮肤感觉异常；③日常生活能力下降。

二、诊疗经过

在入院检查及功能评定的基础上，对患者活动及参与的评定，发现该患者本次就诊，康复方面的主要问题为腰部与左下肢疼痛。康复目标除缓解腰部、左下肢疼痛外，还需改善臀部、左大腿后外侧肌肉紧张及腰椎活动度，提高患者日常生活能力。采用系统、具有针对性的康复方案干预患者的疼痛、肌肉痉挛及活动障碍。

疼痛治疗方面，采取药物口服及局部注射治疗减轻患者疼痛。康复前后的评估显示，VAS 评分从入院时 7 分降至 1 分，直腿抬高试验由阳性变为阴性，明显缓解患者的疼痛症状。腰臀部肌肉痉挛方面，在给予骨骼肌松弛剂的基础上，予手法治疗进行脊柱松动、腘绳肌牵伸等技术缓解肌肉痉挛。腰椎活动度方面，予腰腹核心肌群、臀肌、大腿肌肉等关键肌训练，提高患者脊柱稳定性，改善患者腰椎活动度。出院时患者主动前屈可达 80°，活动时无明显疼痛，腰椎活动度获得明显改善。JOA 评分从入院时的 16 分提升至 26 分，显著提高了患者的腰椎功能。出院 1 个月及 3 个月随访患者腰臀部疼痛、左下肢麻痛均无再发。

三、病例特点及讨论

该病例 3 年前因搬重物后出现腰痛，诊断为腰椎间盘突出症。在疾病的进展过程中，患者腰痛反复发作，且渐进性加重。分析原因可能有以下几点：①未规范行康复治疗：规范的康复治疗对于腰椎间盘突出的患者康复和生活、工作质量至关重要。据估计，腰椎间盘突出的年发病率为 0.1%～0.5%，终生发病率约为 1%～2%。腰椎间盘突出症的患病率增加会降低患者的生活质量，同时也增加社会、经济和医疗保健的负担。腰椎间盘突出症患者每周平均会失去 5.3 小时的工作时间，导致患者工作效率降低。因此，规范的康复治疗对于提高患者的生活质量、减轻痛苦、促进康复以及降低社会医疗经济负担具有重要性；②运动康复的意识不足：腰椎间盘突出症患者运动康复治疗具有不可忽视的必要性。运动康复能加强核心肌群肌力、改善运动功能、预防腰痛复发。通过科学合理的康复运动方案，患者不仅能够减轻腰痛症状，还能够全面提升身体素质，为健康未来奠定坚实基础；③不良体姿态：长时间保持相同的姿势，特别是不正确的坐姿或站姿，可能导致腰椎的过度压力，从而诱发腰椎间盘突出及腰痛。不良工作习惯或生活方式是导致腰椎间盘突出的主要因素之一。

针对患者的腰部及下肢疼痛问题，我们选择采用非甾体抗炎药消炎止痛。椎间盘源性的疼痛通常与炎症反应有关，炎症通过刺激周围的神经末梢引起疼痛。此外，我们还采用每天静脉滴注甘露醇 125 mL 减轻神经根水肿。患者左下肢疼痛明显，影响了患者的步行活动，因此我们选择在超声引导下经椎间孔入路行曲安奈德联合利多卡因注射治疗。具体操作如下：常规消毒铺巾，通过超声显示腰椎矢状声像图显示 L_5～S_1 的棘突和相邻结构，再通过旋转换能显示目标椎间孔和相应的脊神经，将针尖非常缓慢地推向神经孔，局部推注适量药剂（病例 29 图 3）。经综合治疗，患者的腰部及左下肢疼痛明显好转，VAS 评分由 7 分下降至 1 分，疼痛局限于腰部。

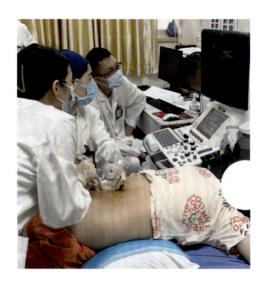

病例 29 图 3　腰部神经根注射治疗

针对患者局部肌肉痉挛的问题，通过使用骨骼肌松弛剂作用于中枢神经系统，影响中枢神经元，降低神经冲动的传递，使得大脑对肌肉的控制减弱，而起到松弛肌肉的作用。并通过腰椎局部脉冲超声配合导入非甾体药物治疗，频率 1 MHz，剂量为 1.0 W/cm^2，每天 1 次，每次 10 分钟，每周治疗 5 次，通过增加局部血流量、降低疼痛阈等机制，使得患者臀部、大腿后外侧肌肉痉挛缓解。

针对腰椎活动度的问题，通过进行腰椎的适度伸展运动，帮助改善患者的柔韧性和腰椎活动度。常见的伸展动作包括腰部旋转、前倾伸展、侧弯等，以及学习正确的腹部呼吸方式，帮助患者放松腹部肌肉，减轻腰椎的紧张感，改善腰椎的活动度。

腰椎间盘突出症的治疗策略多种多样，包括药物镇痛、针灸、牵引、手法治疗、运动疗法、矫形器、注射治疗等。此案例强调了腰椎间盘突出合并坐骨神经痛患者规范治疗的必要性。体现在改善患者生活质量、预防慢性疼痛等多个层面。通过制订科学有效的治疗方案，可以更好地满足患者的康复需求，实现个体和社会医疗资源的双赢。

四、相关问题及分析

根据以上病例资料，我们总结了 3 个关于腰椎间盘突出症康复的具有代表性的问题进行讨论，希望有助于提高对类似病例的诊治水平和服务质量。

1. 针对腰椎间盘突出症急性期的患者，如何进行康复治疗以快速缓解患者的疼痛？

腰椎间盘突出症急性期是指疼痛等症状出现的 1 ~ 2 周。这个时期的患者通常存在强烈的腰部疼痛、局部肌肉痉挛、腰部活动受限等。在急性期，剧烈的疼痛会显著降低患者的康复参与度和生活质量，对患者的日常生活和康复进程产生影响。因此，在急性期，有效的疼痛管理对患者的康复预后尤为重要。康复治疗方法主要包括药物治疗以及非药物治疗。药物治疗上常规选择口服非甾体类抗炎药、肌肉松弛剂以及阿片类镇痛药。非甾体类抗炎药包括布洛芬、塞来昔布、双氯芬酸等，可以通过抑制环氧合酶、降低前列腺素水平从而达到抗炎、镇痛的作用。非药物治疗又包括物理治疗、手法治疗、针灸等。腰椎间盘突出症急性期的患者可以采取运动控制训练、运动控制练习以及核心稳定性训练来缓解疼痛。这些运动的主要原则是强化核心肌肉，如运动控制训练主要使多裂肌、腹横肌和盆底肌等躯干深层肌肉保持低水平持续等长收缩，以纠正疼痛时肌肉运动控制中的"错误"。通过运动促进各层肌肉激活、改善姿势和运动，改变腰椎和邻近结构（如髋部、胸椎）的负荷。

此外，针对患者床垫的选择、姿势的调整、腰部辅具支撑也同样重要。指南建议在急性期，患者应适当休息，在可耐受的活动范围内活动与运动。还可通过腰部辅具限制腰椎的过度活动，学习正确的体位和姿势，避免对腰椎造成额外压力，以达到缓解疼痛目的。总的来说，急性期腰椎间盘突出症患者的症状会因个体差异而有所不同，其严重程度也会因腰椎间盘突出程度和受累神经的位置而异。及时的医疗干预和个性化的治疗方案有助于缓解症状，提高患者的生活质量，并预防症状进一步加重。

2. 如何降低腰椎间盘突出症再发风险？

腰椎间盘突出症的主要原因常涉及椎间盘的损伤和退化。椎间盘退变的因素包括脊柱负荷和损伤、营养供应不良、遗传、吸烟和肥胖等。在询问病史时，患者常常会提到扛重物、久坐等诱因，以及平卧休息好转等缓解因素。因此，管理好体重、维持好健康的体质、正确的提携重物以及戒烟也是防治腰椎间盘突出症的关键因素。

研究发现，超过 60% 的盘源性腰痛患者在发病 1 年后会持续疼痛或频繁复发。超过 40% 的腰椎神经根病患者会遗留慢性疼痛或频繁复发。慢性腰痛是生物、心理和社会因素相互作用的结果，可严重影响患者的生活质量。那么如何降低腰椎间盘突出症再发风险呢？

研究表明，运动疗法能通过促进血液循环、增加关节润滑、释放内源性物质、改善心理健康，以及促进神经可塑性等机制缓解疼痛和改善腰椎活动度。并且与常规药物治疗相比，联合规范化的运动治疗在 3 个月内能改善患者中等程度的疼痛。在运动疗法中，针对个体化的拉伸和核心力量训练方案最为有效。在慢性腰痛阶段，单独使用运动及运动与教育相结合的方式均能有效预防腰痛再发。运动训练还有助于改善患者的腰椎活动度、身体灵活性以及姿势调节能力，增强腰椎间盘突出症患者的本体感觉、平衡与协调能力。通过对核心肌群的解剖以及肌电研究，还发现增强腹内压可以稳定腰椎、骨盆，而产生腹内压的关键肌肉为腹横肌和多裂肌等深部肌肉。核心稳定性不足会导致四肢肌肉对脊柱结构施加过大的力量，导致机体的受伤风险增高、肌肉易疲劳程度增加。通过指导患者进行特定的核心肌力训练，稳定患者的躯干，使其在移动时减少腰部代偿发力，并且牵伸肌肉来改善臀部肌肉的伸展性，防止腰椎、骨盆代偿运动。研究证实，通过教导患者在基本活动和健身活动中保持脊柱中立可减轻腰痛的症状，降低腰痛再发概率。持续随访 6 个月和 1 年，患者的腰痛改善情况仍有显著效果。因此，核心肌肉的运动训练能加强腰椎间盘突出症患者对腰椎、骨盆的控制，减少腰部代偿发力，有助于降低腰椎间盘突出症再发风险。

综上所述，预防腰椎间盘突出症的关键在于保持良好的生活习惯、注意身体姿势、加强核心肌群的运动训练，以减少脊柱负担，维护脊柱的健康。

3. 腰椎间盘突出导致的坐骨神经痛的诊疗方法有哪些？

坐骨神经痛是由于坐骨神经受到压迫以及相关炎症刺激而引起的疼痛和症状，常见的致病原因即为腰椎间盘突出，腰椎间盘突出导致的坐骨神经痛常见于 L_5 或 S_1 神经根，从而导致患侧小腿后外侧、足后外侧的疼痛。根据不同的研究，腰椎间盘突出合并坐骨神经痛的发病率为 11% ～ 60%。

诊断坐骨神经痛，主要依靠病史询问、体格检查以及辅助检查，体格检查是其中重要的部分。坐骨神经痛的患者常诉有腿部疼痛，单侧为主。可以通过患者单侧腿部疼痛、疼痛的分布区域、直腿抬高试验＜60°、单侧下肢无力和不对称的跟腱反射来协助诊断坐骨神经痛。辅助检查则可用于查看患者症状是否与影像学检查结果一致。

治疗方法需根据患者状况确定，通常包括保守治疗及手术治疗。腰椎间盘突出引起的坐骨神经痛在症状发作后 4 个月内，90% 的患者通过保守治疗可改善相关症状。常见的保守治疗方法为药物治疗和物理治疗。药物治疗包括口服非甾体抗炎药、肌肉松弛剂和阿片类镇痛药等药物以及注射治疗。注射治疗的常用方式为硬膜外、椎间孔或局部痛点注射激素、麻醉药物或混合药剂。注射的药液通过松解局部纤维粘连、神经调理以及抗炎作用进行镇痛。研究表明，注射治疗可以短时间内明显降低疼痛程度，缓解急性期根性神经疼痛，从而提高患者的活动能力，有利于提高患者进行运动锻炼的依从性。

物理治疗包括热敷、超声波治疗和电疗促进血液循环、减轻肌肉痉挛，以及运动疗法对特定的肌肉进行伸展和强化锻炼，改善坐骨神经痛的症状，增强核心肌肉的稳定性。虽然运动疗法已成为公认的有效治疗方案，但如何优化治疗方法，提高患者的依从性也是一个公认的问题。影响患者坚持锻炼和活动的因素有很多，包括患者的耐受程度、治疗期望以及既往参与康复过程的类型。这要求康复团队在制订计划时，能够根据患者的个人喜欢、具体特点和需求量身定制锻炼计划。

五、病例点评

该病例属于腰椎间盘突出症急性发作，合并坐骨神经痛，腰痛反复发作并逐渐加重而出现并发症，分析原因可能与疼痛管理与康复方案不当有关。处理时应明确诊断，确定是否存在并发症，通过康复评定对患者的情况进行综合分析，并对患者出院后的日常生活、运动锻炼及生活习惯等进行指导及建议。该病例在康复治疗过程中融入核心肌群的运动训练，提高了患者的腰椎功能，避免急性期卧床休息所致肌肉萎缩，促进腰部肌力及动静力平衡恢复，既缩短了患者的整体住院时间，又可巩固疗效，减少复发。该病例有很好的借鉴意义及进一步推广的价值。

（病例提供者：许建文 广西医科大学第一附属医院）

（点评专家：刘立宏 中南大学湘雅二医院）

参考文献

[1]Gelalis ID, Papanastasiou EI, Pakos EE, et al.Clinical outcomes after lumbar spine microdiscectomy: a 5-year follow-up prospective study in 100 patients[J]. Eur J Orthop Surg Traumatol, 2019, 29 (2): 321-327.

[2]Knezevic NN, Candido KD, Vlaeyen JWS, et al.Low back pain[J].The Lancet, 2021, 398 (10294): 78-92.

[3]Pourahmadi M, Delavari S, Hayden JA, et al.Does motor control training improve pain and function in adults with symptomatic lumbar disc herniation？ A systematic review and meta-analysis of 861 subjects in 16 trials[J].British Journal of Sports Medicine, 2022, 56 (21): 1230-1240.

[4]Boyraz I, Yildiz A, Koc B, et al.Comparison of High-Intensity Laser Therapy and Ultrasound Treatment in the Patients with Lumbar Discopathy[J].BioMed Research International, 2015, 2015: 1-6.

[5]Cheng YH, Hsu CY, Lin YN.The effect of mechanical traction on low back pain in patients with herniated intervertebral disks: a systemic review and meta-analysis[J].Clinical Rehabilitation, 2019, 34 (1): 13-22.

[6]Plaza-Manzano G, Cancela-Cilleruelo I, Fernández-De-Las-Peñas C, et al.Effects of Adding a Neurodynamic Mobilization to Motor Control Training in Patients With Lumbar Radiculopathy Due to Disc Herniation[J].American Journal of Physical Medicine & Rehabilitation, 2020, 99 (2): 124-132.

[7]Qaseem A, Mclean RM, O'gurek D, et al.Nonpharmacologic and Pharmacologic Management of Acute Pain From Non-Low Back, Musculoskeletal Injuries in Adults: A Clinical Guideline From the American College of Physicians and American Academy of Family Physicians[J].Annals of Internal Medicine, 2020, 173 (9): 739-748.

[8]Rubinstein SM, De Zoete A, Van Middelkoop M, et al.Benefits and harms of spinal manipulative therapy for the treatment of chronic low back pain: systematic review and meta-analysis of randomised controlled trials[J].Bmj, 2019, 364: 1689.

[9]Saragiotto BT, Maher CG, Yamato TP, et al.Motor control exercise for chronic non-

specific low-back pain[J].Cochrane Database Syst Rev, 2016, 2016 (1): CD012004.

[10]Hides JA, Donelson R, Lee D, et al.Convergence and Divergence of Exercise-Based Approaches That Incorporate Motor Control for the Management of Low Back Pain[J].J Orthop Sports Phys Ther, 2019, 49 (6): 437-452.

[11]Mohd Isa IL, Teoh SL, Mohd Nor NH, et al.Discogenic Low Back Pain: Anatomy, Pathophysiology and Treatments of Intervertebral Disc Degeneration[J]. International Journal of Molecular Sciences, 2022, 24 (1): 208.

[12]Hooten WM, Cohen SP.Evaluation and Treatment of Low Back Pain[J].Mayo Clinic Proceedings, 2015, 90 (12): 1699-1718.

[13]Stevans JM, Delitto A, Khoja SS, et al.Risk Factors Associated With Transition From Acute to Chronic Low Back Pain in US Patients Seeking Primary Care[J].JAMA Netw Open, 2021, 4 (2): e2037371.

[14]Eberman LE, Neil ER, Games KE, et al.Core Stability Exercise Versus General Exercise for Chronic Low Back Pain[J].Journal of Athletic Training, 2017, 52 (1): 71-72.

[15]Qaseem A, Wilt TJ, Mclean RM, et al.Noninvasive Treatments for Acute, Subacute, and Chronic Low Back Pain: A Clinical Practice Guideline From the American College of Physicians[J].Annals of Internal Medicine, 2017, 166 (7): 514-530.

[16]Huang R, Ning J, Chuter VH, et al.Exercise alone and exercise combined with education both prevent episodes of low back pain and related absenteeism: systematic review and network meta-analysis of randomised controlled trials(RCTs) aimed at preventing back pain[J].Br J Sports Med, 2020, 54 (13): 766-770.

[17]Jensen RK, Kongsted A, Kjaer P, et al.Diagnosis and treatment of sciatica[J]. BMJ, 2019, 367: l6273.

[18]Genevay S, Courvoisier DS, Konstantinou K, et al.Clinical classification criteria for radicular pain caused by lumbar disc herniation: the radicular pain caused by disc herniation (RAPIDH) criteria[J].Spine J, 2017, 17 (10): 1464-1471.

[19]Bailey CS, Rasoulinejad P, Taylor D, et al.Surgery versus Conservative Care for Persistent Sciatica Lasting 4 to 12 Months[J].N Engl J Med, 2020, 382 (12): 1093-1102.

[20]Ropper AH, Zafonte RD.Sciatica[J].N Engl J Med, 2015, 372 (13): 1240-1248.

[21]Ostelo RWJG.Physiotherapy management of sciatica[J].Journal of Physiotherapy, 2020, 66 (2): 83-88.

[22] 郝冲, 金毅. 硬膜外注射治疗腰椎间盘源性根性痛的机制及临床应用 [J]. 中国疼痛医学杂志, 2023, 29 (02): 133-137、143.

[23]Manchikanti L, Knezevic NN, Navani A, et al.Epidural Interventions in the Management of Chronic Spinal Pain: American Society of Interventional Pain Physicians (ASIPP) Comprehensive Evidence-Based Guidelines[J].Pain Physician, 2021, 24 (S1): S27-S208.

病例 30　腰椎滑脱的保守治疗及康复

一、病历摘要

患者女性，78 岁。

主　诉：腰痛 2 年，加重伴右下肢抽痛 2 个月。

现病史：2 年前无明显诱因出现腰背部酸困疼痛，劳累加重，休息减轻。当地医院以"腰背肌筋膜炎"为诊断给予口服"塞来昔布胶囊"治疗两周后症状缓解。其后症状间断发作，时轻时重，未予治疗。2 个月前劳累后症状再次出现，同时伴右下肢抽痛，抽痛沿腰、臀及右下肢外侧放射至右小腿外侧，步行距离变短，出现间歇性跛行，严重影响患者日常生活。疼痛于平卧及久坐后加重，起床、起立等腰部姿势转换时明显。于当地医院行腰椎 X 线及 MRI 检查，提示腰椎退行性病变，$L_{4\sim5}$ 椎间盘突出，行针灸、手法等治疗 1 个月，症状稍有减轻。现患者腰背部及右下肢抽痛、酸困，食欲正常，睡眠欠佳，体重无明显变化，二便正常。

既往史：既往体健。否认高血压、糖尿病等慢性疾病史；否认肝炎、结核、疟疾等传染病史；否认手术、外伤及输血史；否认长期用药史；否认曾服用可能成瘾药物；无吸烟、饮酒史；否认家族遗传病史及类似疾病史。

体格检查：体温 36.1℃，脉搏 92 次 / 分，呼吸 21 次 / 分，血压 130/75 mmHg。神志清，精神可，营养中等，轮椅推入病房，双肺呼吸音清，未闻及干湿啰音，心脏腹及上肢检查未见明显异常。

专科查体：脊柱无明显偏斜，$L_{4\sim5}$ 棘突及棘突旁压痛及叩击痛阳性，椎旁肌紧张度增高，腰部活动受限。双下肢、会阴区皮肤痛、温、触觉无明显异常。肌力：髂腰肌、股四头肌左/右＝5/5级，胫前肌、小腿三头肌、拇背伸肌左/右＝5/4级，趾背伸肌左/右＝5/4级。反射：双侧腹壁、肛门反射存在，双侧膝腱反射、跟腱反射存在。病理征：Babinski 征阴性，双侧踝阵挛、髌阵挛未引出，双下肢足背动脉搏动正常。

辅助检查：腰椎 X 线片：腰椎生理曲度变直，多节段骨质增生，L_4 椎体向前 Ⅰ 度滑脱，$L_{4\sim5}$ 椎间隙变窄。腰椎 MRI（病例 30 图 1）：腰椎退行性改变，$L_{3\sim4}$、$L_{4\sim5}$ 椎间盘变性、膨出，相应水平硬膜囊受压，$L_{4\sim5}$ 水平椎管及双侧椎间孔狭窄，马尾神经受压，多椎小关节腔积液，腰背部软组织水肿。

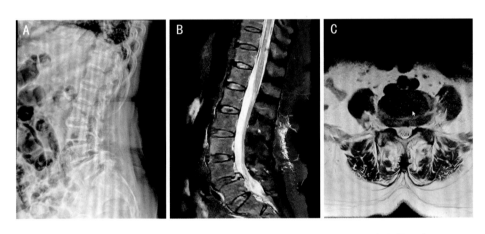

病例 30 图 1　患者腰椎过伸位（A）及核磁（B、C）均可见 L_4 椎体向前 Ⅰ 度滑脱

临床诊断：①腰椎滑脱症；②腰椎间盘突出伴神经根病；③腰椎椎管狭窄；④腰椎退行性病变。

功能诊断：①腰痛；②右下肢运动功能障碍；③日常生活能力受限或障碍；④睡眠障碍。

二、诊疗经过

在全面的入院检查基础上，经过详细查体评估，将该患者本次就诊整体治疗重点分为短期和长期两部分。短期注重缓解腰背部疼痛，改善生活状态，长期则着重于恢复腰椎的稳定性,预防腰痛及神经根症状的复发。在短期的缓解疼痛方面,采用输注氟比洛芬酯、七叶皂苷钠冻干粉及口服普瑞巴林胶囊的镇痛方案,近期绝对佩戴腰围,减少站立及行走,并配合针灸及放散式冲击波治疗。治疗后 VAS 评分从入院时的 7 分降至 2 分,患者夜休较前明显改善。在长期的腰椎稳定性方面,在疼痛明显缓解后,对患者进行了腰背部功能锻炼、改良生活习惯的相关教育工作。

三、病例特点及讨论

患者老年女性,腰背部疼痛病史 2 年余,既往未见明显下肢放射痛及间歇性跛行,近期劳累后出现右下肢抽痛,步行距离减短,间歇性跛行,严重影响日常生活。尽管已于外院行保守治疗,但整体治疗效果欠佳。分析原因,可能有以下几点:①对患者病情把握不准确:患者老年女性,病史已久,薄弱的腰背部肌肉及韧带不能在正常生理负荷下维持腰椎节段固有的稳定关系,导致了 L_4 椎体的前后滑移,使椎间孔变窄,刺激神经根,出现下肢放射痛及间歇性跛行。如果未考虑到腰椎滑脱是起始致病原因,只是根据下肢放射痛及间歇性跛行的症状特点而按照腰椎间盘突出及腰椎管狭窄症做处理,在疗效上则会大打折扣;②短期镇痛方案不足:疼痛会严重影响患者后期康复的参与度和生活质量,一切后期稳定性的锻炼都是建立在控制疼痛的基础上。腰椎滑脱的疼痛是多方面因素共同导致的,所以往往需要镇痛药物、生活方式改变和理疗的共同作用;③缺乏腰椎稳定性的重建:慢性腰痛往往会导致腰背部肌肉的萎缩,逐渐出现腰椎生物力学的改变、稳定性的下降,最终导致腰椎滑脱。对于这类患者,恢复腰椎的稳定性是解决临床症状的根本。早期可以通过佩戴腰围限制腰椎的滑动,减轻临床症状,疼痛控制后,应积极教育患者行腰背部肌肉力量训练,恢复腰椎自身的稳定。

在这一病例中,患者出现了起身、站立或行走等变换姿势时腰背部疼痛不适感,并在平卧时症状加重,影响睡眠,提示我们患者腰椎稳定性欠佳,除了常规检查外,需要进一步进行腰椎动力位片检查。在影像检查中,患者腰椎的普通侧位片提示了 L_4、L_5 椎体后缘的不平整,而在腰部前屈及后伸侧位片上,这一"台阶"出现了明显的加重。在 MRI 中也可以看到滑脱带来的椎管及神经根管的狭窄,这也是下肢放射痛和间歇性跛行的部分来源。只有深入理解患者的病因,才能更好地治疗。

腰椎滑脱合并的疼痛往往是多因素的。例如腰背肌筋膜的挛缩或炎症、神经根的牵拉、缺氧和水肿、小关节的错位和退变、骨骼及肌肉生物力学的改变等,共同构成了复杂的临床表现。药物治疗方面，我们使用了氟比洛芬酯 50 mg、七叶皂苷钠冻干粉 100 mg 静脉输注，普瑞巴林胶囊每天 2 次 每次 75 mg 口服，以达到消炎消肿镇痛的复合作用。同时运用发散式体外冲击波、针灸、低频脉冲电刺激、超短波等理疗促进血运、消除炎症、镇痛及松解肌筋膜。在冲击波靶点的选择方面，依据肌筋膜触发点理论，重点放松了腰髂肋肌、腰方肌、臀中肌、梨状肌、股外侧肌、腘绳肌及小腿三头肌的触发点。另外，考虑患者平卧时腰痛明显，嘱患者平卧时在双膝关节下垫一薄枕，使腰椎轻度屈曲，腰 L_4 椎体后移，以降低神经根及腰椎周围肌肉的牵拉，缓解疼痛。

对于腰椎滑脱的患者来说，恢复腰椎的稳定性在近、远期的治疗方面均有着重要的意义。在治疗的早期，佩戴腰围可以最大可能的降低腰椎的滑动，避免动力性椎管狭窄，减少对神经根的刺激。当疼痛缓解后，让患者尽早去除腰围，增加运动康复，锻炼腰背部及核心肌群的力量，提高腰椎的稳定性。基于患者的年龄和基本情况，我们给患者安排了：①臀部压床：仰卧屈膝，臀部紧贴床面，将毛巾放置于臀部下方，嘱患者用力压毛巾，以毛巾不能被抽出为度，反复练习；②仰卧抬腿：患者取仰卧位，双下肢缓慢的由伸直位逐渐抬离床面变成屈髋屈膝各 90° 位，维持 15 秒以后缓慢复位，由少到多，重复练习；③跪姿抬腿：肘膝跪于床上，保持核心收紧，不塌腰，吸气时向后抬起一只腿，在最高处停留 10 秒，吐气收回到两腿同时屈膝，重复这个动作 10 次。

四、相关问题及分析

根据以上病例资料，我们总结了关于腰椎滑脱治疗及康复具有代表性的几方面问题进行讨论，希望有助于提高对类似病例的诊治水平和服务质量。

1. 腰椎滑脱的诊疗重点有哪些？

腰椎滑脱是由椎间盘退行性变、关节突关节紊乱、韧带松弛、椎旁肌薄弱、椎体结构破坏等多种因素导致的椎体间移位。定义滑脱的方向由上位椎体的位置决定，例如本病例中，L_4 椎体相对 L_4 椎体发生了前移，故称为 L_4 椎体向前滑脱。

根据椎体间的滑移程度，将腰椎滑脱分为四度：Ⅰ度指椎体间位移不超过椎体前后径 1/4；Ⅱ度指椎体间位移不超过 1/2，但超过 1/4；Ⅲ度指椎体间位移超过 1/2 不超过 3/4；Ⅳ度指椎间位移超过 3/4。

大多数的腰椎滑脱没有症状或仅有腰部酸困感。部分患者会因为外伤而突然出现腰椎如起床、起立、站立、行走、负重等活动时不适。当位移刺激到神经根或使椎管体积严重变小时，则会出现相应的下肢放射痛或间歇性跛行的典型症状。但我们的椎体有借助增生互相连接或增厚韧带来自发恢复稳定性的特性，这有可能会逐渐减轻腰椎滑脱的症状，但也有可能因增生导致神经根管或椎管的狭窄，发展为持续的疼痛。

当患者出现上述症状或腰椎正侧位 X 线片显示椎体后缘不整齐时，即应考虑腰椎滑脱的可能性，应当继续完善腰椎的动力位片，即过屈及过伸侧位。当患者屈伸腰椎时出现椎体后缘连线相差超过 3 mm，则可诊断腰椎滑脱。根据病因，腰椎滑脱可大致分为退行性、外伤性、先天性和病理性。根据腰椎峡部连续情况，分为真性峡部裂型和假性滑脱型。根据腰椎位移的方向，可以分为前后滑脱、左右滑脱。其中退行性前后滑脱和峡部裂最为常见。退行性腰椎滑脱主要由于椎间盘退变，韧带松弛和椎旁肌薄弱造成。由于 $L_{4\sim5}$ 关节突关节几乎完全处于水平的矢状位，所以 L_4 椎体的滑脱在这一类型中最为常见。峡部是椎体中椎弓根移行为椎板的薄弱部分，峡部裂多由先天性或退行性的疲劳骨折和创伤导致。峡部的完整与否是制订腰椎滑脱治疗方案及预后的重要指征，这两种类型的鉴别诊断主要依靠进一步完善腰椎的双斜位片及 CT 影像。CT 可以直观地看到椎弓根完整与否，而双斜位片则需要仔细观察"狗脖子"来明确诊断。（病例 30 图 2）

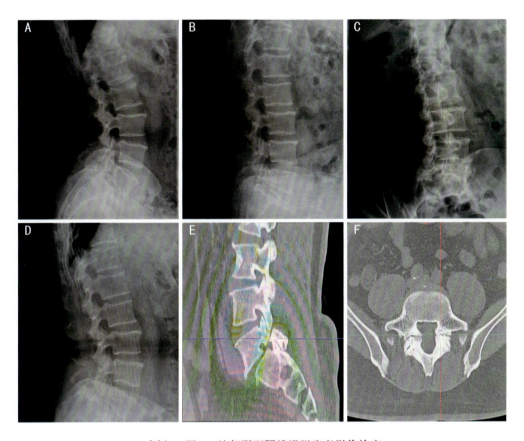

病例30图2　峡部裂型腰椎滑脱患者影像检查

注：腰椎侧位（A）、过屈过伸位（B、C）、斜位X线片（D）及腰椎CT（E、F）。

腰椎滑脱的手术指征主要包括3个方面：①系统的非手术治疗后症状不能缓解；②Ⅱ度以上的腰椎滑脱或者腰椎滑脱进行性加重；③腰椎滑脱伴神经根或者马尾神经受压且有神经损害症状。对有手术指征的患者，我们不应该执着于保守与康复治疗，而是应该积极与骨科医生沟通，确定对患者最有利的治疗方案。

2. 腰椎滑脱的保守治疗及康复方案有哪些？

腰椎滑脱的治疗主要有3个方面：①控制炎症；②减少机械压力；③恢复腰椎稳定性。

在炎症的控制方面，非甾体类消炎药在治疗急性腰部疼痛方面已经被证实有效；对于伴有下肢放射痛等神经症状的患者，可以加用普瑞巴林、加巴喷丁等神经调节镇痛剂；对于严重影响睡眠或中枢敏化的患者，可以选用度洛西汀等抗抑郁药。神经根管阻滞或封闭治疗也可以有效抑制局部炎症，缓解症状。除药物之外，热疗、电疗、超声波或激光治疗等手段，也可以有效地消除炎症，改善血液循环，减轻肌肉紧张。

对于部分腰椎滑脱的患者来说，早期减少局部的机械压力可能比其他治疗更为重要。支具治疗在降低局部压力方面发挥着非常积极的作用，它不仅为患者提供了一定的支撑，减轻了腰椎承受的压力，还在一定程度上遏制了疾病的进一步恶化。特别是当患者合并其他脊柱疾病，如脊柱侧弯、侧位滑脱或腰椎前凸时，支具治疗的积极作用更是不可忽视。对于严重影响腰椎活动的患者，我们推荐患者起床之前就把腰围佩戴正确，然后转为侧卧后用手臂支撑起床，以减少腰椎活动时对椎体的剪切力。然而，过度依赖支具可能导致核心肌肉组织力量的弱化，这对于患者的长期康复极为不利。因此，支具的使用必须要有节制，不能成为患者生活中的"拐杖"。它应主要在白天使用，或者在患者活动时提供必要的支撑。除此之外，对于下肢放射痛等神经症状明显的患者，七叶皂苷钠等药物可以有效消除神经根水肿，减少滑脱、椎间盘或增生对神经的刺激。

无论是手术还是保守治疗，腰椎的稳定性都是保证远期疗效的关键。在 MRI 的帮助下，许多研究发现腰痛患者多裂肌、腹横肌、腰方肌等核心肌群的肌容量与症状相关。不良的生活习惯、姿势以及缺乏锻炼会导致核心肌肉的萎缩，进而影响腰椎稳定性，最终导致退行性腰椎滑脱及一系列的临床症状。核心稳定性训练主要通过增强脊柱深层（如腹横肌、腰大肌等）及浅层（如腹直肌、腰方肌、臀肌等）肌群的力量来提高脊柱和骨盆的稳定性。腰椎滑脱的患者多为中老年人，年龄相对较大，核心肌力较弱，训练时宜采用比较安全和可行的低能量方法进行，如臀部压床、仰卧抬腿、跪姿抬腿等姿势，而臀桥、侧桥等老年人完成起来困难较大。在核心训练时，应有所选择的循序渐进地进行肌力训练动作，节奏从静止稳定到加快，涉及肌群从简单到复杂，运动平面从稳定到不稳定，训练负荷从无到有并逐渐增加负重，在训练时注意正确引导与动作反馈。值得注意的是，小燕飞的动作对于部分腰椎滑脱的患者来说可能会加重其症状，需要谨慎对待。另外，体重对于腰椎滑脱的患者来说也是非常重要的影响因素，循序渐进的有氧运动可以有效地帮助他们控制体重，并且适应训练的强度。

五、病例点评

该病例属于腰椎滑脱症，合并腰椎管狭窄、腰椎间盘突出等多种问题。既往于外院行保守治疗，但整体治疗效果欠佳，分析原因可能与对患者病情把握不准确、短期镇痛方案不足、缺乏腰椎稳定性重建有关。首先，处理时应进行综合分析，明确诊断，深入理解疾病病因，才能获得良好的临床疗效。其次，腰椎滑脱的疼痛是多方面因素共同导致的，除了镇痛药物的使用，冲击波、针灸、低频脉冲电刺激等理疗可以有效放松肌肉，抑制疼痛信号传递，改善患者不适症状。此外，恢复腰椎稳定性对于腰椎滑脱患者的近、远期治疗有着重要的作用。总体来说，这个病例展示了全面个性化康复计划和跨学科团队合作的重要性。

（病例提供者：孙银娣　西安市红会医院）

（点评专家：刘立宏　中南大学湘雅二医院）

参考文献

[1]Kalichman L, Hunter DJ.Diagnosis and conservative management of degenerative lumbar spondylolisthesis[J].Eur Spine J, 2008, 17（3）：327-335.

[2]Nava-Bringas TI, Romero-Fierro LO, Trani-Chagoya YP, et al.Stabilization Exercises Versus Flexion Exercises in Degenerative Spondylolisthesis：A Randomized Controlled Trial[J].Phys Ther, 2021, 101（8）：pzab108.

[3]Bydon M, Alvi MA, Goyal A.Degenerative Lumbar Spondylolisthesis：Definition, Natural History, Conservative Management, and Surgical Treatment[J].Neurosurg Clin N Am, 2019, 30（3）：299-304.

[4]Matz PG, Meagher RJ, Lamer T, et al.Guideline summary review：An evidence-based clinical guideline for the diagnosis and treatment of degenerative lumbar spondylolisthesis[J].Spine J, 2016, 16（3）：439-448.

[5]Samuel AM, Moore HG, Cunningham ME.Treatment for Degenerative Lumbar Spondylolisthesis：Current Concepts and New Evidence[J].Curr Rev Musculoskelet

Med，2017，10（4）：521-529.

[6]Choi JH, Ochoa JK, Lubinus A, et al.Management of lumbar spondylolysis in the adolescent athlete：a review of over 200 cases[J].Spine J, 2022, 22（10）：1628-1633.

[7]Lurie J, Tomkins-Lane C.Management of lumbar spinal stenosis[J].BMJ, 2016, 352：6234.

[8]张兴国.综合保守疗法治疗退行性腰椎滑脱症的临床观察[J].中医外治杂志,2023,32(01)：57-59.

[9]Chan AK, Sharma V, Robinson LC, et al.Summary of Guidelines for the Treatment of Lumbar Spondylolisthesis[J].Neurosurg Clin N Am, 2019, 30（3）：353-364.

[10]万大地，袁野，范鑫超，等.腰椎滑脱症的分类及治疗进展[J].中国医药导刊，2021，23（03）：190-194.

[11]李国栋，张文博，吴文旭，等.退变性腰椎滑脱症非手术治疗进展[J].中外女性健康研究，2019，（13）：42-44.

[12]Gramse RR, Sinaki M, Ilstrup DM.Lumbar spondylolisthesis：a rational approach to conservative treatment[J].Mayo Clin Proc, 1980, 55（11）：681-686.

[13]Sinaki M, Lutness MP, Ilstrup DM, et al.Lumbar spondylolisthesis：retrospective comparison and three-year follow-up of two conservative treatment programs[J].Arch Phys Med Rehabil, 1989, 70（8）：594-598.

[14]华臻，王建伟.保守治疗退行性腰椎滑脱症[J].河南中医，2013，33（04）：539-540.

[15]Kovacs FM, Urrútia G, Alarcón JD.Surgery versus conservative treatment for symptomatic lumbar spinal stenosis：a systematic review of randomized controlled trials[J].Spine（Phila Pa 1976），2011，36（20）：1335-1351.

[16]常晓娟，于杰，谢瑞，等.退行性腰椎滑脱症的现代中医研究进展[J].天津中医药，2020，37（03）：345-349.

[17]孙连伟，王世轩.正骨推拿手法及针刀治疗退行性腰椎滑脱症概况[J].实用中医内科杂志，2017，31（12）：72-75.

[18]丁亚山，胡先平，王开俊，等.硬膜外类固醇注射联合小针刀微创黄韧带松解术治疗腰椎滑脱症临床观察[J].中华实用诊断与治疗杂志，2011，25（02）：181-182.

[19]Garet M, Reiman MP, Mathers J, et al.Nonoperative treatment in lumbar spondylolysis and spondylolisthesis：a systematic review[J].Sports Health, 2013, 5（3）：225-232.

[20] 杨梦琪，张向东，寇赵淅，等．腰椎滑脱症的中医治疗进展研究[J]．中外医学研究，
2022，20（36）：169-172．DOI：10.14033/j.cnki.cfmr.2022.36.044.

病例31 青少年特发性脊柱侧弯的康复

一、病历摘要

患者女性，14岁10个月。

主　诉：发现脊柱侧弯畸形6年。

现病史：6年前家属偶然发现患者胸腰背部畸形，双肩不等高，无明显活动受限，无疼痛，无低热、盗汗等症状，就诊于当地医院诊断为"脊柱侧弯"，给予矫形支具固定及康复治疗，效果欠佳，门诊以"青少年特发性脊柱侧弯"为诊断收住入院。发病来，患者神志清，精神可，饮食可，睡眠可，大小便正常，体重无明显减轻。

体格检查：体温36.6℃，脉搏74次/分，呼吸17次/分，血压96/57 mmHg，身高167 cm，体重52 kg。营养中等，体型偏瘦，胸腹检查未见明显异常。平素月经周期规律，初潮年龄13岁，行经3～5天，间隔25天，无痛经，经量正常，经色正常，无血块。

专科查体：步入病房，步态正常，双肩不等高，右肩比左肩高1 cm，可见脊柱呈C型侧弯，科布角（Cobb角）约30°，右侧"剃刀背"畸形（病例31图1），右侧高出左侧约2 cm，胸椎、腰椎棘突及椎旁无压痛及叩击痛，脊柱侧弯节段右侧椎旁肌群紧张，脊柱前屈、后伸活动度下降，双下肢不等长（髂前上棘至内踝距离：左侧83.0 cm，右侧84.5 cm），双侧足弓较平，双侧跟骨外翻，双侧膝外翻。无神经放射性疼痛，四肢皮肤感觉、肌力、肌张力均正常，腱反射均可引出，病理反射未引出。

辅助检查：全脊柱RF检查提示：脊柱侧弯（病例31图2）。足底压力分析结论（病例31图3、图4）：①双侧足跟外翻；②双侧膝关节外翻；③重心后倾。动力学与运动学检测结论（病例31图5）：①行进中，双侧重心转移线内移，过度旋前；②双侧内侧足弓塌陷；③行进中，双足局部压力过大；左侧最大压力48.2 N/m²，右侧最大压力45.7 N/m²；④双侧重心转移线曲折，动态平衡功能受限。

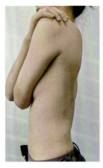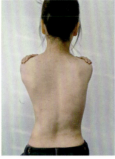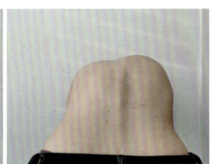

体姿侧面观　　　　　体姿背面观　　　　　　　　脊柱前屈

病例 31 图 1　体姿外观

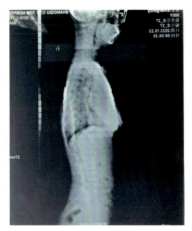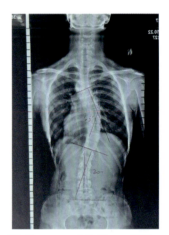

侧位片　　　　　　　正位片，Cobb 角胸段 45° 腰段 20°

病例 31 图 2　全脊柱影像片

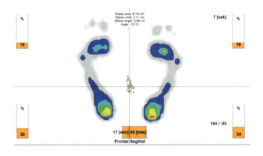

病例 31 图 3　静态足底压力分析

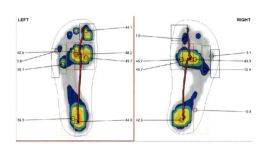

病例 31 图 4　动态足底压力分析

肌骨生物力学诊疗与运动功能评估检测报告

姓名		性别：女	年龄：14 岁	日期：2024 年 1 月 30 日

静力学检测：

检测指标	结果	参考值
足跟外翻角度（左）	5.8°	0° -5°
足跟外翻角度（右）	3.1°	0° -5°
足跟内翻角度（左）	---	0°
足跟内翻角度（右）	---	0°
膝关节外翻角度（左）	6.4°	5° -7°
膝关节外翻角度（右）	7.1°	5° -7°
膝关节内翻角度（左）	---	---
膝关节内翻角度（右）	---	---
膝关节屈曲角度（左）	---	0°
膝关节屈曲角度（右）	---	0°
膝关节反张角度（左）	4.2°	0° -5°
膝关节反张角度（右）	6.5°	0° -5°
髌前上棘至内踝（左）	83.0cm	
髌前上棘至内踝（右）	84.5cm	
重心移动轨迹占的总面积	8.16cm2	< 10 cm2
左右方向的最大震幅	2.71cm	< 5cm
左侧前足压力：18%	右侧前足压力：18%	左前：20 %	右前：20 %
左侧后足压力：30%	右侧后足压力：34%	左后：30%	右后：30 %

结论：
1. 双侧足跟外翻。
2. 双侧膝关节外翻。
3. 重心后移。
4. （具体结合临床）

动力学与运动学检测：
结论：
1. 行进中，双侧重心转移线内移，过度旋前。
2. 双侧内侧足弓塌陷。
3. 行进中，双足局部压力过大：左侧最大压力 48.2N/m²，右侧最大压力 45.7N/m²。
4. 双侧重心转移线曲折，动态平衡功能受限。
5. （具体结合临床）

病例 31 图 5　下肢生物力线评估

临床诊断：青少年特发性脊柱侧弯（adolescent idiopathic scoliosis, AIS）。

功能诊断：①脊柱侧弯；②足弓塌陷。

二、诊疗经过

入院后完善基础检查，并进行详细肌骨生物力学与运动功能评估，发现该患者主要问题为：脊柱侧弯、双侧足弓塌陷。整体康复目标：纠正脊柱侧弯畸形；通过特定运动疗法稳定矫正姿势，矫正体态；纠正扁平足；改善患者心理状态，增强患者应对脊柱侧弯的信心。

康复治疗方案如下：

1. 脊柱侧弯矫正　适配脊柱侧弯矫正器（病例 31 图 6、图 7），要求患者每天坚持穿戴 20 小时以上。

2. 双周期脊柱三维矫正技术（病例 31 图 8）　根据患者脊柱情况设定矫正参数，每天治疗 1 次，连续治疗 2 周。

3. 特定运动疗法（病例 31 图 9、图 10）　进行以施洛斯（Schroth）为主导的特定运动疗法进行康复训练，每天 1.5 小时，每周 3 天，持续治疗 6 周。在此期间，通过康复治疗师的耐心指导及群体运动，增强患者积极应对脊柱侧弯的信心。

4. 纠正扁平足　适配生物力学矫治鞋垫（病例 31 图 11、图 12），进行足底运动控制训练。

5. 日常生活姿势指导　患者有意识地将坐位直立运动模式融入日常生活。

6. 家庭作业　嘱患者回家后，佩戴矫形支具下，加强矫正动作训练，练习时间为 30 ～ 60 分钟。

7. 定期复查　建议半年复查一次全脊柱 X 线，了解脊柱侧弯的进展情况。

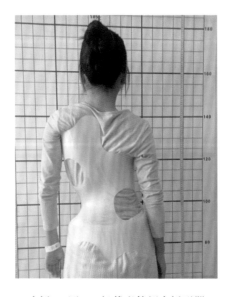

病例 31 图 6　佩戴脊柱侧弯矫形器

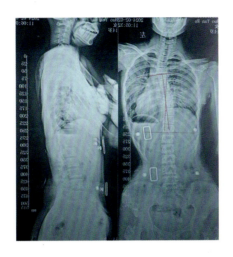

病例 31 图 7　佩戴支具后全脊柱正位片：Cobb 角胸段 10° 腰段 0°

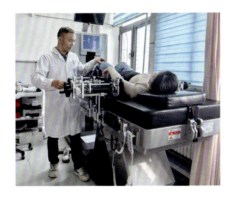

病例 31 图 8　双周期脊柱三维矫正技术

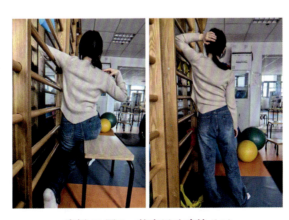

病例 31 图 9　特定运动疗法（1）

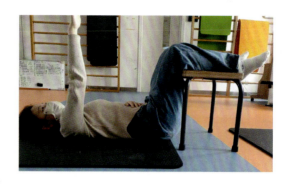

病例 31 图 10 　特定运动疗法（2）

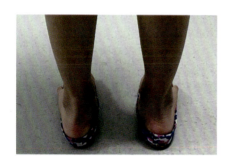

病例 31 图 11 　足底生物力学评估

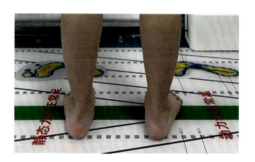

病例 31 图 12 　生物力学矫治鞋垫

三、病例特点及讨论

减少和预防脊柱侧凸畸形是医生和治疗师的主要目标。该病例 6 年前已经发现脊柱侧弯，出现了胸腰背部畸形、双肩不等高的情况。尽管做了干预治疗，脊柱侧弯并没有得到有效控制。分析原因，可能有以下几点：①矫形支具的选择：利用脊柱侧弯矫形器治疗脊柱侧弯是非手术治疗脊柱侧弯中最行之有效的方法之一。患者虽然于当地医院佩戴了矫形支具，但侧弯角度没有稳定，可能受当时矫形支具制作技术的限制，支具适配度不高、制作材料舒适性不够，或者患者依从性差、佩戴的时间不足等等，致使矫形支具没有起到有效矫正的作用；②康复训练未跟进：国际脊柱侧凸矫形和康复治疗协会制定指南中，推荐特定运动疗法（physiotherapeutic scoliosis specific exercises，PSSE）干预脊柱侧弯。PSSE 是一个基于彻底的医疗和身体评估结果的个体化锻炼计划，该患者未经规范的康复治疗也是造成脊柱侧弯逐渐加重的原因之一；③社会和家庭支持：社会和家庭是脊柱侧弯康复过程中不可或缺的一环。家庭成员的鼓励和帮助、社会服务的辅助及医疗技术水平的发展，都可以提高患者的康复效率和生活质量。脊柱侧弯的康复不仅仅是医疗行为，还包括社会参与和家庭互动，这些支持有助于患者重建自信，促进整体恢复。

针对以上问题，制订个性化的康复治疗方案：

1. 适配脊柱侧弯矫形器　通过脊柱侧弯矫正器在畸形的凸出部位施加外力，将脊柱推向正常的位置，恢复正常脊柱结构，从而达到矫正脊柱侧弯或者减缓侧弯进展的效果。①使用计算机辅助设计软件，采用逆向工程技术收集脊柱侧弯患者体廓数据，获得患者体廓三维模型，根据矫形器使用过程中的应力分布情况，设计出压力区与释放区，得到脊柱侧弯矫形器模型，确保矫形器具备更好的力学性能；②优化矫形器的结构强度。从材料、制作工艺、厚度以及轻量化对矫形器进行优化，使患者佩戴时感觉轻巧、舒适，提高矫形器佩戴的依从性；③检验矫形器的适配性。矫形器做好后，患者试穿并进行 X 线拍摄，通过对比患者穿戴矫形器前后的 X 线片中侧弯角度变化情况，检验矫形器的功能性，同时检测矫形器的舒适度，根据患者反馈及时调整，不断进行矫形器的优化设计。从该患者全脊柱正位片可见佩戴矫形器前后 Cobb 角的变化，佩戴前为 Cobb 角胸段 45°、腰段 20°，佩戴后为胸段 10°、腰段 0°。

2. 双周期脊柱三维矫正技术　改善患者背部肌群张力及柔韧性。利用软组织及脊髓可耐受缓慢拉伸的作用原理，通过脊柱三维矫治系统在患者身体的纵向、横向、轴向三个方向周期性地牵拉，使脊柱产生自动调节作用以适应牵引条件，表现为脊柱凹凸侧椎旁软组织的延长和松解、各个椎骨间的韧带及小关节松动，从而提高脊柱的柔韧性，帮助恢复脊柱正常的生理结构。

3. 制订施洛斯为主导的个性化特定运动疗法　在特定的主动矫正模式和运动训练基础上，同时进行躯干的稳定性训练（平衡训练、神经运动控制以及本体感觉训练等）。另外，结合患者的日常学习和生活，由专业医师或治疗师指导患者开展家庭康复。具体康复训练方案如下：①评估：骨盆右移，腰左侧凸起，胸段右侧凸起，颈肩段左侧凸起（左肋骨凸起，背侧凹陷；右肋骨凹陷，背侧凸起）；②训练动作 1：位置：仰卧位　双脚放在凳子上，泡沫轴夹在膝盖位置，毛巾或垫子放在左侧腰侧（髂嵴上侧），右手上举指向天空。训练：双脚脚后跟下压，臀部上提，腰背部紧贴地面，双膝夹泡沫轴，呼气，右手向上伸，使左侧肋骨下降，吸气，气体充盈至右侧肋骨。（加强版，左侧脚后跟向下发力更多）；③训练动作 2：位置：站立位 右脚较左脚向前半步（目的是站立位脚发力使右侧骨盆后倾），双膝夹住垫子，背部贴墙，左手放在左下肋，右手前屈。训练：双脚发力使躯干紧贴墙，深呼吸，左手感受左下肋下降，右手尽量向前伸；④训练动作 3：位置：左侧屁股坐位：双肘侧平举与肩宽，双肩伸展（右肩将肩胛骨拉回来：对角线向下，向后；加强版左手上举）肩胛骨伸展（贴胸壁），调整骨盆至中立位（骨盆前后倾），躯干向前向上移动。训练：保持骨盆稳定，拉长脊柱，深呼吸，躯干向左微旋转；⑤训练动作 4：双手上举抓杠杆，骨盆前后倾，调整骨盆至中立位。将更多的体重放在左腿上，胸背部将胸腔向左移动，下肋向左移动，骨盆向右移动。左手微高于右手。训练：保持此姿势，左脚脚趾发力抓地（左侧足弓较右侧塌陷更多一些），进行深呼吸训练。加强版动作是右脚微离开地面进行此动作训练；⑥训练动作 5：双膝屈曲坐在垫子上，屈肘 90°，肩外展外旋 90° 紧贴墙壁。保持颈部拉伸，肋骨向下的姿势。训练：深呼吸双手上移，背部紧贴墙壁，肋骨向下发力；⑦治疗时间：特定运动训练的持续时间是治疗效果的一个关键因素。我们的治疗方案持续 6 周（18 次），每天 1.5 小时，每周 3 天。嘱患者回家后，佩戴矫形器下，加强动作 1、2、5 的训练，练习时间为 30 ～ 60 min/d。

4. 纠正扁平足，稳固根基。适配生物力学矫治鞋垫，给予足弓适当的支撑，使足部骨骼恢复至正确的解剖结构；纠正异常的生物力线，改善足弓塌陷、前足外翻及跟骨外翻等问题，通过足部结构和身体重心的个性化调整纠正整体姿态。另外，配合足底运动控制训练，进行足底筋膜球压力滚动、弹力带下踝关节内外翻抗阻运动、足部环绕运动等，增强足底肌肉稳定性。

四、相关问题及分析

1. 什么是 AIS？

AIS 是一种复杂的脊柱三维结构畸形，包括一个或多个脊柱节段的侧曲、后前偏或轴向旋转，没有其他可识别的先天性或神经肌肉异常。根据脊柱侧弯研究学会（SRS），AIS 被定义为 Cobb 角 10° 或以上，并伴有椎体旋转。AIS 被描述为"特发性的"，因为它是自发产生的，其原因尚不清楚，一项综述总结了 AIS 可能的发病机制，其中遗传学、雌激素、钙调素、褪黑素、维生素 D 和低骨密度可能发挥作用。另外，那些经历青春期生长突增以及神经－骨不同步生长的儿童中发病率是最高的。AIS 严重困扰全球青少年，多见于 10 岁至骨骼成熟的儿童，女孩更有可能发生，且严重侧弯在女孩中更为普遍。

2. AIS 对人体有哪些危害？

虽然 AIS 可以在生长过程中进展并导致脊柱表面畸形，但通常没有症状，随着病情的发展，当脊柱弯曲度超过某个临界阈值，健康风险就会增加。主要表现在以下几点。

（1）影响脏器功能：脊柱侧弯发生在胸部的时候，会造成胸廓畸形、体积缩小，出现气短、喘气等呼吸障碍，进而会影响心肺功能，严重者会危及生命。另外，脊柱侧弯使腹腔容积减小、脊柱神经对内脏的调节功能紊乱，进而引起食欲缺乏、消化不良等胃肠系统反应。

（2）影响心理健康：脊柱侧弯患者是个特殊的患病群体，社会交往的缺失、对医院环境的恐惧、对手术以及术后并发症和休学的担忧，常常导致患者出现焦虑。所以无论是保守治疗还是手术治疗，都会使患者感到沮丧和紧张。

（3）Cobb 角的增加：人们普遍认为，在侧弯 < 30° 的骨骼成熟患者中，侧弯不太可能进展。然而，30° ～ 50° 的侧弯已被证明在患者的一生中平均进展为 10° ～ 15°。此外，超过 50° 的侧弯可以以每年 1% 的速度进展，最终导致躯干、背部和胸部的严重畸形，甚至导致不同严重程度的残疾，特别是当患者需要手术治疗时，会造成很高的医疗负担，同时，由于手术的复杂性，又要承担手术治疗并发症的风险。

3. AIS 的治疗方法有哪些？

目前，AIS 的治疗主要包括非手术治疗与手术治疗的选择。

（1）非手术治疗：方法主要包括脊柱侧弯矫形器、特定运动疗法以及中医康复治疗。①脊柱侧弯矫形器，是治疗轻中度脊柱侧弯的有效手段。研究表明，手术治疗 Cobb 角为 50° 的严重侧弯，而脊柱侧弯矫形器和脊柱侧弯特异性运动可改善轻度（10° ～ 25°）和中度（25° ～ 45°）侧弯，能够延缓或抑制侧弯的进展，以防止进展到手术期。从脊柱生物力学角度来看，脊柱侧凸矫正刚性支撑目的是产生侧弯矫正力。随着智能化、数字化等新技术的出现促进了脊柱侧弯矫形器的改良和发展，不同类型的脊柱侧弯可以进行个体化的矫形器设计，适配性及舒适性提高了患者的依从性。然而，矫形器存在的缺陷也不容忽视，如可能造成肌力下降、身体僵硬、发育受限等，需要不断的探索和进一步的完善；②特定运动疗法，可增强躯干肌肉力量和脊椎的稳定性，并在正常的脊柱生理结构上建立新的正确的姿势模式，改善脊柱畸形。在特定运动疗法中，施洛斯方法是科学文献中应用和研究最广泛的方法之一。自从 20 世纪 20 年代由德国人凯瑟琳娜·施洛斯首次发明以来，它已经被广泛使用，并已被证明是有效的。这是一种对脊柱侧弯的三维治疗，根据施洛斯的脊柱侧弯分类系统的模式，进行特异性姿势矫正，目标是姿势的三维自我矫正、矫正姿势的稳定、患者教育，以及将矫正姿势整合到日常活动中，最终改善脊柱 Cobb 角度、不对称性、躯干旋转角度、背部伸肌强度、躯干屈肌强度、生活质量、平衡等。治疗效果往往取决于患者训练的时间长短以及遵循处方计划的能力，研究表明，至少 1～3 个月的持续运动对于获得运动的积极效果是必要的。随着施洛斯运动持续时间的增加，效应量变大。但以 6 个月为中心效应量明显显示，＜6 个月的运动效应量中等，而超过 6 个月的运动效应量较大；③中医康复治疗，2023 年制定了关于儿童青少年特发性脊柱侧弯的《中医康复临床实践指南》，指南中指出，中医康复治疗方法主要包括中药内服、推拿疗法（理筋整复手法、杠杆定位手法、卧位牵顿手法、平衡整脊手法等推拿手法治疗）、灸法、针刺疗法、针刀疗法、悬吊推拿运动技术和中国传统功法（八段锦、易筋经、五禽戏、太极拳等），并结合了现代康复疗法，包括物理因子治疗、运动疗法、支具治疗和心理治疗等。

（2）手术治疗：AIS 患者是否应该接受手术干预，取决于整体侧弯的大小和模式、侧弯的进展和骨骼的成熟度。对于骨骼发育不成熟、Cobb 角超过 40° 的患者或持续进展的患者，可考虑进行手术。100 多年来，融合手术一直被用于治疗脊柱侧弯，患者可以进行前脊柱融合术（ASF）、后脊柱融合术（PSF）或联合前路手术。对于 Cobb 角＞50° 的患者，是否一定要手术治疗存在争议。手术所用器械复杂、难度高、创伤大、并发症多，还要考虑到患者本身是否存在畸形、疼痛、神经系统症状、社交障碍、心理问题以及患者家属及本人的接受度。另外，随着 AIS 的非手术治疗研究越来越多，研究内容趋于多元化发展，特定性运动控制训练、脊柱侧弯矫正器治疗可以作为手术治疗的替代方案。虽然目前关于非手术治疗青少年特发性脊柱侧弯业内尚未制订一个标准的临床治疗指南，但国内外对于青少年特发性脊柱侧弯的非手术治疗的研究从未止步，在临床中，坚持早发现、早诊断、早干预、综合治疗的原则，逐渐将脊柱侧弯的非手术治疗个体化，尽量避免费用高、风险大、并发症多的手术治疗，将患儿的生理及心理创伤降到最低。

五、病例点评

该病例发现时间早，既往于当地医院治疗，但并未有效矫正脊柱侧弯，分析原因可能与矫形支具的适配度不高、佩戴的时间的不足以及未经规范的个体化康复训练有关。针对该患儿情况，通过评估及综合分析发现患儿存在的问题，并针对问题制订相对全面的康复治疗计划：佩戴计算机辅助设计脊柱侧弯矫正器；执行双周期脊柱三维矫正技术及特定运动疗法；适配生物力学矫治鞋垫并进行足底运动控制训练调整整体生物力线；对患儿进行日常生活姿势指导，加强矫正动作训练。该病例经过综合康复治疗后取得了较好的疗效，体现了针对青少年特发性脊柱侧弯全面个体化的康复治疗方案，值得借鉴。

（病例提供者：徐 辉 李继萍 郑州大学第五附属医院）

（点评专家：刘立宏 中南大学湘雅二医院）

参考文献

[1]Negrini S，Donzelli S，Aulisa AG，et al.2016 SOSORT guidelines：orthopaedic and rehabilitation treatment of idiopathic scoliosis during growth[J].Scoliosis Spinal Disord，2018，13：3.

[2]Trupia E，Hsu AC，Mueller JD，et al.Treatment of Idiopathic Scoliosis With Vertebral Body Stapling[J].Spine Deform，2019，7（5）：720-728.

[3]Seleviciene V，Cesnaviciute A，Strukcinskiene B，et al.Physiotherapeutic Scoliosis-Specific Exercise Methodologies Used for Conservative Treatment of Adolescent Idiopathic Scoliosis，and Their Effectiveness：An Extended Literature

Review of Current Research and Practice[J]. Int J Environ Res Public Health, 2022, 19 (15): 9240.

[4] 高音, 朱建英, 梁新蕊, 等. 脊柱侧凸患者牵引前后运动学柔韧评价指标的应用 [J]. 上海护理, 2008, (03): 41-42.

[5] de Reuver S, Moens A, Kruyt MC, et al. Ultrasound Shear Wave Elastography of the Intervertebral Disc and Idiopathic Scoliosis: A Systematic Review[J]. Ultrasound Med Biol, 2022, 48 (5): 721-729.

[6] Addai D, Zarkos J, Bowey AJ. Current concepts in the diagnosis and management of adolescent idiopathic scoliosis[J]. Childs Nerv Syst, 2020, 36 (6): 1111-1119.

[7] Angela L. Kuznia, Anita K. Hernandez, Lydia U. Lee. [Adolescent idiopathic scoliosis] [J]. Arch Argent Pediatr, 2016, 114 (6): 585-594.

[8] Kuznia AL, Hernandez AK, Lee LU. Adolescent Idiopathic Scoliosis: Common Questions and Answers[J]. Am Fam Physician, 2020, 101 (1): 19-23.

[9] Reamy BV, Slakey JB. Adolescent idiopathic scoliosis: review and current concepts[J]. Am Fam Physician, 2001, 64 (1): 111-116.

[10] Gomez JA, Hresko MT, Glotzbecker MP. Nonsurgical Management of Adolescent Idiopathic Scoliosis[J]. J Am Acad Orthop Surg, 2016, 24 (8): 555-564.

[11] Yagci G, Yakut Y. Core stabilization exercises versus scoliosis-specific exercises in moderate idiopathic scoliosis treatment[J]. Prosthet Orthot Int, 2019, 43 (3): 301-308.

[12] Park JH, Jeon HS, Park HW. Effects of the Schroth exercise on idiopathic scoliosis: a meta-analysis[J]. Eur J Phys Rehabil Med, 2018, 54 (3): 440-449.

[13] Ceballos Laita L, Tejedor Cubillo C, Mingo Gómez T, et al. Effects of corrective, therapeutic exercise techniques on adolescent idiopathic scoliosis. A systematic review[J]. Arch Argent Pediatr, 2018, 116 (4): e582-e589.

病例 32　慢性肌筋膜炎的康复

一、病历摘要

患者男性，36 岁。

主　诉：右颈部疼痛不适 1 年余，加重 3 个月。

现病史：患者 1 年多前用力转头时致颈部肌肉拉伤，随即出现右侧颈部疼痛，伴活动受限，单位卫生队给予理疗、按摩、针灸后症状有所缓解。3 个月前抗载荷训练时上述症状再次加重，右侧颈部肌肉酸痛、僵硬不适、颈后伸受限，给予按摩、针灸、理疗、外用膏药等治疗后疼痛和僵硬不适部分缓解，但缓解时间较短，严重影响生活和训练。患者自发病以来精神如常，情绪尚可，饮食正常，睡眠欠佳，大小便正常，体重无明显下降。

既往史：既往体健。否认高血压、糖尿病、心脏病病史；否认其他慢性病史；否认手术、输血史及其他外伤史。无吸烟史，偶有饮酒。家族中无传染病及遗传病史。

体格检查：体温 36.2℃，脉搏 69 次 / 分，呼吸 16 次 / 分，血压 133/80 mmHg。神志清楚，步入病房，双肺呼吸音清，未闻及干湿啰音，心脏及腹部查体未见明显异常。

专科查体：颈呈右旋并稍左侧屈姿势，颈右侧椎旁肌压痛，上颈段为著；颈椎功能活动度：前屈 50°，后伸 15°，左侧屈 30°，右侧屈 40°，左侧旋 50°，右侧旋 60°；颈伸肌肌力 4 级（因疼痛不敢用力），颈屈肌肌力 5 级，颈左 / 右侧屈肌肌力均 5 级，颈左旋肌肌力 5 级，颈右旋肌肌力 4 级；双上肢关键肌肌力 5 级，右侧臂丛牵拉试验（-），压顶试验（-），椎间孔挤压及分离试验（-）。双上肢皮肤感觉及肌张力正常，双侧肱二头肌腱反射、肱三头肌腱反射正常，双侧 Hoffmann 征阴性。

VAS 评分为 7 分；颅颈屈曲压力测试：22 mmHg；颈椎功能障碍指数（neck disability index，NDI）46 分；日常生活能力评定：改良 Barthel 指数评分 100 分；SF-36 各维度评分见病例 32 表 1。

辅助检查：颈椎 X 线示：颈椎生理曲度轻度变直，轻度退行性改变。

颈部软组织超声示（病例 32 图 1）：C$_3$ 横突水平后结节附着点周围肌肉及筋膜

回声增高（与左侧同一位置相比），肌肉间筋膜增厚，边缘模糊，呈片状，局部超声触诊阳性，CDFI 示血流信号不丰富。颈部痛点处所见，考虑颈夹肌及其深部筋膜损伤样改变。

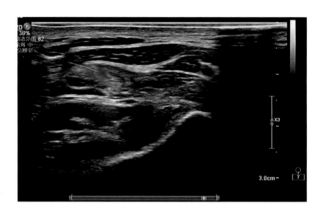

病例 32 图 1　颈部肌骨超声

临床诊断：慢性肌筋膜炎。

功能诊断：①右侧颈痛；②颈部活动受限；③社会参与能力下降。

二、诊疗经过

入院后完善检查，明确诊断，经过详细康复评估，明确患者的主要问题为右侧颈痛、颈部活动受限、社会参与能力下降。患者短期目标重在缓解颈部疼痛，改善颈椎关节活动度。长期目标则为通过前期的干预措施缓解颈部疼痛及改善颈部活动度后，通过改变工作和生活方式，维持康复效果，从而恢复患者的社会参与能力。

在常规康复治疗（超短波、干扰电、半导体激光等物理因子）的基础上，采用针对性的康复方案：①针对右侧颈夹肌肌筋膜炎，采取手法治疗放松右侧颈夹肌及其筋膜；同时针对颈椎后伸受限行颈椎关节松动改善颈活动度；②针对患者颈部深层肌肉功能，给予颈部深层肌肉进行训练，包括压力生物反馈训练和颈深伸肌训练，以增强颈椎的稳定性；③针对患者颈异常姿势，在改善颈灵活性和稳定性后进行颈中立位训练；④针对超声结果，颈夹肌及其深部筋膜损伤样改变，给予超声引导下药物注射治疗；治疗后 VAS 评分从入院时的 7 分降至 2 分；⑤此外，对患者进行健康宣教，指导健康生活方式及科学运动，避免颈部损伤的动作出现，出院时 NDI 评分为 8 分，SF-36 各维度评分见病例 32 表 1；⑥出院后 3 个月随访，VAS 评分为 0 分，NDI 评分为 0 分，SF-36 各维度评分见病例 32 表 1，患者恢复正常工作。

病例 32 表 1　SF-36 各维度得分变化

SF-36 各维度	入院时	出院时	随访 3 个月
躯体功能（PF）	90	100	100
躯体健康所致角色限制（RP）	0	100	100
躯体疼痛（BP）	40	52	100
总体健康感（GH）	40	100	100
生命活动（VT）	80	95	100
社交功能（SF）	100	100	100
情感问题所致的角色限制（RE）	33	100	100
精神健康（MH）	44	72	100
健康变化自评（HT）	0	100	100

三、病例特点及讨论

1. 患者青年男性，特殊职业（颈部长期负荷过大），明确的急速转头致伤及诱发颈痛再次发作病史。

2. 两次急性发作时给予常规康复治疗：理疗、按摩、针灸治疗等，均仅使症状部分缓解（VAS 评分改善 2 分）；患者长期存在颈痛（VAS 评分持续维持在 5 分）伴活动受限，颈呈右旋并稍左侧屈姿势；严重影响生活和训练。

3. 依据特殊职业、病史及临床表现，患者"慢性肌筋膜炎"诊断明确。

患者存在持续中等程度疼痛及再发颈部疼痛伴活动受限的原因可能与下列因素有关：①1 年前患者颈部受伤，由于常规治疗方法缺乏针对性，患者对该问题重视度不够，颈部肌肉拉伤未完全治愈，导致长期的无菌性炎症使疼痛持续存在；

②长时间反复的抗载荷训练，使颈部受伤组织反复出现疲劳或微细损伤积累；当再次出现外力时，肌筋膜及肌组织发生水肿、渗出及纤维性变，导致肌筋膜炎急性发作引起疼痛。

入院后，除了常规物理因子治疗，对该患者采取了针对性的、个性化的治疗方案，包括：①针对颈右旋稍左侧屈异常姿势、右侧颈夹肌紧张，采取激痛点及肌肉能量技术（MET）放松右侧颈夹肌及肌筋膜，拉伸颈左侧屈肌；同时进行颈椎关节松动，改善颈后伸；②针对超声结果，颈夹肌及其深部筋膜损伤样改变，给予超声引导下药物注射治疗，具体为：在超声引导下给予颈夹肌内及其周围筋膜层内各注射 10% 葡萄糖 10 mL；③针对患者颈深屈肌耐力降低，进行针对性颈深层肌肉进行训练，包括压力生物反馈训练和颈深伸肌训练，以增强颈椎的稳定性。压力生物反馈训练具体为：患者仰卧位，双膝屈曲，腰部贴紧床面，颈部保持中立位，双上肢自然放于体侧，指导患者缓慢地进行点头的动作（患者被要求柔和的点头，如同用上颈部说"是"），同时治疗师将手放置在触摸胸锁乳突肌，提示患者浅层肌肉放松。当患者掌握正确的运动之后，在颈部靠近枕骨的地方放置压力感受器的气囊，气囊放置在颈部之前不进行充气，保证所有气囊单元压力均匀分布，将压力数值调节至 20 mmHg，根据压力感受器的数值逐渐增加运动范围。训练开始前确定患者的初始水平，当患者可以在一个压力数值稳定保持 5 秒，即为初始值。训练从初始值开始，每次增加 2 mmHg，直到压力值为 30 mmHg。各个目标值的稳定时间增加到 30 秒，重复 10 次，每次休息 30 秒，当患者可维持 30 秒后，进行下一水平，直至到达 30 mmHg。颈深伸肌训练具体为：患者手膝四点跪位，颈部缓慢地向后伸展，同时眼睛始终注视手腕部。训练过程中，治疗师将手放在头后方帮助患者头部保持在中立位。训练从颈部屈曲开始，逐步到中立位、20°～30° 伸展，每个阶段保持 30 秒。经过上述训练，患者关节活动范围和颈部功能得到改善；④此外，健康宣教也至关重要，指导保持颈中立位练习、颈运动控制练习，保持健康生活和行为方式，避免颈部损伤的动作出现。

四、相关问题及分析

根据以上病例资料，我们总结了关于慢性肌筋膜炎康复的具有代表性的几方面问题进行讨论，希望有助于提高对类似病例的诊治水平和服务质量。

1. 肌筋膜炎的致病因素及临床表现有哪些?

肌筋膜炎又称纤维织炎、肌筋膜疼痛综合征;是肌肉及其筋膜的无菌性炎症反应。肌筋膜炎的发病机制主要可能与肌肉过度使用或错误使用有关,其风险因素包括创伤事件、人体工程学因素(如不良姿势、过度活动等)、结构因素(如脊柱侧弯、骨关节炎等)和全身因素(如甲状腺功能减退、维生素 D 缺乏和缺铁等);其他风险因素包括颞下颌关节功能障碍、失眠、恶性肿瘤 / 恶性肿瘤治疗史、心理因素等。

主要临床表现有:局部疼痛及牵涉痛,肌筋膜触发点(myofascial trigger points,MTrPs)及紧张的肌肉条带或条索,按压或针刺 MTrPs 可引起牵涉痛、局部抽搐反应以及症状再现,MTrPs 的牵涉区感觉障碍、受影响的关节活动范围受限;可伴睡眠障碍等。其中,牵涉痛、压痛、MTrPs、局部抽搐反应是其典型临床特征。

MTrPs 又称为扳机点、激痛点,是指肌肉和(或)其筋膜中的敏感或易激区域,位于紧张的肌肉条带中,在触诊下引起局部快速抽搐反应;它又包括显性触发点和隐性触发点。显性 MTrPs 是在受影响的肌肉中引起持续的疼痛,隐性 MTrPs 是在受到压迫或干扰时才会引起疼痛。

2. 肌筋膜炎的诊断标准是什么?

肌筋膜炎一直缺乏明确的诊断标准,目前较为认可的是 Travell and Simons 提出的如下标准,即符合下述 5 项主要标准和一项次要标准即可诊断肌筋膜炎。

主要标准包括:①局部疼痛;②特定的 MTrP(目标区域)牵涉区域的感觉改变;③存在紧张的肌肉条带或条索;④精确的局部压痛;⑤活动范围减小。

次要标准包括:①按压 MTrP 可引发疼痛再现和感觉改变;②通过触诊或针刺 MTrP 引发局部肌肉抽搐反应;③通过肌肉拉伸或 MTrP 注射疼痛可缓解。

在临床实践中,依据肌筋膜炎典型特征即牵涉痛、压痛、MTrPs、局部抽搐反应即可诊断。

但肌筋膜炎的诊断需与纤维肌痛、神经根病、肌腱或关节源性疼痛相鉴别。其中,纤维肌痛是一种以慢性广泛性肌肉骨骼疼痛为特征,经常伴有疲劳、无恢复性睡眠、认知障碍、抑郁和焦虑的疾患,两者鉴别主要依据肌筋膜炎为区域性疼痛;而纤维肌痛为全身弥漫性疼痛,其诊断需满足身体 5 个区域中至少有 4 个区域出现疼痛,以及疼痛、僵硬、睡眠障碍等主要症状持续在相同水平至少 3 个月以上。神经根病所致疼痛主要为神经根因力学或炎性刺激所引起的沿神经分布区域的放射痛，同时伴有感觉、运动、反射障碍等表现。肌腱或关节源性疼痛一般为病变部位的钝痛或胀痛，活动时加重，一般具有明确的病因病理，结合临床表现和借助辅助检查可鉴别。

3．哪些部位易出现肌筋膜炎？

常见部位包括腰背肌筋膜炎、臀肌筋膜炎、颈后肌筋膜炎、肩背肌筋膜炎、跖筋膜炎。但随着全民健身运动的推广和普及，四肢肌筋膜炎也越来越多见。

4．肌筋膜炎的治疗方法有哪些？

肌筋膜炎的治疗方法包括外用及口服药物治疗、物理康复治疗、传统中医治疗及激痛点注射治疗等。

药物：以缓解疼痛为主要目的，包括外用及口服药。外用药物主要包括局麻药和非甾体类消炎药、中药等应用于疼痛部位及MTrPs，如利多卡因凝胶、双氯芬酸钠乳膏、辣椒素霜等。口服药物主要包括非甾体类消炎药和肌松剂，对于伴有情绪障碍或对非甾体类消炎药无反应者可应用三环类抗抑郁药。此类药物能减轻疼痛，改善患者的生活质量，但对患者的胃肠道、心血管、肝功能及肾功能有影响，临床应用时应注意，并控制使用时间。

物理康复治疗：①冲击波疗法：将机械能传递到损伤部位，使肌肉松弛，促进血管及组织再生，减轻疼痛的作用；②物理因子治疗：如低能量激光、超短波、脉冲磁疗、干扰电疗法、生物反馈治疗等，缓解疼痛，改善功能，但作用有限，常作为辅助治疗方法；必要时可尝试经颅磁刺激及经颅直流电刺激等无创性经颅神经调控技术；③肌内效贴布：可改善循环，放松肌肉，抑制痛觉输入等作用；④运动疗法：包括有氧运动、拉伸运动和肌筋膜自我释放训练等，长期疗效较好、不易复发，但往往需要患者克服疼痛等症状，且需长期坚持。

激痛点注射治疗：①肉毒毒素（BTX）注射治疗：肉毒毒素可以通过影响突触前胆碱能神经末梢并抑制神经肌肉接头处的乙酰胆碱和其他神经递质的释放，引起肌肉松弛，缓解疼痛或不适。此外，肉毒毒素还可通过阻断P物质、谷氨酸和降钙素基因相关肽的释放产生镇痛作用；②局部麻醉药或局麻药联合激素注射疗法：局部麻醉药因成本较低，且注射后整体疗效优于BTX而受到临床工作者的青睐，在治疗肌筋膜炎中被广泛使用。皮质类固醇药物通过抑制促炎细胞因子的释放或激活起到抗炎、抑制免疫反应等作用，联合局部麻醉药注射可大大缓解注射带来的疼痛。长期肌内注射激素类药物后会产生全身反应及局部肌肉萎缩等危害，使得其在激痛点注射中并非一线用药；③增生疗法：将高浓度葡萄糖液注射到刺痛点，通过高渗作用，诱发轻度炎症反应，促进组织结构重建及新生血管的生长，同时使机体对疼痛的敏感性下降，具有减轻疼痛的作用。

传统中医治疗：常用的中医技术包括按摩、推拿、针法等，其中针法中的针刺疗法、针刀松解术、银质针等能直接作用于激痛点，通过机械方式灭活激痛点，疗效较为显著。

5. 如何对肌筋膜炎患者进行康复宣教？

生活方式的调整和改变是治疗的前提和关键。在日常生活中做好安全防护，避免颈部、腰部、臀部等易出现肌筋膜炎部位的损伤；选择合适高度的枕头，床垫的软硬要适中，既要有足够的支撑，又能符合人体的正常生理弯曲；对于长期伏案工作者，适当调整电脑显示器与座椅的高度，尽量平视屏幕；注意劳逸结合，避免异常姿势及长时间保持同一姿势；关注天气变化，注意保暖。

针对某一部位的肌筋膜炎，有不同的宣教内容。要个性化、针对性的宣教，使患者能够真正理解宣教的内涵。

五、病例点评

颈部肌筋膜炎是最常见的肌筋膜炎之一，主要因外伤、过度载荷、长期伏案等姿势导致颈肌及筋膜过度使用所致，从而出现一系列颈部疼痛关节活动范围受限等典型的临床表现，常伴焦虑、抑郁和睡眠障碍，是康复科门诊最常见的慢性肌骨疼痛之一。

慢性肌筋膜炎由于反复发作、病程迁延，往往容易形成顽固性疼痛。除了常用的药物治疗（口服非甾体消炎药、外用膏药等）、物理因子治疗、推拿按摩及针灸、运动等方法，超声引导下的 MTrPs 针刺、注射因具有可视化下精准注射 / 针刺、操作相对简单和治疗效果显著的优势而广受关注。循证医学证据显示：物理因子治疗结合运动和手法治疗、针刺结合物理因子治疗均较单一的物理因子治疗、针刺治疗具有更好的疗效，提示包括多种治疗策略的综合康复的优势。

本案例完整了描述了一例病程长达 1 年的年轻患者的诊疗经过，评估过程详细、治疗方案综合。特别对注射治疗方案进行详细描述，可开阔康复医师通过注射技术治疗肌筋膜炎的思路，值得拓展应用。也特别强调了宣传教育在此类疾病康复治疗的重要性。通过该案例，举一反三，能够对腰背肌筋膜炎、臀肌筋膜炎、肩背肌筋膜炎、跖筋膜炎等其他部位的肌筋膜炎治疗起到借鉴作用。

（病例提供者：左秀芹 中国人民解放军空军特色医学中心）

（点评专家：姜 丽 南方医科大学第三附属医院）

参考文献

[1]Borisut S, Vongsirinavarat M, Vachalathiti R, et al.Effects of strength and endurance training of superficial and deep neck muscles on muscle activities and pain levels of females with chronic neck pain[J].J Phys Ther Sci, 2013, 25（9）：1157-1162.

[2]Sremakaew M, Jull G, Treleaven J, et al.Effects of local treatment with and without sensorimotor and balance exercise in individuals with neck pain：protocol for a randomized controlled trial[J].BMC MusculoskeletDisord, 2018, 19（1）：48.

[3]BARBERO M, SCHNEEBELI A, KOETSIER E, et al.Myofascialpain syndrome and trigger points：evaluation and treatment inpatients with musculoskeletal pain[J].Curr Opin Support PalliatCare, 2019, 13（3）：270-276.

[4]Dessie SG, Von Bargen E, Hacker MR, et al.A randomized, double-blind, placebo-controlled trial of onabot-ulinumtoxin A trigger point injections for myofascialpelvic pain[J].Am J ObstetGynecol, 2019, 221（5）：517. e1-517. e9

[5]Nitecka-Buchta A, Walczynska-Dragon K, Batko-Ka-pusteckaJ, et al.Comparison between collagen andlidocaine intramuscular injections in terms of their efficiency in decreasing myofascial pain within massetermuscles：a randomized, single-blind controlled trial[J].Pain Res Manag, 2018, 2018：8261090.

[6]Soriano PK, Bhattarai M, Vogler CN, et al.A case oftrigger-point injection-induced hypokalemic paralysis[J].Am J Case Rep, 2017, 18：454-457.

[7]Cho SB, Zheng Z, Yoo KH, et al.Split-face comparisonstudy of transcutaneous pneumatic injection therapy withisotonic and hypertonic glucose solutions[J].J

CosmetDermatol, 2019, 18（2）：487-494.

[8]Simons DG.Review of enigmatic MTrPs as a common causeof enigmatic musculoskeletal pain and dysfunction[J].J Electromyogr Kinesiol, 2004, 14（1）：95-107.

[9]Urits I, Charipova K, Gress K, et al.Treatment and management of myofascial pain syndrome[J].Best Prac Res Clin Anaesthesiol, 2020, 34（3）：427-448.

病例33　臂丛神经损伤术后系统化康复治疗

一、病历摘要

患者男性，30岁。

主　诉：外伤致右肩、右肘关节活动受限1个月余。

现病史：患者诉2023年7月24日骑电动车时与货车发生碰撞，致头晕、头痛、右侧肩部及胸部疼痛，伴皮肤大面积擦伤，伴腹胀，无意识障碍，恶心呕吐，无大小便失禁等症状，急送湖北省人民医院急诊科就诊，完善相关检查诊断为：①两肺创伤性湿肺，右侧液气胸；②右侧第1至第7肋骨骨折；③右侧肩胛骨、肱骨上段粉碎性骨折；④ C_6、C_7、$T_{1\sim7}$ 棘突骨折；⑤右臂丛神经损伤，收治入重症医学科，后转入关节外科，于2023年7月27日在全麻下行"右侧肋骨骨折切开复位内固定术＋胸膜粘连松解术"，于2023年8月22日全麻下行"右肩锁关节脱位切开复位内固定术＋右臂丛神经探查松解术"，术后予以抗炎、镇痛、化痰、抗血栓、康复训练及对症治疗，病情稳定后出院，遗留右肩关节及右肘关节活动受限，右上肢疼痛麻木，为求系统康复入我科。门诊以"右臂丛神经损伤，骨折术后恢复期"收入院，患者自发病来，精神、睡眠一般，饮食及大小便正常，体力及体重下降。

既往史：患者诉既往体健，否认其他特殊病史，否认食物、药物过敏史。

体格检查：体温36.6℃，心率91次/分，呼吸19次/分，血压130/98 mmHg。神志清楚，步入病房，发育正常，营养中等，检查合作，双侧瞳孔等大等圆，对光反射灵敏，头颅征（-），心率91次/分，律齐，各瓣膜区未闻及病理性杂音，双肺呼吸音清晰，未闻及干湿性啰音，腹部平软，无压痛及反跳痛，肠鸣音无减弱及亢进，双肾区无叩痛。

专科查体（含康复评定）：右肩部可见约 8 cm 术后瘢痕，右胸前区可见约 5 cm 术后瘢痕，右肩关节稍肿胀，右肘关节无明显肿胀，右上臂及前臂肌肉轻度萎缩。右侧斜方肌、胸大肌、结节间沟、三角肌压痛（+）。徒手肌力测试：右肩前屈肌群肌力 3- 级，外展肌群肌力 3- 级，右屈肘肌群 3- 级，伸肘肌群 4 级，右屈腕肌群 5- 级，伸腕肌群级 4+，右手握力正常。关节活动度：右肩关节主动前屈 5°，外展 5°，后伸 0°，外旋 15°，内旋 15°；右肩关节被动前屈上举 180°，外展 180°，后伸 50°，外旋 90°，内旋 90°；右肘关节主动屈曲 5°，伸展 0°，前臂旋后 30°；右肘关节被动屈曲 150°，伸展 0°，前臂旋后 90°。右上臂、前臂外侧区浅感觉异常，右上肢肌张力降低，右侧肱二头肌反射消失。周围神经损伤分级：Seddon 分级 轴突断伤 Sunderland 分级 III 级。手功能分级评定：IV 级（实用手 A）。日常生活能力评定：改良 Barthel 指数评分 85 分（失分项：修饰 0 分，用厕 5 分，穿衣 5 分）。VAS 评分 3 分。

辅助检查：

2023 年 7 月 25 日肌电图：提示右侧臂丛神经损伤电生理表现，累及 $C_5 \sim C_7$。

2023 年 7 月 26 日臂丛神经 MRI 平扫：臂丛右侧 C_5、C_6、C_7 神经根 STIR 信号升高，C_6、C_7、$T_{1\sim7}$ 棘突骨折。

临床诊断：①右臂丛神经损伤；②神经病理性疼痛；③骨折术后恢复期。

功能诊断：①运动功能障碍；②感觉障碍；③日常生活能力受限；④社会参与能力下降。

二、诊疗经过

1. 药物治疗

（1）营养神经：口服甲钴胺片、维生素 B_1 片，均每次 1 片，每天 3 次。

（2）活血化瘀：丹红注射液 2 mL 穴位注射，每天 1 次，每周 5 次。

（3）镇痛：口服普瑞巴林胶囊，每次 1 片，每天 2 次。

2. 康复治疗

（1）物理因子治疗：采用低频脉冲电疗及中频电疗防止肌肉萎缩、促进神经修复。采用重复经颅磁刺激促周围神经损伤修复过程中的神经再生及传导功能的恢复。治疗处方：选择神经病理性疼痛治疗处方，强度90%，频率50 Hz，刺激时间2秒，间歇时间8秒，重复次数20次，总脉冲数600，总时间192秒，刺激靶点疼痛对侧运动Ⅰ区，每天1次，每周6次。

（2）运动功能训练：患肢各个关节行被动活动训练，防止关节僵硬及组织挛缩。进行主动运动训练，当受累的肌力增至3～4级时，可进行抗阻力练习，以争取肌力的最大恢复。进行肢体协调能力训练，以多关节的运动为主，强调肢体远端的精细动作训练。配合矫形器纠正错误姿势，预防并矫正可能的继发畸形。治疗时间45分钟，每周6次。

（3）推拿疗法：以按揉法为主，关节僵硬处采用被动手法进行治疗，揉捏震动法和摩擦法牵引法等，以放松肌肉组织，促进局部血液循环，促进疼痛物质吸收，减轻上肢疼痛。治疗时间30分钟，每周6次。

（4）针灸疗法：采用"调神补肾活血"针灸学术思想，通过电针改善局部血液循环、促进神经的再生修复、缓解神经痛。选穴为百会、神门、关元、悬钟、血海、三阴交、合谷、外关、手三里、小海、曲池、天泉、阳池、肩髃、肩贞、肩髎等。治疗时间30分钟，每周5次。穴位注射可促进神经细胞再生，加快受损神经修复速度。

（5）作业疗法：插木钉板、下五子棋及日常生活辅助器具练习等促进 ADL 恢复。治疗时间30分钟，每周6次。

（6）心理疏导：在治疗过程中，经常与患者沟通，了解其内心所想，针对其郁闷、烦躁等负性情绪进行心理疏导。

3. 目前情况　经过4个月的康复治疗，患者右肩、右肘关节活动受限伴疼痛麻木较前明显改善。专科查体：右肩关节及右肘关节无明显肿胀，右上臂及前臂肌肉无明显萎缩。右侧斜方肌、胸大肌、结节间沟、三角肌压痛（-）。徒手肌力测试：右肩前屈肌群肌力4+级，外展肌群肌力4+级，右屈肘肌群4+级，伸肘肌群5-级，右屈腕肌群5级，伸腕肌群级5-级。关节活动度：右肩关节主动前屈120°，外展150°，后伸30°，外旋60°，内旋60°；右肩关节被动前屈上举180°，外展180°，后伸50°，外旋90°，内旋90°；右肘关节主动屈曲130°，伸展0°，前臂旋后60°；右肘关节被动屈曲150°，伸展0°，前臂旋后90°。右上臂、前臂外侧区浅感觉减退,右上肢肌张力正常,右侧肱二头肌反射减弱。日常生活能力评定:改良 Barthel 指数评分 100 分。VAS 评分 0 分。

三、病例特点及讨论

臂丛神经损伤是最常见的周围神经损伤之一,是一种致残性疾病,多见于交通事故。成人臂丛损伤大多数(约 80%)继发于摩托车或汽车车祸,本例患者即因骑电动车时与货车相撞,导致多处骨折,引起右侧臂丛神经损伤。臂丛神经损伤常引起患肢运动功能及感觉障碍,多伴有慢性神经性疼痛,现有的外科手术水平能为臂丛神经损伤患者提供良好的肢体功能恢复条件,然而手术治疗后,通常还需要经历漫长的康复过程,临床上有些患者手术完成非常好,但是因术后康复治疗没有做到位,导致整体治疗效果不理想。已有研究显示术后系统化康复治疗能提高手术效果,因此,积极进行综合且规范的康复治疗很关键。目前临床常用的康复方法是中西医结合疗法,包括药物治疗、运动疗法、作业疗法、物理疗法(如低频脉冲电疗、中频电疗、超声波治疗、肌电生物反馈疗法、高压氧治疗、经皮磁刺激、重复经颅磁刺激等)、中医疗法(包括针灸、推拿、中药)、感觉功能训练、教育和心理疗法等。虽然目前有多种针对臂丛神经损伤的康复疗法,单个的康复方法都有成效,但还缺乏综合性的治疗方案,若能够根据患者的具体情况,制订个体化治疗方案,并将这些各有所长的康复疗法进行优化组合,系统性地运用到患者身上,规范患者的康复流程,可取得更好的临床效果。

臂丛神经损伤术后患者的短期康复目标是恢复神经的再生功能,矫正畸形,促进神经再生;长期目标是使患者最大限度地恢复原有功能,恢复正常的生活和社会活动,重返工作岗位或从事力所能及的工作,提高患者的生活质量。本例臂丛神经损伤术后患者采用药物、物理治疗、作业疗法、针灸、推拿、心理疏导等系统化的康复治疗,获得较好的康复治疗效果。

目前治疗臂丛神经损伤使用的药物有维生素 B 族、神经生长因子等。本例患者采用维生素 B_1 和甲钴胺,这是临床最常用的口服营养神经类药物。内源性的维生素 B_{12} 甲钴胺是甲硫氨酸合成酶辅酶,归属于新型的钴宾酰胺制剂,对于构成轴突的结构蛋白以及合成髓鞘的主要成分卵磷脂都十分的重要,可营养神经元,加速轴索的延伸以及神经髓鞘化,推动轴索内的营养成分运送到远处,从而促进受损组织的修复。采用丹红注射液活血通络,可改善血液的循环运行来促进炎症的吸收，进而改善受损局部产生的水肿，减轻疼痛。本例患者存在神经病理性疼痛的情况，采用普瑞巴林胶囊镇痛。研究发现，臂丛神经损伤后神经性疼痛的发生率为 76%，大多数患者出现感觉减退和麻木感，药物是治疗神经病理性疼痛的一种重要的治疗方式，临床中通常使用中枢神经系统作用的药物，我国神经病理性疼痛指南指出，神经性疼痛镇痛可以采用钙通道配体、三环类抗抑郁药、5- 羟色胺等药物，大多数国家认为普瑞巴林可作为一线药物。普瑞巴林是继加巴喷丁之后的又一治疗神经病理性疼痛的抗癫痫药，可与中枢神经系统电压依赖性钙通道的 Ⅰ 型 α2-δ 亚基相结合，减少钙离子内流，从而减少兴奋性神经递质的释放，进而抑制疼痛，国内外多个研究发现，普瑞巴林在改善疼痛、稳定情绪、改善睡眠方面较加巴喷丁更好。

　　电疗法中采用低频脉冲电疗及中频电疗。低频脉冲电疗是目前较为认可的物理疗法之一，常用于各种周围神经损伤的康复治疗，主要采用 < 1000 Hz 的脉冲电流进行刺激，不仅能兴奋神经和肌肉，对神经再生、改善神经功能也具有积极作用；同时，具有加速局部血液循环及镇痛的功效，有利于修复周围神经损伤。此外，神经肌肉电刺激可触发肉眼可见的骨骼肌收缩，恢复肌肉功能，防止其萎缩并减少痉挛，常作为力量训练和康复的工具。中频电疗仪能改善局部血液循环，使血流通畅，血流量增加，促进炎性物质的吸收，减轻组织水肿。另外，该仪器也能软化瘢痕、松解粘连。由于臂丛神经损伤患者经多次手术后容易出现组织粘连、瘢痕挛缩、肢体肌肉疼痛症状，故中频电疗仪对其恢复有良好的疗效。此外，该仪器还可刺激运动神经和肌肉引起正常骨骼肌和失神经肌肉收缩，肌肉组织营养改善，具有防治肌肉萎缩的疗效。重复经颅磁刺激（rTMS）是在经颅磁刺激的基础上发展起来的治疗技术，是一种非侵入、安全性高且极少造成患者不适的神经刺激手段，不仅可以调节人类大脑皮质兴奋性，还对周围神经损伤修复过程中的神经再生及传导功能恢复具有促进作用，最新指南提示，针对神经源性疼痛给予对侧初级运动皮质高频 rTMS 为 A 级证据（疗效明确）。

　　运动功能训练能加速患者功能恢复，增强患者战胜伤残的信心，帮助患者重新建立治愈希望；此外，运动功能训练能通过被动及主动训练，可以有效防止肌肉萎缩、关节僵直，由关节活动度受限的方向分别开展关节运动，有助于关节活动范围的进一步扩大，促进肢体功能恢复。

实施作业疗法康复锻炼，通过使用精细运动、多通道感知觉刺激等方式训练，可对患者运动神经元刺激并使其处于兴奋状态，促进神经细胞再生，使冈上肌肉神经支配能力和颈神经桥接移位所支配的相邻肌肉群肌力得以恢复，继而有效改善患侧肢体的肌力，但其难以长时间维持有效的活动能力。

本例患者针灸治疗除了常规选穴外，配合了冯美果教授带领团队倡导"调神补肾活血"针灸学术思想的针法，选穴为百会、神门、关元、悬钟、血海、三阴交。悬钟为八会穴之髓会，肾主骨生髓，通于脑，脑为髓海，刺激悬钟可达补肾填髓健骨之功。关元穴为任脉与足三阴经的交会穴，故可调理肝、脾、肾三条阴经，是培元益肾的要穴，与悬钟相配，加强补肾益髓的作用。血海具有统血养血、活血理血的作用，可用于瘀血闭阻、血热妄行、阴血不足等各种血证，是治疗血证之要穴。三阴交为足三阴经交会穴，具有益气和血、健脾化湿、滋补肝肾的作用，与血海相配，能行气活血，与悬钟、关元相配，可滋阴补肾。"百会"为手足三阳经、督脉之会，有安神定志、升提阳气之功效，主治各种神志病；神门为心经之原穴，补之则能益心气、宁心神，泻之则能清心火，具有双向调节的功能，与百会相配，加强宁神定志之功。诸穴共用，可达补肾健骨、养血活血、调神宁心的功效。电针治疗后通过刺激穴位改善其局部血液循环，一方面增加了神经耗氧量，促进氧代谢，使新生的轴质不断流到损伤轴突近端的末梢；另一方面又能使轴突溃变产物较快的消除，完成华勒氏变性过程，为轴突再生提供通路，可延缓脊髓神经元的损伤，或对损伤的脊髓运动神经元有康复作用。针灸治疗结合物理因子治疗通过多环节、多途径调动机体，促进神经损伤修复。穴位注射具有一定的趋向性、靶病性、归经性，同时可以放大药物的药理效应，此外，穴位注射还可以对神经系统产生作用，解剖学发现穴位附近存在丰富的毛细血管、神经末梢，药物存留在腧穴附近对腧穴产生的刺激可以通过神经传递至大脑相应区域从而治疗疾病。推拿治疗能通过手法对人体产生作用，进而促使组织纤维出现生理反应，这种手法能有效调节体液与神经反射，进而治疗受损部位；推拿手法能加速扩张毛细血管，加快血液循环，改善肌肉血液循环，修复受损的组织；另外，推拿治疗还可使感觉神经末梢受到刺激，调节神经系统兴奋及抑制，使代谢及血液成分被改变。尽管推拿治疗不会明显增加肌肉的力量，但能使肌肉正常的功能得到保持。

臂丛神经损伤患者的康复是一个相对漫长的过程，多数患者因手功能恢复慢而严重影响心理健康和日常生活，常感到焦虑、抑郁等，严重者可有自杀意念，所以对患者进行良好的宣教和积极的心理干预非常必要。

本例臂丛神经损伤术后患者经过 4 个月的系统规范化的康复治疗，患者的肢体功能取得一定程度的恢复，日常生活能力得到提高，回顾治疗的过程，仍有以下几点不足之处：

1. 运动疗法方案的选择不够精确。患者在外院行右臂丛神经探查松解术，因缺乏详细的病例资料，具体的手术治疗方式不详，从而影响制订更适合患者本人的个体化运动训练方案。一般来说，运动方案的选择需要根据患者臂丛损伤情况和手术方式，康复医师为其选择合适的运动方案进行规范化康复训练：①针对膈神经移位至肌皮神经患者采取深吸气治疗方案；②对副神经移位至肩胛上神经的患者采取耸肩治疗方案；③对健侧 L_7 神经移位的患者来说，应该让患者健侧肢体做各种各样的活动，同时让患侧肢体配合健侧肢体模仿做相同的动作。

2. 忽略了感觉功能训练。臂丛神经损伤会导致患侧上肢运动及感觉功能障碍，76% 患者伴神经病理性疼痛，临床医生常把注意力集中在解决患者运动功能障碍和神经病理性疼痛的治疗上，而忽略了患者感觉功能障碍也会影响患者日常生活能力和生活质量的提高。臂丛神经损伤术后患者的感觉训练同样重要，因为再生的感觉神经可能导致感觉障碍和痛觉异常。即使患者感觉恢复效果欠佳，仍需强调积极的感觉功能训练。

3. 未配合中药汤剂治疗。因本科室条件限制，未开展中药治疗。

四、相关问题及分析

（一）臂丛神经损伤的治疗方法有哪些？

1. 保守治疗　对常见的牵拉性臂丛损伤，早期以保守治疗为主，即应用神经营养药物，损伤部进行理疗，如电刺激疗法、红外线、磁疗等，患肢进行功能锻炼，防治关节囊挛缩，并可配合针灸、按摩、推拿有利于神经震荡的消除，神经粘连的松解及关节松弛。观察时期一般在 3 个月左右。

2. 手术治疗

（1）手术指征：①臂丛神经切割性损伤、手术性损伤、枪弹性损伤及药物性损伤，建议应早期对损伤的臂丛探查、神经修复；②臂丛神经机器牵拉伤、对撞伤以及压砸伤，一旦诊断节前性损伤者明确应及尽早手术；节后损伤者可先使用营养神经药物等保守治疗 3 个月，如果发现无明显功能恢复后应及时进行手术探查；

③产伤于出生后半年无明显功能恢复者，可进行手术探查；④保守治疗半年后功能无明显恢复者；或者呈跳跃式功能恢复者，比如肘关节功能先恢复，而肩关节功能未恢复；在功能恢复过程中，中间 3 个月无任何进展者；另外，如果有明显的撕脱、撕裂，可在 3 个月内进行外科手术探查修复。

（2）手术方法：若保守治疗 3 个月而无效，可考虑手术治疗，常见的手术有健侧 C7 神经移位术、胸腔镜辅助膈神经移位修复术、部分尺神经束支移位修复肌皮神经（Oberlin 术式）、副神经修复肩胛上神经、正中神经部分束支移位修复肌皮神经、肱三头肌长头肌支移位修复腋神经等。

（二）臂丛神经损伤术后系统化康复治疗方法有哪些?

1. 药物治疗　营养神经药物如维生素 B 族、神经生长因子等；活血和扩血管药物如地巴唑等。神经性疼痛镇痛药物可以采用钙通道配体、三环类抗抑郁药、5- 羟色胺等药物如普瑞巴林 / 加巴喷丁、度洛西汀等。

2. 物理因子治疗

（1）电疗法

1）低频脉冲电疗：采用神经肌电促通仪，即低频脉冲电刺激仪，处方脊髓型，正极放置 $C_5 \sim T_1$ 处，2 个负极根据术式和患者上肢五大神经及有关支配肌肉部位放置一定部位，调节强度大小，以患者耐受为度，治疗时间 30 分钟，每天 2 次。

2）中频电疗：采用中频电治疗仪，根据术式和患者上肢 5 大神经及有关支配肌肉部位设置相关处方及所需的时间周期，置于垫片，贴好电极板，放置于肌肉相关部位处，调节强度大小，以患者耐受为度，治疗时间 20 分钟，每天 2 次。

（2）超声波治疗：通过机械、温热及理化效应促进细胞内外物质的交换、加速血运及新陈代谢因而缓解炎症的发生进而促进神经的修复。超声波作用下还可以减少活性物质的含量，降低感觉神经的兴奋性而缓解疼痛。高强度超声、深脉冲超声可以减轻疼痛，增加组织弹性，降低组织黏度，改善感觉和力量。

（3）磁刺激疗法

1）经皮磁刺激：是一种新兴的、非侵入性的神经康复方法，不仅有助于神经的修复和再生，还能缓解创伤后周围神经病变引起的疼痛。

2）rTMS：rTMS 是在经颅磁刺激的基础上发展起来的治疗技术，是一种非侵入、安全性高且极少造成患者不适的神经刺激手段，不仅可以调节人类大脑皮质兴奋性，还对周围神经损伤修复过程中的神经再生及传导功能恢复具有促进作用。

（4）肌电生物反馈疗法：肌电生物反馈疗法具有识别肌肉收缩的高灵敏度和实时反馈的优点，是一种运动学习的工具，可以识别弱／低活性肌肉的最小活动，从而使患者能够更快地进入到功能性运动，避免联动的同时完成更复杂的任务，有助于控制日常生活及工作中过度或不足的肌肉使用。

（5）高压氧治疗：在专业的高压氧室内为患者提供纯度为100%的氧气进行治疗，此疗法有利于改善组织缺氧缺血，常用于神经系统疾病、糖尿病并发症及一氧化碳中毒抢救等。

3. 运动疗法

（1）运动方案的选择：深吸气治疗——膈神经移位至肌皮神经，加强患者膈神经对肌皮神经的支配，使患者能逐渐过渡到自主屈肘；耸肩治疗——副神经移位至肩胛上神经，此方法可以兴奋运动神经元，对神经的恢复和再生具有促进作用，还能使患者顺利进行相关的肩外展运动训练；健侧肢体进行各式运动——健侧C_7神经移位，该方法可兴奋下运动神经，进而促进患侧神经和肌肉的恢复。

（2）肌力训练：受累神经支配的肌肉肌力为0～1级时进行被动训练，对已有肌肉收缩的患者，可根据肌力恢复的程度进行肌力训练。肌力1～2级者做辅助性主动活动，用滑板或悬吊患肢的方法减轻患肢自身重量进行肌力训练；肌力3级者练习主动活动；肌力4级者采取渐进抗阻练习法进行增强肌力的训练，指导患者对未固定关节进行伸、屈运动训练，关节活动的同时也牵涉肌肉的运动。该运动要求患者利用自己的健侧肢体助力，一般需持续锻炼1～2周。经常性地活动关节可保持关节的活动范围，防止关节挛缩，为后期的功能锻炼打好基础。同时练习做一些日常生活活动，如洗脸、梳头、穿衣、吃饭等。

（3）牵伸手法治疗、器械锻炼和牵引治疗：牵伸手法治疗是通过治疗师手法牵拉短缩的肌肉、肌腱、韧带、关节囊等软组织。可拉伸其长度，剥离粘连，增加活动性，对增加关节活动范围效果很好。器械锻炼和牵引治疗是利用重锤、沙袋、弹簧、机器的力量持续地或间歇地牵拉挛缩组织，增加其活动性。也可以在早期选用持续被动活动牵引。

（4）关节松动术：关节松动术的作用是恢复关节内结构的正常位置或无痛性位置，从而恢复无痛全范围内的关节活动。

（5）矫形器治疗：可以用来矫正和预防畸形。可对挛缩的组织产生持续的、缓慢的、温柔的牵引，增加其活动性。

4. 作业治疗　结合患者自身的情况和兴趣爱好，选择一些有针对性的作业活动，如编织、剪纸、木工、打字、套圈、拧螺丝、捡豆豆、打篮球训练，可有效促进患者运动功能的恢复。

5. 感觉再训练　对恢复皮肤痛、温觉的患者，根据感觉恢复的程度分期进行手的感觉再训练，早期做定位觉和触觉训练，后期做辨别觉训练和手的使用能力训练。感觉过敏的患者做脱敏训练。神经损伤严重无法恢复功能的患者可以进行健肢代偿功能训练，如写字、使用工具等，也可选配矫形器具和适用的自助器具。

（1）触觉训练：使用软胶棒（如铅笔的橡皮头）擦手指侧皮肤,然后是震动训练。后期用多种物体，不同的形状、大小、质地，不同材料的物体放在布袋中，让患者用手触摸，如扣子、硬币、钥匙、橡皮块等。压于掌上或来回移动，嘱患者注意压点，以视觉协助判断压点位置，然后闭眼感受压点的触感，如此反复练习。

（2）触觉灵敏性训练：感觉减退或消失、实体感缺失者，往往很难完全恢复原来的感觉，需要采用感觉重建训练法进行训练，即可让肢体触摸或抓捏各种不同大小、形状和质地的物品来进行反复训练。

6. 中医疗法　中医学认为,神经损伤后的临床表现属于中医的"痹证""痿证"范畴，两者都处于疾病发展的不同阶段，而气血失和则为该疾病的病机要点，所以治疗周围神经损伤（peripheral nerve injury，PNI）多用通络补益之剂，臂丛神经损伤属于 PNI 的一种，所以可参照 PNI 的治理方法。中医治疗讲究治病求本，辨证论治，可以根据受损经络不同选择更适合的中药、穴位、推拿治疗手法等，协同治疗以求达到更好的临床疗效。

（1）电针：可根据受损部位臂丛神经与经脉循行相近原则取穴，采用相应华佗夹脊穴以刺激神经根，同时根据神经干感觉分布区选取相应腧穴。连电针仪，予断续波，输出频率为 5 Hz，强度以局部轻微颤动为度，每次治疗 30 min，每周治疗 6 次，休息 1 天。

（2）温针灸：可选取穴位有合谷、手三里、小海、外关、曲池、天泉、阳池、肩髃、肩贞、肩髎等，使用不锈钢毫针（0.3 mm×40 mm）垂直进针，至 1 cm 深度，后轻轻提插，以有酸麻胀痛感向患肢放射效果为佳。守气 1～3 分钟，之后留针，分别对各穴位行温针灸。具体方法为点燃长约 2 cm 的艾条，插于针柄上，待各个穴位得气后，留针 30 分钟。每天 1 次。每周治疗 6 次，休息 1 天。

（3）穴位注射：可选取穴位有合谷、曲池、手三里、小海、外关、天泉、阳池、肩髃、肩贞、肩髎等穴位，采用维生素 B_{12} 注射液、丹红注射液等，根据注射的穴位特点，每次注射 0.5～2 mL，每次 1 穴，每天 1 次。每周治疗 6 次，休息 1 天。

（4）推拿：以按揉法为主，拿揉手三阴，手三阳法，关节僵硬处采用被动手法，对上肢肌肉群，如肱二头肌、肱三头肌、前臂屈肌、肱桡肌、旋前圆肌等，采用震动法、揉捏、牵引法、摩擦法等进行推拿按摩，每次 30 分钟。3～6 次／周。

（5）中药：可根据疾病的不同时期病机施以处方，初期采用蠲痹汤加苏木、桃仁、红花、没药、三七粉，发挥活血化瘀之功效，中期用补阳还五汤加丹参而益气通络活血，疾病的后期使用补中益气汤加附子温阳补气，强健肌肉。

7. 教育和心理疗法　神经损伤早期使患者了解基本的治疗过程、难度和预后，康复过程中治疗师可通过谈话进行心理疏导，鼓励患者间进行沟通、交流，互帮互助，互相支持，改变自我封闭状态。此外，心理护理也是必需的，医护人员应与患者充分沟通，了解其内心所想，针对其郁闷、孤独、烦躁等负性情绪开展相应的心理指导或药物治疗。

五、病例点评

臂丛神经损伤是指臂丛神经根、干或其分支受到外伤、压迫或其他损伤导致的神经功能障碍，通常发生在 C_5～T_1 神经根水平。臂丛神经损伤可能导致上肢的运动功能障碍、感觉异常和其他神经功能障碍，多伴有慢性神经性疼痛，影响日常生活能力。此类患者经过外科手术后往往仍遗留上肢运动、感觉功能障碍和其他神经功能障碍，常伴有慢性神经病理性疼痛，影响患者日常生活能力。个体化、系统性的康复治疗能够促进损伤神经修复，改善运动感觉功能障碍、减少致残率，使患者早日回归家庭和工作。系统性的康复治疗主要包括营养神经、镇痛等药物治疗，物理因子治疗、运动疗法、作业治疗、感觉再训练、中医疗法、教育和心理疗法。除常规的电声疗法外，物理因子治疗还可以考虑 rTMS、磁刺激等新兴的神经调控治疗。另外，值得一提的是，本案例作者翔实地介绍了"调神补肾活血"的针灸学术思想，及相关的针法及穴位注射治疗方案，丰富了臂丛神经损伤术后的综合康复方案，是中西联合治疗周围神经损伤的一个典型案例。

（病例提供者：冯美果 咸宁市中心医院）

（点评专家：姜 丽 南方医科大学第三附属医院）

参考文献

[1] 王欢欢，胡晶晶，曹艳佩．臂丛神经损伤患者神经病理性疼痛研究进展 [J]．护理研究，2023，37（23）：4235-4240．

[2] Lefaucheur JP, Aleman A, Baeken C, et al.Evidence-based guidelines on the therapeutic use of repetitive transcranial magnetic stimulation（rTMS）：an update（2014-2018）[J]. Clin Neurophysiol, 2020, 131（2）：474-528.

[3] 马亮，王斌，尹佳丽，等．臂丛神经损伤后康复治疗方案的探究 [J]．中国医药导报，2013，10（23）：52-54．

[4] 梁丹，虞依清，刘鑫瑛，等．臂丛神经损伤术后中医康复治疗的研究进展 [J]．中国当代医药，2023，30（21）：28-33．

[5] 喻燕鸣．电针结合康复治疗臂丛神经损伤的临床观察 [D]．黑龙江省中医药科学院，2022．

[6] 莫凡，赵劲民，沙轲，等．成年臂丛神经损伤的治疗与研究进展 [J]．中国组织工程研究，2019，23（31）：5072-5078．

[7] 赖人杰，陈道堃，王天兵．臂丛神经损伤一例 [J]．中华肩肘外科电子杂志，2020，8（03）：265-267．

[8] 魏玉香．神经系统疾病中医治疗与康复 [M]．北京：中国中医药出版社，2020：338-345．

[9] 农飞玉，龙耀斌，黄雅琳．臂丛神经损伤术后康复治疗研究进展 [J]．现代医药卫生，2021，37（22）：3859-3863．

病例34 烧伤后异位骨化合并尺神经损伤、肘关节功能障碍的康复

一、病历摘要

患者男性，26岁，未婚。

主　诉：全身多处烧伤后双上肢关节僵硬一年半。

现病史：患者于一年半前在工作时因电源短路发生电火花，致全身多处被火焰烧伤，受伤后就诊于当地医院，给予气管切开、抗休克、抗感染、对症支持等治疗，因烧伤瘢痕增生，颈部及双肩肘腕关节活动受限，为求进一步治疗后转至我院烧伤整形科，并行多次植皮手术、消痂、瘢痕松解治疗；持续予以残余创面清创换药、对症支持及肢体功能康复治疗，残余创面大部分愈合，颈部屈曲、侧屈及双侧肩肘腕关节屈伸功能较前改善，但半年前右肘关节仍僵硬疼痛并伴右手尺侧麻木，行右肘关节瘢痕松解、创面VSD密闭负压引流术，右肘关节活动度改善不佳；现患者因全身多处瘢痕挛缩畸形，伴右侧肘关节僵硬疼痛、右手尺侧皮肤感觉麻木，严重影响生活，为进一步治疗，门诊以"全身瘢痕增生挛缩畸形"收入我科，入院时患者营养神志可、饮食睡眠一般，无发热、咳嗽、咳痰等不适，大小便正常，近期体重无明显变化。

既往史：伤后3个月发现左下肢静脉血栓，予以抗凝治疗后现无特殊治疗。否认肝炎、结核、疟疾等传染病史；否认冠心病、高血压、糖尿病、肺心病、肾病等病史。除现病史提及受伤、治疗史外，否认其他手术史、外伤史；否认药物、食物过敏史；否认吸烟，偶尔饮酒，约50 mL/周；无其他特殊生活习惯及嗜好。

体格检查：面部、躯干及双上肢等全身多处烧伤愈合处可见明显瘢痕增生挛缩畸形及色素缺失或沉着，瘢痕呈片状或条索状，高出皮肤，呈暗红色，质韧、触之质地较硬，弹性差，局部可见瘢痕牵拉破溃，渗出少。

专科检查：颈部仰伸及旋转功能、双侧肩关节冠状位外展、肘关节及腕关节功能受限，右肘关节尤甚；右肘关节AROM：屈曲65°～50°伸直（病例33图3），旋前30°，旋后20°；PROM：屈曲70°～50°伸直，旋前40°，旋后20°；左肘关节

AROM；屈曲 90°～60° 伸直，旋前 30°，旋后 30°；PROM：屈曲 95°～50° 伸直，旋前 45°，旋后 40°；右肘关节左手小指屈曲畸形严重，左手拇指、示指、中指、环指各关节收展屈伸功能不同程度挛缩受限，左手示指、小指主动伸直不能；右手手背侧瘢痕增生明显，右手拇指收展屈伸功能受限，右手示指、中指、环指、小指活动功能稍受限；双下肢瘢痕较轻，以色素改变为主，局部皮肤质地略硬。右侧环指、小指麻木，双侧髋关节、膝关节、踝关节功能活动尚可。双侧肱二头肌肌力、肱三头肌肌力、左旋前肌群肌力均为 4 级，右侧旋前肌群及双侧旋后肌群肌力均为 3+ 级；右侧 Tinel 征阳性，右侧无名指、小指夹纸试验（+）、双侧肱二头肌腱反射、肱三头肌腱反射、桡骨膜反射（+）；双侧 Hoffmann 征（−）。

康复评价：VAS 评分：静息时疼痛 4 分，活动时疼痛 7 分；右肘关节 Mayo 功能评分：40 分，功能评价为差；改良 Barthel 指数评分 44 分，重度生活功能障碍、生活依赖明显；SAS 评分 70 分，中度焦虑；SDS 评分 47 分，抑郁严重度 0.59，提示轻微至轻度抑郁。

辅助检查：右肘关节 X 线片（DR 正侧位）示"右肱骨内外髁边缘毛糙，周围可见多发游离骨性密度影；部分层面可见假关节形成。右肘关节对位可，关节间隙较清晰，周围皮肤不规则增厚"（病例 34 图 1）；右肘关节螺旋 CT 示"右尺骨鹰嘴可见游离性骨块"（病例 34 图 2）。

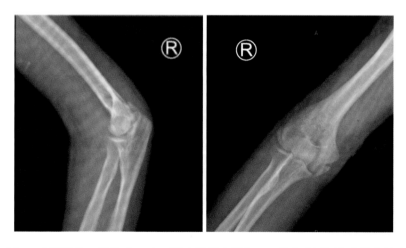

病例 34 图 1　右肘关节 X 线片（DR）可见右肱骨内外髁、尺骨鹰嘴周围多发游离骨性密度影

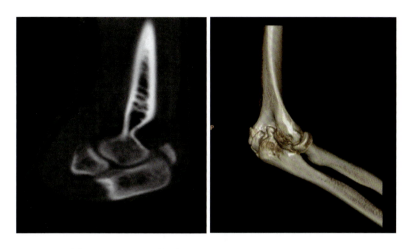

病例34图2 右肘关节CT可见右尺骨鹰嘴游离性骨块

临床诊断：①全身多处瘢痕增生伴挛缩畸形；②右肘关节异位骨化；③继发性骨关节炎；④右侧尺神经损伤；⑤左下肢静脉血栓；⑥创伤后抑郁状态。

功能诊断：①双侧肘关节屈曲挛缩；②双侧肘关节屈伸活动受限；③右肩肘关节疼痛；④右侧尺神经支配区感觉减退；⑤日常生活能力受限；⑥社会参与能力下降。

二、诊疗经过

患者经全面查体、影像学检查以及康复评估后，本次就诊主要的问题为：右肘关节多处异位骨化致使尺神经骨性卡压，出现局部失神经阳性症状，骨性增生导致关节活动受限，严重影响患者日常生活及社会参与度，并存在轻度创伤后焦虑抑郁状态；目前近期康复目标为通过外科手术清理肘关节异位骨化、松解挛缩的肘关节囊及前置尺神经，消除急性期炎性水肿、减轻疼痛、营养神经、促进创面愈合、改善肘关节及临近关节活动度；远期目标为预防异位骨化复发，增强肘关节灵活度，加强肘关节周围肌力，恢复上肢各关节协调运动能力，改善心理焦虑抑郁状态，增加手功能作业疗法，恢复日常生活、回归家庭及社会。

经过规范手术干预和系统康复治疗，患者麻醉状态下术后右肘关节PROM：屈曲140°～0°伸直；术后予以消炎止痛药物预防异位骨化形成，经两个月系统康复治疗，主要包括早期应用物理因子消除肿胀疼痛、适合的时机介入关节松动术（MAITLAND关节松动术、MWM动态松动术）及筋膜松解术改善关节活动度，精准使用神经松动术防止尺神经粘连，配合支具治疗防止关节反弹等，患者症状改善，右肘关节 AROM：屈曲 110°～20° 伸直，PROM：屈曲 140°～5° 伸直（术前术后对比，见病例 34 图 3、图 4）；肘关节静息疼痛 VAS 评分 0 分，活动时疼痛 2 分；右肘关节 Tinel 征阴性，右肘关节 Mayo 功能评分达 80 分，功能评价为良；改良 Barthel 指数评分 96 分，生活根本自理；SAS 评分 54 分，轻度焦虑；SDS 评分 35 分，抑郁严重度 0.44，提示抑郁消失。复查肘关节影像学提示肘关节周围游离性异位骨清除，未见复发。

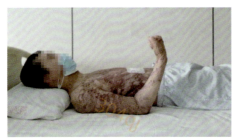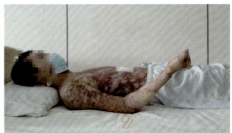

病例 34 图 3　术前肘关节主动屈伸活动度

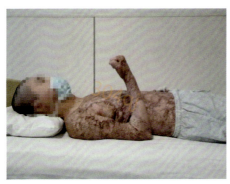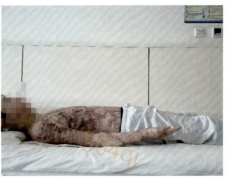

病例 34 图 4　术后肘关节主动屈伸活动度

三、病例特点及讨论

本病例系大面积烧伤患者，经烧伤整形科多次行植皮手术、消痂、瘢痕松解以及康复治疗后，肢体各大关节活动范围较之前有所改善，但右肘关节活动范围改善不明显，并出现尺神经麻木阳性症状，在关节活动的末端可重复诱发神经疼痛卡压症状，本次入院行右肘关节影像学检查（X线片及螺旋CT）提示肱骨内外侧髁及尺骨鹰嘴周围异位骨化，经骨科手术评估及康复评价后考虑目前存在的主要问题是右肘关节异位骨化影响肘关节屈伸功能并严重影响尺神经损伤，超声提示尺神经近端水肿增粗，尺神经沟有骨性卡压切迹（病例34图5）；因患者烧伤瘢痕体质拒绝接受针极肌电图检查，但从患者术中尺神经所见，以及术后神经卡压解除后神经麻木疼痛症状消失（静息VAS评分0分，右肘关节Tinel征阴性，病例34图6），亦可证明神经损伤与骨性卡压直接相关（病例34图7）。

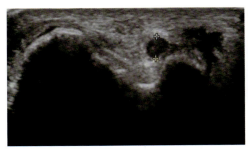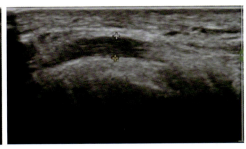

病例34图5 超声可见尺神经近端水肿增粗

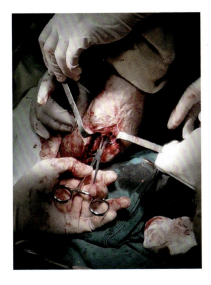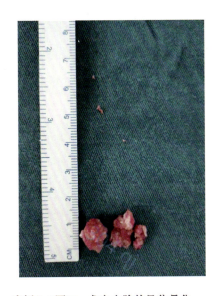

病例34图6 术中可见尺神经压迫充血肿胀　病例3.4图7 术中去除的异位骨化

　　该患者另一个主要问题就是肘关节活动度严重受限，从术前肘关节主被动活动度来看仅有 15°～20° 的活动范围，所以导致患者肘关节 Mayo 功能评分以及日常生活 Barthel 指数评定量表评分较低，分别为 40 分和 44 分，故功能评价为重度生活依赖；有些临床研究也同样显示出肘关节活动度对功能的影响：肘关节活动度丢失 50%，可使上肢功能下降 80%，严重的异位骨化可导致上肢完全僵直，甚至功能完全丧失。分析本病例导致肘关节僵硬的众多原因中，主要有皮肤瘢痕所致的软组织张力变大、关节囊挛缩紧张以及关节内的骨性阻挡，而通过术前查体发现患者的肘关节受限在屈肘运动弧的中段发生，且手下有明显的骨性阻挡，通过影像学检查也能明确为肘关节异位骨化所致，术中麻醉解除软组织抵抗后状态也有同样的查体发现；而经过术中的异位骨化清除，患者的肘关节被动活动度很容易达到正常值（140° 以上）（病例 34 图 8），这也更加证明了异位骨化是导致该病例肘关节活动受限的主要矛盾。

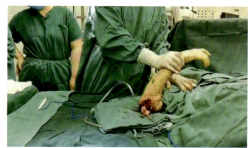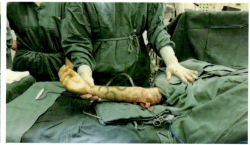

病例 34 图 8　术中异位骨化清理后右肘关节被动屈伸角度

　　而在预防异位骨化复发方面，我们采用了多种干预手段，如在手术前 24 小时予以患者肘关节异位骨化局部 6Gy 放疗治疗一次，术中缩短手术时间（＜1 小时），减少术中出血（＜50 mL），放置引流管避免术后术区血液淤积，术后及时采用冰敷以及冷光治疗，并予以布洛芬片 0.3 g bid 连续服用 8 周；在关节松动术治疗方面早期采用轻柔 Ⅰ、Ⅱ 级手法，避免暴力因素引起出血以及局部手术切口愈合不佳。后期复查影像学时未见异位骨化生成（病例 34 图 9）。

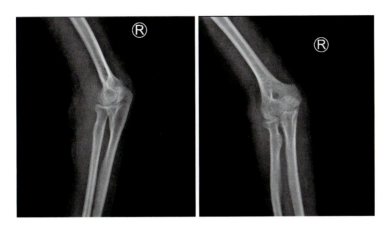

病例34 图9 术后右肘关节X线片，可见肘关节陈旧异位骨化清除，未见新生成异位骨

不论从骨科康复一体化康复模式对于功能康复的保障，还是从MDT团队协作都对于预防并发症发挥了至关重要的作用。针对本病例的情况，从患者术前的查体、手术规划、到术后康复介入以及后期的随访复查，康复早期全程无缝衔接，将"功能至上、骨科康复一体化"的理念一以贯之，从而能在短期内改善患者的肘关节功能受限，解除神经压迫，尽早回归生活；而在预防并发症方面联合放疗科、烧伤整形科采用MDT诊疗模式，有效的预防异位骨化的复发以及伤口不愈合的问题。

四、相关问题及分析

针对烧伤患者肘关节异位骨化所致尺神经损伤的病例，我们总结梳理以下几个代表性热点和难点问题展开讨论，希望从经验中启发新的临床思路，从而优化手术及康复诊疗方案。

如何通过早期预警指标识别异位骨化，具有现实的临床指导意义。主要是通过针对产生异位骨化的高危因素，如病史、症状以及辅助检查的特异性发现进行判别。首先，既往病史多为烧伤、关节创伤及伴有神经损伤；其次，症状上常常有局部红肿、疼痛、皮温升高等临床表现；在排除感染后，若出现以上症状需高度怀疑异位骨化形成；另外在辅助检查方面，异位骨化影像学检查以及实验室检查一般无特殊异常，但碱性磷酸酶（ALP）、C-反应蛋白（CRP）、24小时尿前列腺素 E_2（PGE_2）等指标明显升高，可有助于诊断；在病程的中后期出现关节活动度下降、关节强直及运动障碍等症状，通过影像学检查可确诊，一般在术后6～12周的X线片可发现异位骨化征象。

1. 导致烧伤患者肘关节僵硬受限的主要原因有哪些?

首先为皮肤瘢痕增生所致的关节挛缩;因瘢痕愈合需较长时间,治疗期间有些患者还需多次反复消痂干预,特别是在跨关节的瘢痕组织中,因皮肤瘢痕导致筋膜软组织应力增大,长期制动最终导致关节挛缩僵硬。其次为关节囊本身的挛缩紧张;如发生在关节周围的烧伤,特别是深度烧伤,导致关节囊周围软组织遭受严重的破坏,后期修复中反复机化增生,产生关节囊挛缩收紧,出现关节活动受限甚至僵硬。再次,烧伤患者异位骨化(heterotopic ossification, HO)出现的概率较普通患者明显升高,特别是在肘关节处的异位骨化尤为突出,一项关于 HO 的系统综述共纳入 39 篇文献 587 例患者(626 个肘关节),在 626 个肘关节中、创伤所致 343 个(54.8%)、烧伤所致 174 个(27.8%),最常见的部位为肘关节后外侧,骨桥通常跨度从肱骨外髁的外侧尺骨鹰嘴,在鹰嘴窝充填。其他常见的部位是桡、尺侧副韧带区,异位骨化发生于尺侧副韧带区会环绕尺神经引起神经病变(病例 34 图 10)。

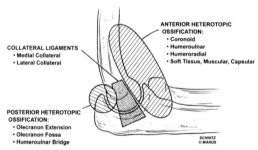

FIGURE 2. Common sites of ectopic ossification.

病例 34 图 10 肘关节常见异位骨位置

选自:Casavant AM, Hastings H, et al. Heterotopic ossification about the elbow: a therapist's guide to evaluation and management[J]. J Hand Ther. 2006 Apr-Jun;19(2): 255-66.

2. 烧伤患者肘关节松解手术中需要注意哪些问题?

烧伤患者在行肘关节松解手术前需做好术前评估;包括患者的皮肤状况、肘关节受限程度及原因、如何选择合适入路、术中是否行尺神经前置束膜松解及术中出现突发状况的应对策略。首先,烧伤患者的皮肤愈合是康复的首要前提,所以手术入路尽量选择对关节影响小的皮肤，切口尽量微小，同时术中松解彻底后也要充分考虑屈曲位下的软组织张力，是否对术后手术切口的愈合产生影响，权衡好关节活动度与切口愈合之间的关系。其次，术中在处理肘关节活动度受限的问题上，可采用阶梯式外科松解策略，麻醉后在软组织张力消失及确保骨质和软组织安全的情况下，可行循序渐进的关节松动术，有时可获得突破性进展；如果进展不明显可尝试进一步探查关节囊的紧张度和异位骨化的位置阻挡，逐级进行松解清理。再次，针对尺神经松解方面，一定要注意仔细剥离，避免异位骨、粘连软组织包绕影响，以及术中长时间过度屈肘牵拉造成的副损伤；如有条件，可选择超声引导及神经电生理监测，确保此步骤的安全。最后，烧伤患者解剖变异较大，术中做好合理的应对策略，如突发出血时的紧急止血方案，异位骨化与正常骨边界识别不清及时借助透视探查判别，以及评估关节屈曲角度张力、是否选择术后石膏固定等。目前的研究显示针对肘关节 HO 的诊断分类，Hasting 和 Graham 综合影像学表现及临床功能提出了 HO 的分型。X 平片检查有助于明确诊断，并可指导手术方案的制订。只有做好详细精准、个性化的手术方案才能应对该类患者的复杂问题，从而为后期康复创造好良好的条件。

3. 如何早期识别肘关节异位骨化及预防其复发？

预防肘关节 HO 复发是一个备受争议的临床问题，目前常采用非甾体抗炎药（NSAID）和放疗的方法。有研究支持 NSAID 预防肘关节 HO，如 Antonacci 等提出用 NSAID（75 mg/d 吲哚美辛，持续 3 ~ 4 周）预防可降低 HO 的发生率。也有其他研究表明 NSAID 对预防肘关节 HO 无效，如 Bochat 等发现采用 25 mg/d 塞来昔布、布洛芬、吲哚美辛、美洛昔康或萘普生干预 3 天至 6 周，其并不影响因创伤接受肘关节手术患者的 HO 发生率。

另外，Mishra 和 Geller 等的研究显示使用放射治疗（术前 24 小时或术后 48 小时，6-MV 光子，单次 7 Gy）预防 HO 安全有效，未显示与放射引起的肉瘤相关。

Mohamed 和 Lee 等得出结论，术后放疗是有效和安全的，任何可能的治疗失败主要是由于晚期 HO 造成的手术困难。然而，由于对软组织的可能影响，缺乏证据支持烧伤患者使用放疗的有效性和安全性，特别是对于皮肤移植的患者。

Strauss 等人认为放疗预防 HO 安全有效，与非甾体抗炎药联合使用效果更好（术后第 1 天内单次给予 5 ~ 7 Gy 的 6 MV 光子，联合 150 mg/d 吲哚美辛治疗 10 天）。

在两种治疗选择上，Henstenburg 等人比较了肘关节创伤后 HO 预防的选择，一项系统综述显示：近 25% 的患者接受了放射治疗，75% 的患者接受了各种剂量和持续时间的 NSAID 治疗。作者发现两组之间 HO 的发展或复发没有统计学差异，表明上述两种治疗在疗效方面没有明显差异，外科医生应根据患者特征选择预防性治疗方案。运动疗法在预防 HO 中的作用尚未明确，尽管研究人员建议控制被动活动范围，但尚未有足够的高质量研究证明运动疗法可有效预防手肘关节异位骨形成。

在研究实验方面，发现有许多基因参与异位骨化形成（如 BMP、Smad4、PGE2、Runx2），若能阻断异位骨化过程中的重要信号通路，理论上就可优先阻断异位骨化的发生发展，从而预防异位骨化的发生。也为预防异位骨化提供了一种新思路。

4. 如何为该类患者制订骨科康复一体化、个性化的方案？

烧伤后肘关节 HO 合并尺神经损伤伴肘关节功能障碍，涉及骨科、烧伤科以及康复科等多学科团队 MDT 诊治，特别是在保守治疗无效的前提下需要骨科、烧伤科的外科介入，术后尽早开始一体化、个性化的康复治疗方案。①术后 0 ～ 2 周：早期侧重患者的伤口愈合，减少炎性水肿渗出，此期可以采用冷光、激光治疗；在活动过程中要注意患者活动度与伤口愈合之间的关系；此时也应该注意患者肘关节屈伸的关系，笔者认为在治疗中应该体现屈曲优先原则，因肘关节功能大多数在屈曲位完成。也应该注意邻近肩腕关节的主被动活动度训练，手法应轻柔，避免激进，注意观察患者伤口的渗出与皮温的变化，适当可以做一些尺神经的松动，但一定要注意患者的耐受；力量方面以静力等长收缩为主；②术后 3 ～ 12 周：两周后伤口愈合后可以增加一些关节松动的手法，尽快达到最大活动度，也可以采用肘关节 CPM 机维持关节的灵活性，如果此时屈伸活动在治疗后仍反弹明显，则需要使用静态矫形支具用以维持得之不易的关节活动范围；此外，还应兼顾肘关节的旋转功能。2 ～ 6 周要特别注意异位骨化的形成，如此时期肘关节出现肿胀、疼痛抑或尺神经麻木相关症状，则需要进行 X 线影像学检查来确定；肌力训练可以等长收缩结合等张收缩；③术后 12 周后：肘关节的活动度在上一期基础上可进一步增加，注意疤痕组织对活动度的限制影响，肌力训练以循序渐进的等张抗阻为主，增加日常生活方面的指导及练习，包括 OT 作业训练等，让患者尽早回归生活及社会。

五、病例点评

该案例为复杂病例，患者因烧伤产生皮肤大面积瘢痕，制动导致关节挛缩、活动受限、异位骨化等，又因神经卡压导致感觉功能障碍等问题。这些问题都是骨科术后康复会遇到的复杂临床问题。

编写团队着重分析了烧伤患者关节挛缩发生的相关因素，烧伤后皮肤瘢痕增生和关节组织损伤是形成挛缩的因素；对如何早期识别异位骨化方面，列举了预防异位骨化复发的治疗措施，值得我们学习。分享了肘关节松解手术过程及注意事项，提醒从事骨科康复的康复科治疗人员应关注手术实施过程。

复杂特殊案例的骨科康复一体化方案制订和落实确实需多学科深入合作，根据恢复时间阶段的不同、随着患者伤口、肿胀、肌力、关节活动度等症状和体征波动情况，制订阶梯化的理疗及运动康复综合方案，对患者来说意义重大。

（病例提供者：秦　江　中国人民解放军总医院第四医学中心）

（点评专家：姜　丽　南方医科大学第三附属医院）

参考文献

[1] Elizabeth P, Peter M, Thomas R, et al. Heterotopic ossifcation formation after fractures about the elbow[J]. Eur J Orthop Surg Traumatol, 2021, 31（6）: 1061-1067.

[2] Marquez-Lara A, Hutchinson ID, Nunez F Jr, et al. Nonsteroidalanti-Inflammatory drugs and bone-healing: a systematic review ofresearch quality[J]. JBJS Rev, 2016, 4（3）: 4.

[3] Kontokostopoulos AP, Gkiatas I, Vasileiadis GI, et al. Heterotopic Ossification around the Elbow Revisited[J]. Life（Basel）, 2023, 13（12）: 2358.

[4] Freibott CE, Bäcker HC, Shoap SC, et al. Treatment methods for post traumatic elbow stiffness caused by heterotopic ossification[J]. J Shoulder Elbow Surg, 2020, 29（7）: 1380-1386.

[5]Kornhaber R, Foster N, Edgar D, et al.The development and impact of heterotopic ossification in burns：a review of four decades of research[J].Scars Burn Heal, 2017, 3：2059513117695659.

[6]Kraft CT, Agarwal S, Ranganathan K, et al.Trauma-inducedheterotopic bone formation and the role of the immune system：areview[J].J Trauma Acute Care Surg, 2016, 80（1）：156-165.

[7]Casavant AM, Hastings H.Heterotopic ossification about the elbow：a therapist's guide to evaluation and management[J].J Hand Ther, 2006, 19（2）：255-266.

[8]Sun Y, Cai J, Li F, et al.The efficacy of celecoxib in preventingheterotopic ossification recurrence after open arthrolysis for posttraumatic elbow stiffness in adults[J].J Shoulder Elbow Surg, 2015, 24（11）：1735-1740.

[9]Maender C, Sahajpal D, Wright TW.Treatment of heterotopicossification of the elbow following burn injury：recommendationsfor surgical excision and perioperative prophylaxis using radiationtherapy[J].J Shoulder Elbow Surg, 2010, 19（8）：1269-1275.

[10]Robinson CG, Polster JM, Reddy CA, et al.Postoperative singlefraction radiation for prevention of heterotopic ossification of theelbow[J].Int J Radiat Oncol Biol Phys, 2010, 77（5）：1493-1499.

[11]Hamid N, Ashraf N, Bosse MJ, et al.Radiation therapy forheterotopic ossification prophylaxis acutely after elbow trauma：aprospective randomized study[J].J Bone Joint Surg Am, 2010, 92（11）：2032-208.

[12]居家宝，寇玉辉，张殿英，等.肘关节异位骨化发病因素及诊治进展[J/CD].中华肩肘外科电子杂志，2019，7（2）：174-177.

[13]张开宝，徐敏，邓焰峰.肘关节骨折术后异位骨化形成分析[J].中国骨与关节损伤杂志，2020，35（11）：1208-1209.

[14]陈民，王晶.预防创伤后肘关节异位骨化的研究进展[J].2015，23（14）：1294-1297.

[15]刘兴华，蒋协远，公茂琪，等.放射治疗加口服吲哚美辛预防肘关节异位骨化切除术后的复发[J].北京大学学报（医学版），2016，48（2）：230-233.

病例 35　坐骨神经损伤所致高弓足术后的康复

一、病历摘要

患者女性，33 岁。

主　诉：发现左高弓足 18 年，术后 2 个月余。

现病史：患者 18 年前臀部肌肉注射导致坐骨神经损伤，长期跛行，逐渐出现左足弓高，期间未就诊治疗。2 个月余前在全麻下行"左足跖筋膜松解术＋左趾长伸肌转位术＋左第 1 跖趾截骨术＋左足第 1 至第 5 锤状趾成形术"，术后石膏托固定 8 周，1 周前行"固定去除术"，目前存在左足活动受限，左下肢力量下降，伴有踝关节肿胀、疼痛，无畏寒发热，为进一步康复治疗来我院就诊。

既往史：既往体健，手术史详见现病史。否认家族遗传病史及类似疾病史。

体格检查：体温 36.8℃，脉搏 72 次 / 分，呼吸 18 次 / 分，血压 110/78 mmHg。神志清，营养中等，轮椅推入病房，双肺呼吸音清，未闻及干湿啰音，心脏及腹部检查未见明显异常。

专科查体：神志清，精神可，左足内外侧可见手术瘢痕，愈合可，局部无红肿。双下肢等长，左下肢肢围 28 cm，右下肢肢围 30 cm。左足关节肿胀僵硬，跟腱挛缩，左下肢肌力下降，关节活动度受限，脚后跟、足底疼痛、脚掌压痛，VAS 评分 5 分。徒手肌力检查：左胫前肌 5- 级，胫后肌 5- 级，腓骨短肌 5- 级，腓骨长肌 5- 级，踇长伸肌 3 级，被动关节活动度检查：左侧踝关节背屈 5°，跖屈 40°，内翻 15°，外翻 10°，活动受限伴疼痛，左足浅感觉均较对侧减退，左侧膝腱反射、跟腱反射（++）。坐位平衡 3 级，立位平衡 1 级，日常生活能力改良 Barthel 指数评分 60 分。

辅助检查：术前左足 DR 片如病例 35 图 1 所示。术后左足 DR 片如病例 35 图 2 所示。

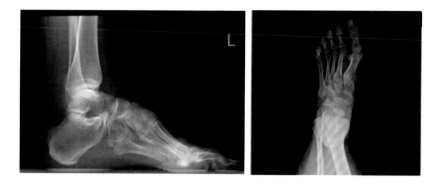

病例 35 图 1　术前左足 DR 片

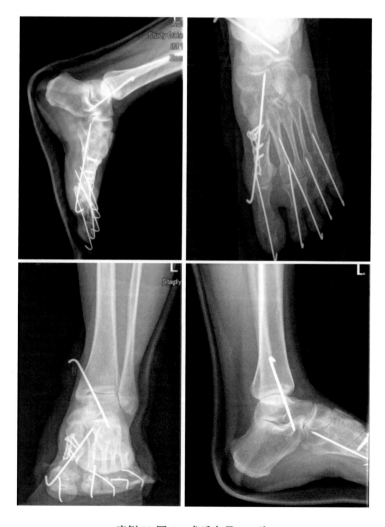

病例 35 图 2　术后左足 DR 片

临床诊断：左足高弓足术后。

功能诊断：①运动障碍；②关节僵硬；③左足跟腱挛缩；④左足疼痛；⑤日常生活能力受限；⑥社会参与能力下降。

二、诊疗经过

在全面的检查基础上，经过详细的康复评估，发现该患者本次就诊，康复方面的主要问题是左足关节肿胀僵硬，左足后跟、足底、脚掌疼痛，跟腱挛缩，关节活动度受限，左下肢肌力下降，肌肉的协调性和灵活性下降，踝关节不稳定。整体康复目标分为短期和长期，短期目标通过治疗消除肿胀与疼痛，促进移位肌腱愈合，增加关节活动度和肌力，恢复肌肉的协调性和灵活性。长期则着重于恢复患者的日常生活自理能力及社会参与能力。在常规康复治疗基础上，采用针对性的康复方案主要包括运动疗法、关节松动术以及物理因子治疗来软化和牵伸挛缩纤维组织，增加关节活动度和肌力，恢复肌肉的协调性和灵活性，以适当的矫形器、拐杖、手杖、轮椅等作为必要的功能替代工具，进行步行功能训练和 ADL训练。康复前后的评估显示，左足疼痛得到了有效缓解，治疗后 VAS 评分从首诊时的 5 分降至 1 分，左足踝关节背伸、跖屈、内翻、外翻关节活动度均较前明显提高，左下肢肌力较前提升，改善了患肢的运动功能。改良 Barthel 指数评分由入院时的 60 分提升至 95 分，表明患者在日常生活能力上显著进步。

三、病例特点及讨论

该病例为 2 个月余前在全麻下行"左足跖筋膜松解术＋左趾长伸肌转位术＋左第 1 跖趾截骨术＋左足第 1 至第 5 锤状趾成形术"，术后（病例 35 图 4）较术前（病例 35 图 3）爪趾及仰趾畸形形态上明显改善，但出现一系列功能障碍问题。原因如下：①康复没有早期介入，术后制动期间也无任何的康复治疗，出现了左足背肿胀、疼痛，关节僵硬，关节受限，肌力下降等功能障碍。手术目的为矫正畸形、重建足部肌力平衡，术后康复显得尤为重要，针对不同的手术方法，制定个性化的康复方案；②疼痛管理不足：术后疼痛可能由多种原因引起，如手术导致的软组织、肌腱、韧带及骨损伤，血液循环不佳，关节肿胀，组织粘连等，疼痛会显著降低患者的康复参与度和生活质量，严重影响患者的日常生活和康复进程，因此，有效的疼痛管理有助于患者的康复，治疗方法主要包括物理因子治疗、手法、药物治疗、使用支具以及关节腔注射治疗等；③制动引起的功能障碍：长期制动，未进行正规的康复训练，导致跟腱挛缩，肌肉萎缩、肌力下降、踝关节活动受限，肌肉的协调性和灵活性下降,进而影响日常生活自理能力以及社会参与能力。因此，必须在评估的基础上，制订详细的康复计划，以达到最大限度恢复患者的运动功能，提高社会自理能力，尽早重返工作岗位，回归社会。治疗方法包括物理治疗、关节松动术、软组织牵伸技术，肌力训练、关节活动度训练、本体感觉训练，ADL 训练。

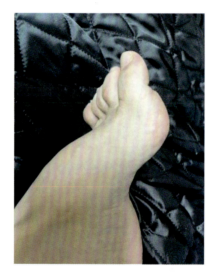

病例 35 图 3　术前

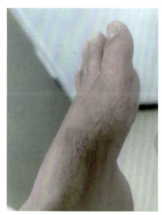 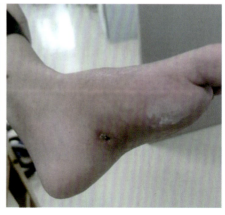

病例 35 图 4　术后

针对患者疼痛问题，我们考虑两方面因素：其一，手术导致的软组织、肌腱、韧带、骨损伤，术后肌腱及截骨处尚未完全恢复，局部存在无菌性炎症，患足尚不适应新建的肌腱、关节囊等力线布局。其二，组织、关节粘连，血液循环不畅导致肿胀，我们采用了以下治疗：蜡疗、半导体激光照射治疗、超短波疗法或低频磁疗，在患者关节松动术后行冰敷，另外，我们还采取了中药泡脚、中药定向治疗、针灸等传统中医适宜技术，治疗后患者疼痛症状明显减轻，VAS 评分下降至1 分。

针对该患者关节活动度受限，我们采用关节松动技术以软化瘢痕、松解粘连。技术的选择视涉及的组织而定。在踝关节处，通过踝穴内向远端牵伸距骨和距骨向后或向前的摆动以增加关节总体的活动功能。在距下关节处，对跟骨进行轻柔的牵伸及跟骨向内侧或外侧滑动来增加关节的活动功能。在跗中关节处，沿着长轴或斜轴分别进行跖屈、背伸、外展、外翻或内收、内翻活动。距骨间关节的前后滑动可以增加骨间的活动性。在跗关节、MTP 和远节 IP 关节处，进行牵伸或前后滑动以增加前足的整体功能。患者背屈受限，原因可能是小腿前间隔和伸肌支持带筋膜限制，适当松解肌筋膜可能会有帮助。

针对肌力下降，关节活动范围减小，我们制订康复计划的目标是防止关节粘连，增大关节活动度，增强踝关节周围肌肉力量。原则：在无痛或微痛范围内，进行踝关节主动训练。①踝背屈（病例 35 图 5）：坐位或卧位，踝关节向上勾起脚背，无阻力不痛时，可用弹力带适当增加阻力。20 次 / 组，6 组 / 天；②踝跖屈（病例 35 图 6）：坐位或卧位，踝关节向下踩，无阻力不痛时，可用弹力带适当增加阻力。20 次 / 组，6 组 / 天；③踝内翻（病例 35 图 7）：坐位或卧位，踝关节向内翻，无阻力不痛时，可用弹力带适当增加阻力。20 次 / 组，6 组 / 天；④踝外翻（病例 35 图 8）：坐位或卧位，踝关节向外翻，无阻力不痛时，可用弹力带适当增加阻力。20 次 / 组，6 组 / 天；⑤踝关节环转：坐位或卧位，踝关节做顺时针环转与逆时针环转。20 次 / 组，6 组 / 天；⑥足底筋膜放松：坐位，将筋膜球放在足底，滚动至酸痛点停留 5s。5 分钟 / 天；⑦翘脚趾（练习足弓）：坐位，四趾控制不动，蹬趾向上翘起，停留 2s，放下。20 次 / 组，3 组 / 天；⑧站斜板（拉伸小腿三头肌）：站立位，患侧放于斜板上，拉伸后侧小腿三头肌，维持 30s/ 次，3 次 / 天。

针对肌肉的协调性和灵活性下降，我们采取康复计划目标是强化下肢整体力量，加强踝关节稳定性，获得良好的力线；增强踝关节本体感觉及平衡能力。原则：在无痛范围内，进行下肢多关节复合运动，多注意髋膝踝对线良好。①提踵落踵（病例35图9）：双脚并拢，踮起脚跟，停留3秒，缓慢下落。20次／组，3组／天；②睁眼单脚站立：患侧单腿站立，维持30秒，6次／天；③闭眼单脚站立：闭眼进行患侧单腿站立，维持10秒，6次／天；④单脚弓步蹲：空格弓步位，患侧在前，将膝关节向前方靠近，增大踝关节背屈角度。20次／组，3组／天；⑤髋外展坐位：髋关节向外打开，臀外侧肌群发力，维持3秒，缓慢回收。20次／组，3组／天；⑥Bosu球单脚站（病例35图10）：Bosu球上，患侧单脚站立，从踮脚到抬脚，完成独立单脚站立。30秒／次，3次／天；⑦单脚任务导向型训练（Y字试验）：患侧单脚站立，健侧向前后触碰目标点，保持平衡。20次／组，3组／天。

另外，配合物理因子治疗包括蜡疗、水疗、超声、磁疗等，以及中药泡脚、中医定向治疗、针灸等中医适宜技术。

通过以上治疗，患者的运动功能得到明显改善，徒手肌力评定左胫前肌4级，胫后肌、腓骨短肌、腓骨长肌均达到5级，被动关节活动度检查：左侧踝关节背屈25°，跖屈45°，内翻30°，外翻20°，坐位平衡3级，立位平衡3级，日常生活能力明显提高，改良Barthel指数评分95分。

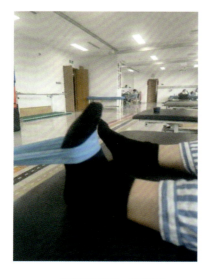 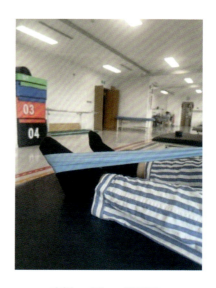

病例35图5　踝背屈　　　　　　　病例35图6　踝跖屈

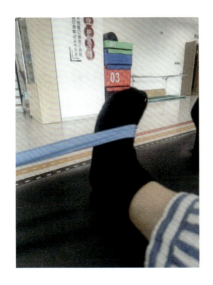

病例 35 图 7　踝内翻

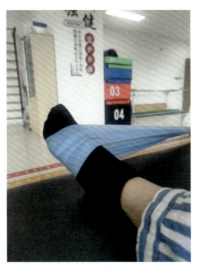

病例 35 图 8　踝外翻

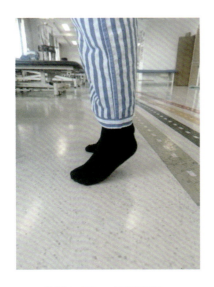

病例 35 图 9　提踵落踵

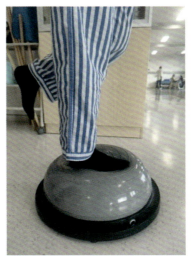

病例 35 图 10　Bosu 球单脚站

四、相关问题及分析

根据以上病例资料，我们总结了关于高弓足的具有代表性的几方面问题进行讨论，希望有助于提高对类似病例的诊治水平和服务质量。

1. 高弓足的病因和下肢生物力学特征是什么？

高弓足是指一类以足纵弓异常增高为主要改变的足部畸形，按病因可分为：神经肌肉性、先天性、获得性和特发性。药物注射导致坐骨神经损伤引起的高弓足，发病机制是：①儿童臀大肌尚未发育好，有研究表明，在光镜下儿童臀大肌纤维直径为 7.5～8.0μm，成人为 87.5μm，故易发生坐骨神经注射伤和锐器伤。加之注射时患者配合不佳，若注射方向、深度不正确或者注射液进入及（或）浸入坐骨神经鞘膜内，均易导致坐骨神经注射伤；②由于腓总神经位于坐骨神经的后外侧且浅表，故腓总神经受损概率较大，患者初期会出现臀部疼痛，行走不能，而后臀部疼痛缓解，但出现足背侧肌的麻痹或肌力减弱，导致小腿腓肠肌、比目鱼肌挛缩，足的内在肌瘫痪与跖筋膜挛缩，形成高弓足。

高弓足生物力学特点是足内侧弓异常升高，足的前部及后部承重区域靠近，负重时足弓无法放平的一种足部畸形。它是由于足内在肌和外在肌长期的不平衡所导致的，特别是腓骨长肌和胫骨前肌之间的不平衡。其足部畸形包括有内侧足弓的异常抬高、后足内翻、跟骨倾斜角增高、前足内侧跖屈、爪趾和前足内收，可能还存在胫骨内翻、踝关节内翻。这种结构的变化通过影响 Chopart 关节的"锁"与"解锁"机制，导致足中部屈伸活动受限，整个步态周期足外侧承受着过大的负荷。前脚和后脚在步态周期的站立阶段始终处于内翻姿势，导致足部压力分散较少。这些结构改变可导致距骨疼痛、应力性骨折、足底筋膜炎、内侧纵弓痛、膝内翻畸形，甚至髂胫束综合征，其中疼痛是最常见的表现。

2. 高弓足术后患者康复评定项目有哪些？

负重和行走是下肢最主要的功能，为了确保高足弓患者术后的功能恢复，了解患者术式是前提，肌肉力量、关节活动度的恢复是功能发挥的保证。所以进行评定时，除了感觉、肌力、关节活动度、ADL 以外，还要根据患者术式评价手术恢复情况。

故对此类患者的康复评定主要从以下几个方面进行：①体格检查：包括患者站姿的评估、足踝部外形、足踝关节活动度、下肢肌力评定、下肢长度及周径，脊柱、髋关节及膝关节是否存在畸形，活动范围是否正常，以及感觉功能、平衡协调能力、ADL 等；②步态分析：包括自然站立时及行走时的足底压力情况，负重时后足内翻的情况；③影像学评定：负重正侧位片评估前足跖屈、跟骨倾斜及前足内收的情况；

后足力线片评估后足内翻程度；对比手术前后检查结果，评估术后恢复情况，有无感染、血管神经损伤等；④神经肌电检查：可提示潜在的全身周围神经病变或中枢神经系统病变。

3. 高弓足患者术后如何早期康复介入？

针对该患者康复早期介入问题，高弓足术后需要固定 6～8 周。但固定并不意味着患肢必须完全制动。相反，为了避免制动带来的有害影响，休息也是"相对"的。术后 1～2 周，患者就可以开始进行控制性活动训练。术后肌腱、韧带、肌肉、关节软骨和骨骼组织在恢复过程中发生的顺序和持续时间上不尽一致，手术方式也不一致，对于足踝关节大多数软组织损伤可以使用大致相同的干预原则。但是，针对某些特定损伤和外科手术，还是需要特定个性化的康复方案。手术后即刻开始治疗的主要目的是控制疼痛和炎症，如果不加以控制的话，可能会发生继发性损伤并导致慢性炎症。除了制动休息，对于足踝的加压和抬高也被用于促进静脉回流和减轻肢体水肿。尽管在手术后即刻加压可能很难实现，但是抬高患肢是术后前几周内必需的治疗。在抬高患肢的同时，患者还可以经常对腿部进行主动活动训练（在使用夹板／石膏固定时应选择训练膝关节和足趾）。跟腱等长收缩也有助于增加静脉回流，减少深静脉血栓形成的风险，并减少肢体水肿。这种综合治疗方法显著改善了患者的症状。

4. 高弓足患者疼痛如何诊治？

疼痛是高弓足患者最常见的症状，约 60% 的高弓足患者会伴有足部疼痛，如跖骨痛、腱鞘炎、足底或足后跟的疼痛，这些都被认为与局部足底压力过高有关。研究表明，高弓足除第 5 跖骨外，其他跖骨都承受了比正常足更高的压力，而大部分的足底压力均由前足来承担，考虑可能是因为跖骨垂直度的增加使负荷更大程度的传递到了前足区，特别是第 1 跖骨区，故此处是最常见的疼痛部位。且足底接触面积的减少，加大了前足及后足所承受的负荷，与患者足痛密切相关。

高弓足术后疼痛可以导致患者心情烦躁、焦虑、恐惧、失眠等心理疾病，还可引起活动受限、关节功能障碍，从而显著降低患者的康复参与度和康复进程，严重影响患者的日常生活质量。治疗方法需根据患者状况确定，通常包括以下方法：

药物治疗：使用非甾体抗炎药缓解轻度至中度疼痛，重度疼痛可能需要阿片类药物或糖皮质激素。

物理治疗：①温热疗法：传导热疗（如蜡疗）、辐射热疗（如红外线）、光浴。扩张毛细血管，促进血液循环；②超短波疗法或低频磁疗：可使成骨再生区代谢过程加强,纤维细胞和成骨细胞提早出现。对软组织较薄部位的骨折（如足部骨折）更适合用低频磁场治疗，而深部骨折适合超短波治疗。此法可在石膏外进行，但有金属钢板内固定时禁用；③脉冲电磁场或超声波治疗：可减少瘢痕与粘连，促进骨痂生长。体外冲击波止痛机制：可损伤产生疼痛的感受器，影响疼痛信号的传递；可能通过改变自由基平衡，释放出具有镇痛效果的生物活性分子；可促进局部血管扩张，加速局部疼痛介质清除及代谢，降低神经末梢痛觉敏感性。在康复过程中，做到无痛最好，轻微的、患者可以耐受的疼痛亦可，切不可有剧烈疼痛。患者在行运动疗法后可行冰敷，可以减少局部渗出，降低代谢率和血管活性物质的活性，减轻炎症，降低血管通透性，降低肿胀程度，提升疼痛阀值，使患者更为舒适。治疗计划需结合患者的疼痛类型、原因和严重程度来决定，并应定期评估治疗效果。

五、病例点评

坐骨神经损伤是康复科常见的周围神经损伤疾病，该案例为坐骨神经损伤后出现下肢运动功能和足弓结构异常，进而采用手术治疗来改善足弓结构异常。术后出现踝足肿痛和运动功能障碍问题也是骨科康复领域要面对的具体问题。

案例较完整地归纳了该患者术后存在的临床问题，在评估环节，作者也详细分析导致疼痛和活动障碍的具体原因，在全面评估的基础上，给予患者细化、完整的理疗及运动康复综合方案，尤其提醒要根据疼痛类型制订个体化的镇痛方案，并提醒选择理疗项目时要规避禁忌证，早期介入的必要性。作者团队同时还关注疼痛患者的心理障碍问题。

相信该案例会为广大同行在规范处理此类病例的康复评估和康复治疗措施上提供良好的借鉴作用。

（病例提供者：樊振勇 西湖大学医学院附属杭州市第一人民医院）

（点评专家：姜 丽 南方医科大学第三附属医院）

参考文献

[1]Dutton M.Orthopaedic Examination, Evaluation, and Intervention.2nded[J].Pittsburgh：The McGraw-Hill companies, Inc, 2008：127-130, 319, 348-351.

[2]Houglum P.Therapeutic Exercise for Musculoskeletal Injuries.2nd ed[J].Pittsburgh：Peggy A.Houglum, 2005：37-42, 128, 211-212, 249-251, 268.

[3]Michlovitz SL, Nolan TP.Modalities for Therapeutic Intervention, 4th ed[J].Philadelphia：FA, Davis, 2005：43, 46, 56.

[4]Maynou C, Szymanski C, Thiounn A.The adult cavus foot[J].EFORT Open Rev, 2017, 2（5）：221-229.

[5]Jacobs AM.Pes Cavus Deformity：Anatomic, Functional Considerations, and Surgical Implications[J].Clin Podiatr Med Surg, 2021, 38（3）：291-302.

[6]Qin B, Wu S, Zhang H.Evaluation and Management of Cavus Foot in Adults：A Narrative Review[J].J Clin Med, 2022, 11（13）：3679.

[7]Arthur Vithran DT, Liu X, He M, et al.Current advancements in diagnosing and managing cavovarus foot in paediatric patients[J].EFORT Open Rev, 2024, 9（1）：69-79.

[8]Najafi B, Wrobel JS, Burns J.Mechanism of orthotic therapy for the painful cavus foot deformity[J].J Foot Ankle Res, 2014, 7（1）：2.

[9]Fernández-Seguín LM, Diaz Mancha JA, Sánchez Rodríguez R, etaetal.Comparison of plantar pressures and contact area between normal and cavus foot[J].Gait Posture, 2014, 39（2）：789-92.

[10]Erickson S, Hosseinzadeh P, Iwinski HJ, et al.Dynamic pedobarography and radiographic evaluation of surgically treated cavovarus foot deformity in children with Charcot-Marie-Tooth disease[J].J Pediatr Orthop B, 2015, 24（4）：336-340.

[11]Fernandes RM, Mendes MD, Amorim R, et al.Surgical treatmentof neglected clubfoot using external fixator[J].Rev Bras Ortop, 2016, 51（5）：501-508.

[12]Bauer T.Percutaneous hindfoot and midfoot fusion[J].Foot Ankle Clin,2016,21(3)：629-640.

[13]Choi JK, Cha EJ, Kim KA, et al.Effects of custom-made insoleson idiopathic pes cavus foot during walking[J].Biomed Mater Eng, 2015, 26（2）：705-715.